知っておくべき!

整形外科医の
関節リウマチ診療ABC

責任編集 久保俊一 京都府立医科大学大学院教授
編　　集 西田圭一郎 岡山大学大学院准教授
　　　　 小田　良 京都府立医科大学大学院講師

文光堂

●執筆者一覧（執筆順）

久保　俊一	京都府立医科大学整形外科
小田　良	京都府立医科大学整形外科
髙窪　祐弥	山形大学医学部整形外科
三井　裕人	名古屋市立大学整形外科
佐田　憲映	岡山大学大学院医歯薬学総合研究科腎・免疫・内分泌代謝内科学
徳重　厚典	山口大学医学部整形外科
萬木　章	岡山市立市民病院小児科
那須　義久	岡山大学大学院医歯薬学総合研究科運動器医療材料開発講座
西田圭一郎	岡山大学大学院医歯薬学総合研究科人体構成学
石田　雅史	京都府立医科大学整形外科
上島圭一郎	京都府立医科大学整形外科
岡崎　賢	九州大学病院整形外科
原　良太	奈良県立医科大学リウマチセンター整形外科
高取　良太	京都府立医科大学整形外科
長江　将輝	京都府立医科大学整形外科
高畑　雅彦	北海道大学大学院医学研究科整形外科
前山　彰	福岡大学整形外科
谷口　大吾	京都府立医科大学整形外科
藤原　浩芳	京都府立医科大学整形外科
中原　龍一	岡山大学整形外科
岡邨　興一	群馬大学整形外科
岸本　勇二	鳥取赤十字病院リウマチ科・整形外科
川人　豊	京都府立医科大学膠原病・リウマチ・アレルギー科
石井　克志	横浜市立大学附属市民総合医療センターリウマチ・膠原病センター
鉄永　倫子	岡山大学整形外科
鉄永　智紀	岡山大学整形外科
橋詰　謙三	岡山ろうさい病院リハビリテーション科
町田　崇博	岡山大学整形外科
原田　遼三	鳥取市立病院整形外科
遠山　将吾	京都府立医科大学整形外科
千田　益生	岡山大学病院総合リハビリテーション部
大橋　鈴世	京都府立医科大学リハビリテーション医学
三上　靖夫	京都府立医科大学リハビリテーション医学

巻頭言

　関節炎により疼痛と変形をきたす関節リウマチは，整形外科の日常診療で必ず遭遇する疾患です．20世紀のリウマチ外科は，疾患コントロールが不良であるゆえに持続する強い滑膜炎と，次々と破壊される関節に対する外科的治療の連続でした．21世紀に入り，病態のより深い理解とともに，分子標的薬の進歩によって，リウマチ治療は大きく変化しています．現在では早期に診断し，効果的な薬物療法を積極的に行うことができれば，疼痛は改善し，関節破壊および身体機能障害を最小限に抑制することができるようになりました．生物学的製剤の導入後10年が経過し，繰り返す手術に疲れ果てる患者は減少し，残存する関節炎と関節破壊および変形に対する手術を，高いモチベーションのもとに希望する患者が増加してきています．

　新しい臨床専門医制度の施行を控えて，整形外科専門医にとってリウマチ診療の基本的知識は必須です．リウマチ専門医においては，整形外科系専門医であっても高度な診断と薬物療法の知識が求められます．診断においては分類基準を理解し，適正に使用することはもちろん，より適切な鑑別診断を補助するための画像診断も大切です．また，薬物療法においては，合併症の評価，リスク・ベネフィットを勘案した薬剤選択，薬効評価のための血清学的・画像的モニタリング，さらには副作用の早期発見・早期治療のための知識が求められます．さらに，疼痛と身体機能評価，外科的治療の適応とその実施，周術期の薬剤マネジメント，装具療法やリハビリテーションなど整形外科的専門知識の重要性も従来以上に高まってきています．

　本書はこれから整形外科専門医・リウマチ専門医を目指そうとする若い医師のための入門書であり，これらの基本的知識を簡潔にまとめています．視覚に訴える図表や写真が充実し，アップデートされた豊富な参考文献も記載されています．執筆陣は，新進気鋭の医師が中心となっています．「One point lesson」や「私のヒヤリハット」は，初学者にとって臨床的に有用です．

　整形外科医が関節リウマチのトータルマネジメントに携わることは，先人達が培ってきた整形外科医療の一端を継承することでもあります．薬物療法の進歩とともに，関節リウマチの治療体系も大きく変化しています．整形外科医はその基本をしっかりと身につけてリウマチ治療を担うべきです．

2016年3月

久保　俊一（責任編集）
西田圭一郎（編集）
小田　良（編集）

目次

● = One point lesson

第1章 知っておくべき診断と評価のエッセンス

1. 病因・病態のup-to-date ……………………………………………… 久保俊一・小田 良 2
2. 診断・鑑別診断
    1) 早期診断の重要性とwindow of opportunity ……………………… 髙窪祐弥 5
    2) 新分類基準の意義とピットフォール，鑑別すべき疾患 …………… 三井裕人 8
        (1) 内科医から見たRAの鑑別診断のチェックポイント ………… 佐田憲映 14
    ● ACPA陰性，CRP陰性，でもRA …………………………………… 髙窪祐弥 19
        (2) 整形外科医から見たRAの鑑別診断のチェックポイント …… 德重厚典 20
    ● 忘れてはいけない足の診察 ………………………………………… 髙窪祐弥 25
    ● パーンと全体に腫れた手や足を見たら ……………………………… 髙窪祐弥 26
        (3) 小児科医から見た慢性関節炎の鑑別のチェックポイント …… 萬木 章 28
3. 診察方法
    1) 患者への接し方・診療のコツ ……………………………………… 德重厚典 34
    2) 身につけたい部位別身体所見の取り方
        (1) 上肢 ……………………………………………… 那須義久・西田圭一郎 38
        (2) 下肢
            a. 股関節 ………………………………………… 石田雅史・上島圭一郎 44
            b. 膝 …………………………………………………………… 岡崎 賢 49
            c. 足部 ………………………………………………………… 原 良太 52
        (3) 脊椎 ……………………………………………… 高取良太・長江将輝 55
4. 検査値の読み方・考え方
    一般血液・生化学・炎症マーカー・免疫血清学的検査・抗体検査 …… 前山 彰 60
5. 画像診断の見方とピットフォール
    1) 単純X線（関節） …………………………………………………… 那須義久 62
    2) MRI ……………………………………………………… 谷口大吾・藤原浩芳 68
    3) エコー ……………………………………………………………… 中原龍一 71
    4) CT ……………………………………………………… 谷口大吾・藤原浩芳 76

5）PET ·· 岡邨興一　79
● RA診療における胸部X線，胸部CT読影のコツ ····················· 佐田憲映　82
6. 疾患活動性の評価（DAS，SDAI，CDAI，ACR，VAS）── 那須義久・西田圭一郎　84
7. 治療方針決定までのプロセス ─────────────── 西田圭一郎　90

第2章　知っておくべき薬物治療のエッセンス

1. チャートで見る薬物療法
　1）薬物療法の目標とは？ 限界は？ ···································· 岸本勇二　96
　2）薬効評価の方法 ·· 岸本勇二　99
　3）開始前のチェックポイント ·· 岸本勇二　102
　4）ステロイドとcsDMARDの上手な使い方とピットフォール ······ 川人　豊　110
● 分子標的型DMARD ·· 西田圭一郎　116
　5）生物学的製剤選択の実際 ··· 石井克志　120
　6）合併症のある患者に対する薬物療法 ································ 石井克志　126
　7）周術期の薬物管理のエビデンス ······································ 石井克志　132
● 日常診療で差がつく！ 関節内注射・腱鞘内注射のコツ ············ 中原龍一　136

2. 骨粗鬆症管理の要点
　骨粗鬆症の評価と薬物治療 ·· 高畑雅彦　140

3. リウマチ患者の痛みの管理
　1）RAの痛みの考え方と評価法 ································· 鉄永倫子・西田圭一郎　146
　2）痛みの治療薬と使い方のコツ ······························ 鉄永智紀・西田圭一郎　153

第3章　知っておくべき外科的治療・リハビリテーションのエッセンス

1. 最新の外科的治療──身体部位別の手術適応と手術のバリエーション
　1）上肢の手術
　　（1）肩関節・肘関節 ······································· 橋詰謙二・西田圭一郎　160
　　（2）手関節 ·· 町田崇博・西田圭一郎　165
　　（3）手指 ·· 原田遼三・西田圭一郎　171
　2）下肢の手術
　　（1）股関節 ·· 石田雅史・上島圭一郎　176

（2）膝関節 ·· 岡崎　賢　182
　　　（3）足部 ·· 原　良太　187
　　3）脊椎の手術 ·· 高取良太・長江将輝　192
　●リウマチのチーム医療 ·· 遠山将吾　198
2. リハビリテーション
　　1）RAのリハビリテーションの考え方─注意点と禁忌─ ······················· 千田益生　202
　　2）RAに有効な装具療法 ··· 大橋鈴世・三上靖夫　205
　　3）日常診療で使用すべき評価法 ··· 千田益生　212

索　引 ·· 221

私のヒヤリハット

痛みの強い小児の診察	萬木　章	37
頚椎の動的撮像は安全か？	高畑雅彦	59
指が伸びなくなったら…	小田　良	67
生物学的製剤導入時のスクリーニング	西田圭一郎	108
無症状でも副作用が潜んでいることがある	三井裕人	109
MTXの過量投与に要注意	髙窪祐弥	118
MTX使用中の発熱・体重減少	岡崎　賢	119
生物学的製剤使用中の皮膚潰瘍	德重厚典	125
本当に風邪？	岡邨興一	131
こわい骨髄抑制	岸本勇二	139
ビスホスホネート使用中の注意	原　良太	145
腰椎固定術後の発熱と殿部痛	鉄永倫子	197

略語一覧

ACPA	anti-citrulinated protein peptide antibodies	抗シトルリン化ペプチド抗体
ACR	American College of Rheumatology	米国リウマチ学会
ADL	activities of daily living	日常生活動作（活動）
bDMARD	biological disease-modifying antirheumatic drug	生物学的製剤
COX	cycloxygenase	シクロオキシゲナーゼ
CRP	C-reactive protein	C反応性蛋白
csDMARD	conventional synthetic disease-modifying antirheumatic drug	従来型抗リウマチ薬
DAS	disease activity score	臨床指標名（疾患活動性スコア）
DMARD	disease-modifying antirheumatic drug	疾患修飾性抗リウマチ薬
ESR	erythrocyte sedimentation rate	赤血球沈降速度
EULAR	Europian League Against Rheumatism	欧州リウマチ学会
HAQ	Health Assessment Questionnaire	健康評価質問表
HAQ-DI	Health Assessment Questionnaire-Disability Index	健康評価質問表を用いた機能障害指数
HBV	hepatitis B virus	B型肝炎ウイルス
IL	interleukin	インターロイキン
MMP	matrix metalloproteinase	マトリックスメタロプロテアーゼ
MTP	metatarsophalangeal joint	中足趾節関節
mTSS	modified total Sharp score	修正総Sharpスコア
MTX	methotrexate	メトトレキサート
NSAID	non-steroidal anti-inflammatory drug	非ステロイド性消炎鎮痛薬
OA	osteoarthritis	変形性関節症
PG	prostaglandin	プロスタグランジン
PSL	prednisolone	プレドニゾロン
QOL	quality of life	生活の質
RA	rheumatoid arthritis	関節リウマチ
RANKL	receptor activator of NF-κB ligand	破骨細胞分化誘導因子
RF	rheumatoid factor	リウマトイド因子
SF-36	MOS Short Form 36-Item Health Survey	臨床指標名（目標達成に向けた治療）
SLE	systemic lupus erythematosus	全身性エリテマトーデス
T2T	Treat to Target	（臨床指標名）
TNF	tumor necrosis factor	腫瘍壊死因子
VAS	visual analogue scale	（臨床指標名）

第1章

知っておくべき診断と評価のエッセンス

病因・病態のup-to-date

久保俊一・小田　良（京都府立医科大学整形外科）

まとめ

RAは，関節におこる炎症がもたらす痛みや腫れ，変形を特徴とする疾患である．性別・地理・人種などにより有病率が大きく異なり，日本では70万～80万人の患者が治療を受けている．発症に関わる遺伝的因子と，さまざまな環境因子への暴露により疾患が形成される，複雑な病因・病態を持つことが，診断と治療，さらに予防を困難にしてきた．近年，RAに対するさまざまな角度からのアプローチが進み，病因・病態解明の兆しがみられている．

はじめに

リウマチ性疾患とは，骨，軟骨，関節，腱，靱帯，筋肉，神経など運動器が障害され，痛みや機能障害をきたす疾患の総称である．RAは代表的なリウマチ性疾患であり，多発性の関節炎を主症状とする全身性疾患である．遺伝的因子と環境因子により自己免疫応答が惹起され発症する．主病変は関節滑膜であり，発症初期は手足あるいは膝などに限局した疼痛と腫脹が主症状である．適切な治療が行なわれなければ，次第に全身の関節が侵され，関節の変形，疼痛，動揺性が生じて機能障害をきたす．関節外の症状として，リウマトイド結節，肺線維症，アミロイドーシス，眼症状などがみられる．Sjögren症候群など他の自己免疫性疾患の合併も少なくない．

1 疫学[1]

- 有病率は約0.2～1.2％と考えられている．
- 地理的，人種的に有病率には大きな差がみられる．
- わが国のRA患者は約70万～80万人と推定されている．
- 20～50歳代に好発するが，高齢で発症する場合もある．
- 女性の罹患率は男性の約3～4倍である．

2 病因[2]

- RAは疾患感受性遺伝子と喫煙，歯周病，ウイルスや細菌感染などの環境因子の相互作用により発症すると考えられている．
- 家族内発症がみられることや，一卵性双生児での発症一致率が15～34％と高いことなどは遺伝的因子のかかわりを示している．
- 原因となる遺伝的因子は複数ある．
  ① ヒト白血球抗原 human leucocyte antigen（HLA）クラスⅡ分子：RAの発症に特に関連のあるものにHLA-DR4とDR1がある．これらのクラスⅡ分子が，関節炎を惹起する自己抗原をヘルパーT細胞へ提示すると考えられている．HLA-DR4の陽性者は陰性者と比べRAの発症率が高く，重症化しやすい．
  ② 疾患感受性遺伝子としては，ほかにPADI4，PTPN22などが知られている．

図1 RAの病態

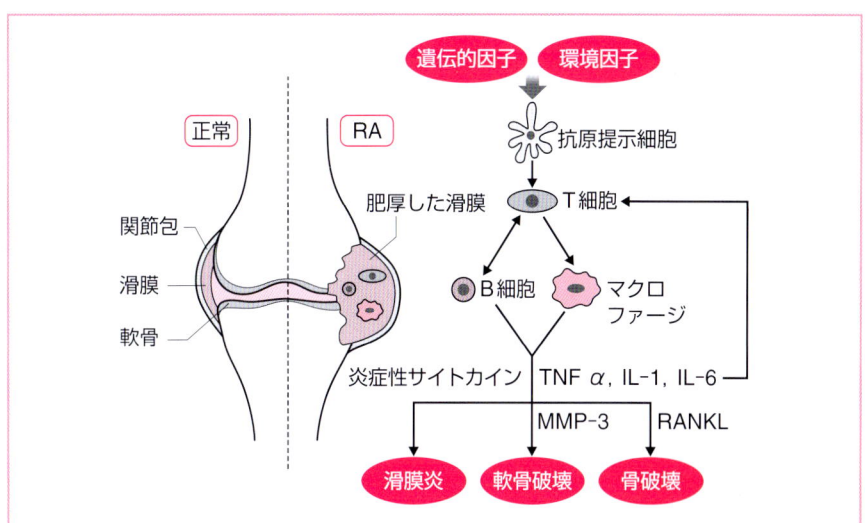

- RFは，IgGのFc部分に対する自己抗体である．そのなかでもACPAはシトルリン化蛋白に対する自己抗体であり，RAの発症に深く関わっている．RFやACPAは，RAの発症前から認められることがある．
- 環境因子として，細菌あるいはウイルス感染の関与が挙げられる．細菌感染としてはマイコプラズマ属やマイコバクテリウム属，ウイルス感染としてはEpstein-Barr（エプスタイン－バー）ウイルス（EBV），ヒトT細胞白血病ウイルス（HTLV-I），風疹ウイルス，パルボウイルスなどの関与が報告されている．
- 喫煙と歯周病は発症率が増加する危険因子として重要である．喫煙により発症率は2～3倍になるといわれている．また喫煙は予後不良因子としても知られている．
- 歯周病の原因菌は蛋白のシトルリン化に関わっており，発症の危険因子である．
- 性ホルモンは妊娠中にRAの発症が減少し，出産後増加すること，また経口避妊薬の使用によりRAの発症が減少することから，環境因子のひとつとして注目されているが，機序は明らかではない．

3 病態（図1）[3]

RAの病態は，滑膜炎に続く，軟骨破壊，骨破壊である．

a）滑膜炎

滑膜表層細胞と血管を含む疎な結合組織から構成される滑膜に抗原提示細胞とT細胞が浸潤し，続いてB細胞が遊走して滑膜細胞が増殖，重層化し，絨毛状を呈する．滑膜に浸潤するT細胞の多くはヘルパーT細胞である．B細胞は増生した小血管周囲にリンパ濾胞を形成する．炎症滑膜は，浸潤した活性化マクロファージがTNFαやIL-1，IL-6などの炎症性サイトカインを産生し，T細胞，滑膜細胞あるいは血管内皮細胞などを活性化させる．これらの細胞の相互作用によって滑膜炎が慢性化する．また，炎症性サイトカインは，滑膜細胞や炎症細胞のアポトーシスを抑制するため，滑膜組織の異常増殖の一因になる．

b）軟骨破壊

マクロファージや好中球から分泌されるセリンプロテアーゼや，IL-1などの刺激により滑膜表層細胞から分泌されるMMP-3などが軟骨の細胞外基質を分解することによって軟骨破壊が生じる．炎症で誘導される一酸化窒素や活性酸素は，

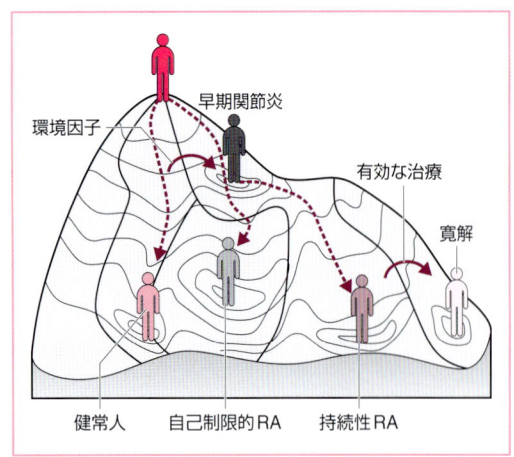

図2 エピジェネティックランドスケープ
(文献5)より引用改変)

アポトーシスを介して軟骨破壊に関与していると考えられている．

c）骨破壊

RANKLが重要な役割を担っている．炎症性サイトカインが骨芽細胞や滑膜線維芽細胞にRANKLの発現を誘導することによって，破骨細胞が活性化され，骨の吸収と破壊が進行する．

4 アドバンスト・レクチャー[4,5]

1）エピジェネティクスepigenetics（図2）

分子生物学において遺伝情報は，DNA→RNA→蛋白質の順に伝達され，これをセントラルドグマという．遺伝形質の発現は，通常セントラルドグマに沿って進むが，同じ遺伝情報であっても細胞や個体レベルでは形質の表現形が異なることがある．エピジェネティクスとは，この「DNA塩基配列の変化を伴わない遺伝子発現」についての新しい遺伝学である．

家族内発症がみられることや，一卵性双生児での発症一致率が高いことなどは遺伝的因子のかかわりを示すものである．しかし，全く同じ遺伝情報を持つ一卵性双生児であっても，発症の一致率は20％前後であり，遺伝情報は環境因子の影響を強く受けていることがわかる．

エピジェネティックランドスケープと呼ばれるモデルを用いると，RAの疾患概念と臨床経過をわかりやすく説明できる．疾患感受性遺伝子があると，分水嶺（山）が低くなり，環境因子の影響で関節炎を発症しやすくなる（谷）．すなわち，適切な治療とは，山を乗り越えて寛解の谷に導くことといえる．

エピジェネティックな変化には「可塑性（plasticity）」があり，エピジェネティクスの異常を是正すれば，遺伝子発現をコントロールできる可能性がある．このことは，将来RAの病態解明や治癒といったわれわれが持つ夢の実現に期待を抱かせる．

2）micro RNA（miRNA）

20前後の塩基で構成される，小さなRNAである．DNAのメチル化，ヒストン修飾と並んで，エピジェネティクスの制御機構として注目されている．miRNAは，標的となるmRNAに結合して発現を抑制する機能を持ち，さまざまな生理現象において重要な役割を果たしている．近年，miRNAの発現制御機構が次第に明らかになり，RAにおいても関連するmiRNAが数多く報告され，病態への関与が示唆されている．miRNAの発現を制御できれば，エピジェネティックなアプローチにより，RAの治療が可能になるかもしれない．

● 文献

1) Carmona L, et al : Rheumatoid arthritis. Best Pract Res Clin Rheumatol 24 : 733-745, 2010
2) McInnes IB, et al : The pathogenesis of rheumatoid arthritis. N Engl J Med 365 : 2205-2219, 2011
3) Perricone C, et al : An overview on the genetic of rheumatoid arthritis : a never-ending story. Autoimmun Rev 10 : 599-608, 2011
4) Grabiec AM, et al : The ascent of acetylation in the epigenetics of rheumatoid arthritis. Nat Rev Rheumatol 9 : 311-318, 2013
5) 西田圭一郎：関節リウマチとWaddingtonの後成的遺伝風景．臨リウマチ 26 : 5-8, 2014

2 診断・鑑別診断

1) 早期診断の重要性と window of opportunity

髙窪祐弥（山形大学医学部整形外科）

まとめ

RAの治療開始時期によって薬剤の有効性が異なることが示され，"window of opportunity（治療機会の窓）"の考えからも，RAの早期診断・早期治療は重要である．

1990年代中頃からより早期に治療を開始すると治療効果が高くなることが示され，当初はwindow of opportunityの時期に適切な治療を行えば，完全寛解が得られる可能性が示唆されていた．現在のところ，完全寛解が得られたことを示すエビデンスはみられず，ACPA陽性RAと陰性RAで良好な治療反応性を示す期間に相違がみられるなど未解明な部分も多い．しかし，bDMARDを発症早期に使用し，寛解導入を速やかに行うことが，その後のbDMARDの減量や間隔延長，そして，休薬，中止を可能としたとする報告もみられる．

RAを早期に診断し，適切な評価，厳格な治療介入（tight control），そして早期寛解導入を行うことにより，関節破壊の抑制のみならず，その後の薬剤の減量，中止の可能性が示唆されている．

はじめに

未だ，原因不明の自己免疫疾患のひとつであるRAの根治療法は示されていない．しかし，近年のRA薬剤治療の進歩により，ADLや最終的なQOLに大きく影響を及ぼす関節破壊の進行の抑制が現実の目標として掲げられるようになった．どのような疾患においても，早期診断・早期治療が重要であることに異論はないと思われるが，RAの薬剤治療においては，その反応性に大きな影響を及ぼす"window of opportunity（治療機会の窓）"の考えから特に重要である．

1 早期診断・早期治療の重要性

1) 骨関節破壊の進行様式

従来，RA発症後，10～15年経過後に骨関節破壊が進むと考えられていたが，発症早期から骨関節破壊は急速に始まっていることが明らかになった（図1）[3]．window of opportunityの考え[1]からも骨関節破壊が起こる前に適切な治療を開始する必要がある．

2) MTXによる早期治療の重要性

RA治療のアンカードラッグであるMTXを発症1年以内に開始した群の有効率は53％とされるが，10年以上になると35％に低下すると報告されている[4]．

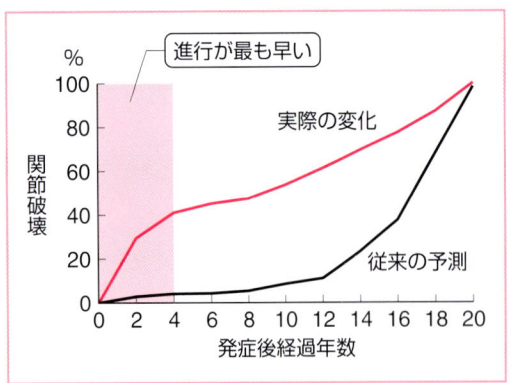

図1 関節破壊の進行度(文献3)より引用改変)

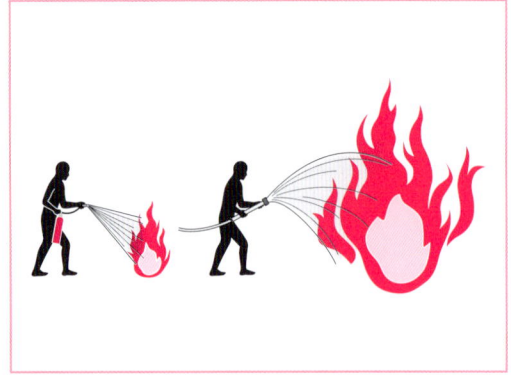

図2 発症早期と慢性期のイメージ図
火(炎症)が小さいうちに治療を開始することが重要.

3) bDMARDによる早期治療の可能性

RA治療のパラダイムシフトを起こしたとされるbDMARDにおいても，発症早期からMTXにbDMARDを併用したHOPEFUL1試験やPRE-MIRE試験，AGREE試験において，その優れた骨関節破壊抑制効果が示されている[5,6]．しかし，さまざまな有害事象への対処やその高額な薬剤費から，多くの問題も残されている．

2 window of opportunity（治療機会の窓）を逃すな！

1) window of opportunity

発症早期における一定の時期(3ヵ月～2年とされるが，明確に定義されていない)に適切な治療を開始することができれば，RAのその後の自然経過を大きく変化させることができ，この時期をwindow of opportunityと呼ぶ[1]．

2) 炎症は小さいうちに消し止める

骨関節破壊は，単純X線ではとらえられない発症早期から始まっているとされる．ひとたび広範な破壊が起こるとその修復はほとんど非可逆的とされ，RA患者の一生にとってwindow of opportunityは非常に重要な時期である．関節内で起こっている炎症を小さな火のうちに消し止めるか，山火事のような大きな火事になってから消火にあたる場合では，どちらが良いか自明である(図2)．

3 window of opportunityの定義（狭義と広義）

1) window of opportunityのエビデンス

window of opportunityの定義は，いまだ定まってはいない．1990年代中頃からより早期に治療を開始すると治療効果が高くなることが示され，当初はwindow of opportunityの時期に適切な治療を行えば，完全寛解が得られる可能性が示唆されていた[7]．しかし，現在のところ，完全寛解が得られたことを示すエビデンスはみられず，その生理学的なメカニズムも不明で，ACPA陽性RAと陰性RAで良好な治療反応性を示す期間に相違がみられるなど未解決な部分も多い．

2) 発症早期に適切な抗リウマチ薬を！

現在の世界的なコンセンサスとして，発症早期(特に発症12週以内)に適切な抗リウマチ薬による治療を行うことが，薬剤への治療反応性を高め，骨関節破壊を抑制できる可能性が高くなると考えられている[7]．

4 早期寛解導入への道

1) 早期寛解導入による，薬剤減量・休薬の可能性

MTXとbDMARDの併用療法が，現在，最もエビデンスの高い治療方法として行われている

が，すべてのRA患者にbDMARDを導入する必要はなく，また，医療経済的にも不可能である．しかし，bDMARDを発症早期に使用し，早期に寛解へ導くことが，その後のbDMARDの減量や間隔延長，そして，休薬，中止を可能としたとする報告もみられ，患者と話し合いながら治療方法を選択する（T2T）必要がある[8]．

2）従来型抗リウマチ薬による多剤併用療法

従来の抗リウマチ薬を使用した多剤併用療法によっても，bDMARDと同等の効果を得ることができるとするRACAT試験，Swefot試験，TEAR試験などが報告されている[9〜11]．そして，担当医師のactivityを9つの項目（患者の病状により細かなDMARDsの変更や腫脹がみられた関節へ外来ごとにステロイド関節内注射の施行，記録用紙への記入漏れ数など）で評価した場合，同じプロトコールに沿って治療を行っても寛解率に有意な差がみられたと報告されている[12]．どのような治療方法をとっても，適切な評価と厳格な治療介入（tight control），そして主治医の熱意ときめ細やかな対応がその後のRA患者の予後を決定するといっても過言ではない．

● 文献

1) O'Dell JR : Treating rheumatoid arthritis early : a window of opportunity? Arthritis Rheum 46 : 283-285, 2002
2) van der Helm-van Mil, et al : Validation of a prediction rule for disease outcome in patients with recent-onset undifferentiated arthritis : moving toward individualized treatment decision-making. Arthritis Rheum 58 : 2241-2247, 2008
3) van der Heijde DM, et al : Radiographic progression on radiographs of hands and feet during the first 3 years of rheumatoid arthritis measured according to Sharp's method (van der Heijde modification). J Rheumatol 22 : 1792-1796, 1995
4) Anderson JJ, et al : Factors predicting response to treatment in rheumatoid arthritis : the importance of disease duration. Arthritis Rheum 43 : 22-29, 2000
5) Takeuchi T : Adalimumab, a human anti-TNF monoclonal antibody, outcome study for the prevention of joint damage in Japanese patients with early rheumatoid arthritis : the HOPEFUL 1 study. Ann Rheum Dis 73 : 536-543, 2014
6) Bathon J, et al : Sustained disease remission and inhibition of radiographic progression in methotrexate-naive patients with rheumatoid arthritis and poor prognostic factors treated with abatacept : 2-year outcomes. Ann Rheum Dis 70 : 1949-1956, 2011
7) van Nies JA, et al : Evaluating relationships between symptom duration and persistence of rheumatoid arthritis : does a window of opportunity exist? Results on the Leiden early arthritis clinic and ESPOIR cohorts. Ann Rheum Dis 74 : 806-812, 2015
8) Tanaka Y, et al : RRR study investigators. Discontinuation of infliximab after attaining low disease activity in patients with rheumatoid arthritis : RRR (remission induction by Remicade in RA) study. Ann Rheum Dis 69 : 1286-1291, 2010
9) van Vollenhoven RF, et al : Conventional combination treatment versus biological treatment in methotrexate-refractory early rheumatoid arthritis : 2 year follow-up of the randomised, non-blinded, parallel-group Swefot trial. Lancet 379 : 1712-1720, 2012
10) Moreland LW, et al : A randomized comparative effectiveness study of oral triple therapy versus etanercept plus methotrexate in early aggressive rheumatoid arthritis : the treatment of Early Aggressive Rheumatoid Arthritis Trial. Arthritis Rheum 64 : 2824-2835, 2012
11) Eriksson JK, et al : Biological vs. conventional combination treatment and work loss in early rheumatoid arthritis : a randomized trial. JAMA Intern Med 173 : 1407-1414, 2013
12) Rantalaiho V, et al : Physicians' adherence to tight control treatment strategy and combination DMARD therapy are additively important for reaching remission and maintaining working ability in early rheumatoid arthritis : a subanalysis of the FIN-RACo trial. Ann Rheum Dis 73 : 788-790, 2014

2 診断・鑑別診断

2) 新分類基準の意義とピットフォール，鑑別すべき疾患

三井裕人（名古屋市立大学整形外科）

まとめ

① 近年，RAの薬物療法は進歩し，発症早期に診断，早期の治療を効果的な期間（window of opportunity）に行えば，関節破壊を阻止することが可能となった．
② 発症早期にRAとの診断を可能とするため，2010年にACR/EULARの新分類基準が発表された．
③ この新分類基準は旧分類基準に比して感度が高く，早期の診断が可能となったが，一方では特異度が低く，適切な鑑別診断が必要である．

はじめに

　RAは多発関節炎を特徴とした原因不明の全身性自己免疫疾患である．特に発症2年以内の関節破壊の進行は早く[1]，約半数の患者は最初の1年間でびらん性関節炎が進行すると報告されている[2]．近年MTXのRA治療への応用，bDMARDの使用など薬物療法は劇的に進歩した．その結果早期にRAと診断して治療を開始すれば，滑膜炎を抑制し関節破壊の進行を阻止することが可能となった．発症早期は薬物への感受性が高く，早期に適切な診断，治療を行えば寛解導入できる可能性が高い．この時期が治療介入の重要なタイミングであることから"window of opportunity"と呼ばれている[3]．RAの診断基準としては1987年のACRの診断基準（以下旧基準）[4]が長い間使用されてきた．この診断基準は確立されたRA患者を対象として作成されたものであり，RAの診断の感度，特異度ともに高いとの評価であったが，早期RA患者の診断の感度に問題があった．このためRAの早期診断を目指した診断基準の必要性が高まり，本邦でも早期RA診断基準が作成された[5]が世界的には普及しなかった．世界的にはACRの診断基準が発表された1987年から20年を経た2007年，アメリカ，ヨーロッパを中心に改訂の準備が進められ，2009年にその概要が発表され，2010年に2010 ACR/EULAR新分類基準として発表された[6]．この新基準は従来の旧基準を満たさない未分類関節炎患者での早期診断を目指したものである．

1 RAの分類基準の変遷

1) ACRのRAの分類基準

　ACRにより1987年発表された．この分類基準は，①朝のこわばり，②3ヵ所以上の関節炎，③手関節炎，④対称性関節腫脹，⑤リウマトイド結節，⑥RF，⑦X線所見の7項目中4項目以上を満たせばRAと診断するというものであった（表1）[4]感度（91〜94％），特異度（89％）[7]ともに高いとの評価であった．新分類基準の登場まで使用されてきたが，RAの診断には適しているが早期診断には適していないことが明らかになった．

表1 関節リウマチの改訂分類基準（米国リウマチ学会，1987年）

1. 少なくとも1時間以上続く朝のこわばり
2. 同時に14の関節領域（両PIP関節，MCP関節，手関節，肘関節，膝関節，足関節，MTP関節）の少なくとも3ヵ所以上の領域で軟部組織の腫脹もしくは関節液の貯留
3. 手関節，MCP関節，PIP関節のうち少なくとも1ヵ所以上の腫脹
4. 同時に14の関節領域の関節の対称性関節腫脹（PIP関節，MCP関節，MTP関節は完全に対称でなくてもよい）
5. 手と手関節のX線像での罹患関節の骨びらん，またはその近傍での骨萎縮像
6. 骨突出部，伸筋表面，関節周囲での皮下結節（リウマチ結節）
7. 血清リウマチ因子陽性

以上7項目中4項目以上を満たすものをRAと診断する．
1～4は6週間以上持続していること．
PIP関節：近位指節間関節，MCP関節：中手指節間関節，MTP関節：中足趾節間関節

2）日本リウマチ学会による早期RAの診断基準

早期の診断を目指して1994年に早期RA診断基準が発表された．①3関節以上の圧痛または多動運動痛，②2関節以上の腫脹，③朝のこわばり，④リウマトイド結節，⑤赤沈の亢進もしくはCRP陽性，⑥リウマトイド因子陽性の6項目中3項目以上を満たすものとされた（**表2**）[5]．感度87％，特異度80％，的中率77％[8]と良好な診断基準であったが世界に普及することはなかった．

3）ACRとEULARの新分類基準

RAの早期診断を目指して2010年にACRとEULARの協同で作成され発表された[6]．将来的にRAと分類される可能性が高い患者を区別する主要な因子を同定することを目的に策定された．その特徴は1関節以上の腫脹（滑膜炎）があり，他の疾患では説明ができないことを前提とし，単純X線で骨びらんが確認されればその段階でRAとの診断が確定する．他の疾患との鑑別や単純X線における骨びらんの診断は，診断にあたる医師の鑑別能力によることから，この基準がリウマチ専門医による診断を念頭において作成されてきたことが窺われる．もし骨びらんが認められなければ，罹患関節数と分布，血清学的検査，急性期反応物質，滑膜炎症状の4項目についてスコアリングを行い6点以上の場合RAと診断するものである．骨びらんの有無による診断や，スコアリングのうえでのCRPなどの急性期反応物質の項目による診断は特に将来，MTXをはじめとした抗リウマチ薬による治療を開始すべき症例を抽出することを目的としている．

表2 日本リウマチ学会による早期関節リウマチの診断基準（日本リウマチ学会，1994年）

1. 3関節以上の圧痛または多動運動時痛
2. 2関節以上の腫脹
3. 朝のこわばり
4. リウマトイド結節
5. 赤沈20 mm/h以上の高値，またはCRP陽性
6. リウマトイド因子陽性

上記6項目中3項目以上を満たすもの．
CRP：C反応性蛋白

2 RAの新分類基準

「2010 ACR/EULARの新分類基準」

1）新分類の目的

2010 ACR/EULARの新分類基準を**表3**に，診断のアルゴリズムを**図1**に示す．

炎症性滑膜炎を発症した未分類関節炎患者のうち"持続性and/or骨びらんをきたす関節炎"患者を発症早期に同定し，MTXに代表されるDMARDsによる治療が必要と判断することを目的に作成された．

表3 ACR/EULAR 2010年関節リウマチの新分類基準

対象患者	
1)少なくとも1関節以上に明らかな臨床的滑膜炎(関節腫脹)がある	
2)滑膜炎をより妥当に説明できる他の疾患がない	

RAの分類基準	
A. 罹患関節数と分布	
1ヵ所　　　　　大関節	0
2〜10ヵ所　　　大関節	1
1〜3ヵ所　　　小関節	2
4〜10ヵ所　　　小関節	3
11ヵ所以上　　(少なくとも1ヵ所以上の小関節を含む)	5
B. 血清学的検査	
リウマトイド因子および抗CCP抗体ともに陰性	0
リウマトイド因子または抗CCP抗体のいずれかが低力価陽性(正常上限の3倍以内)	2
リウマトイド因子または抗CCP抗体のいずれかが高力価陽性(正常上限の3倍以上)	3
C. 急性期反応物質	
CRPおよび赤沈ともに正常	0
CRPまたは赤沈のいずれかが異常	1
D. 滑膜炎症状の持続期間	
6週未満	0
6週以上	1

A〜Dの合計スコアが6点以上でRAと分類できる.

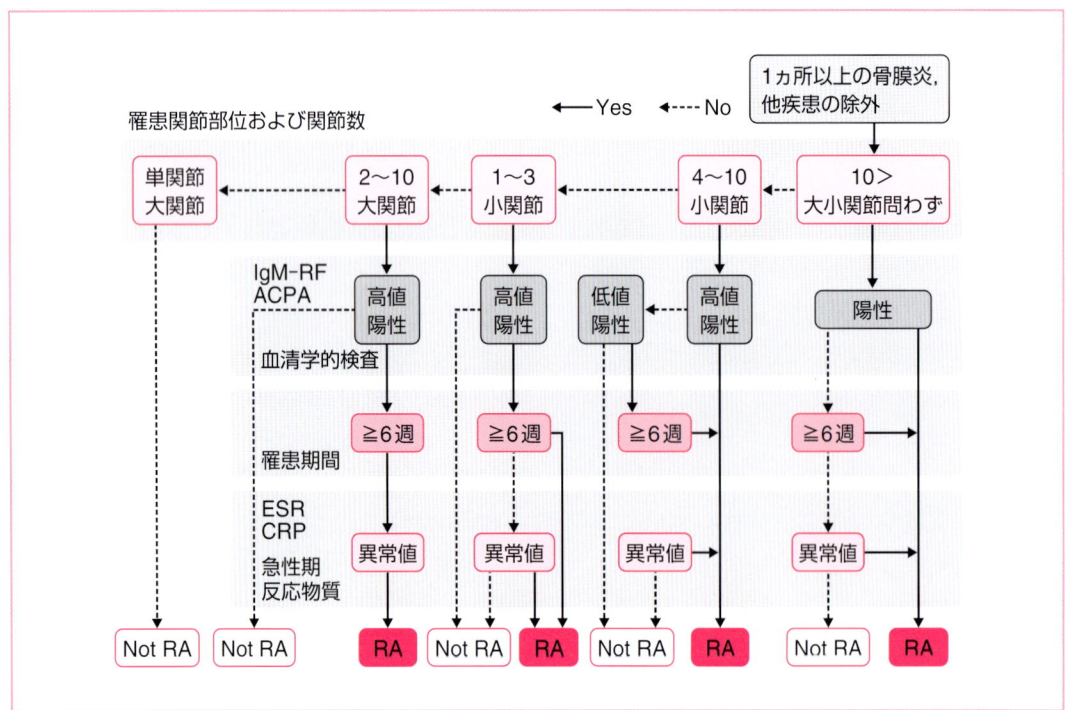

図1 ACR/EULAR 2010年関節リウマチの新分類基準のアルゴリズム(文献6)より引用改変)

表4 新基準使用時の関節リウマチ鑑別疾患難易度別リスト（日本リウマチ学会，2012年）

関節症状を主訴に受診する患者集団における頻度，RAとの症状・徴候の類似性，新分類基準スコア偽陽性の頻度などを総合して，新分類基準を用いる際にRAと鑑別すべき代表的疾患を鑑別難易度高・中・低の3群に分類した．疾患名は日本リウマチ学会 専門医研修カリキュラムに準拠した．鑑別難易度高：頻度もスコア偽陽性になる可能性も比較的高い，鑑別難易度中：頻度は中等または高いが，スコア偽陽性の可能性は比較的低い，鑑別難易度低：頻度もスコア偽陽性になる可能性も低い

鑑別難易度	
高	1. ウイルス感染に伴う関節炎（パルボウイルス，風疹ウイルスなど） 2. 全身性結合組織病（Sjögren症候群，SLE，混合性結合組織病，皮膚筋炎・多発性筋炎，強皮症） 3. リウマチ性多発筋痛症 4. 乾癬性関節炎
中	1. 変形性関節症 2. 関節周囲の疾患（腱鞘炎，腱付着部炎，肩関節周囲炎，滑液包炎など） 3. 結晶誘発性関節炎（痛風，偽痛風など） 4. 血清反応陰性脊椎関節炎（反応性関節炎，掌蹠膿疱症性骨関節炎，強直性脊椎炎，炎症性腸疾患関連関節炎） 5. 全身性結合組織病（Behçet病，血管炎症候群，成人Still病，結節性紅斑） 6. その他のリウマチ性疾患（回帰リウマチ，サルコイドーシス，RS3PEなど） 7. その他の疾患（更年期障害，線維筋痛症）
低	1. 感染に伴う関節炎（細菌性関節炎，結核性関節炎など） 2. 全身性結合組織病（リウマチ熱，再発性多発軟骨炎など） 3. 悪性腫瘍（腫瘍随伴症候群） 4. その他の疾患（アミロイドーシス，感染性心内膜炎，複合性局所疼痛症候群など）

2）適応条件

OAでしばしば罹患する遠位指節間関節（DIP）関節，母趾中足指節間関節（MTP関節），母指手根中手間関節（CMC関節）を除いた，① 少なくとも1つの滑膜炎がある関節を認めることであり，そして ② その滑膜炎を説明する原因疾患がRA以外にない（他の疾患が除外される）ことが適応条件となっている．

3）鑑別疾患

新基準では鑑別診断は患者背景によるとして具体的には明記されていない．日本リウマチ学会では本邦における鑑別疾患の例として，その鑑別の難易度とともに公表されている（表4）[9]．

4）スコアリングシステム（表3）

適応条件を満たす患者でa）罹患関節，b）血清学的因子，c）急性期反応物質，d）滑膜炎症状の持続期間の4つの項目をスコアリングし，10点満点中合計6点以上でRAと診断される．

a）罹患関節

重要性が均一であった旧診断基準と異なり小関節の数を細かく重みをつけて点数化するなど，RAで高頻度に罹患する小関節病変に重きを置くことで早期の診断に対応できるよう配慮されている．

① 大関節は肩関節，肘関節，膝関節，足関節，
② 小関節は中手指節間関節（MCP関節），近位指節間関節（PIP関節），母指指節間関節（IP関節），第2～5足趾中足趾節間関節（MTP関節），手関節．それ以外の関節として大関節や他の小関節（顎関節，肩鎖関節，胸鎖関節など）のRAに罹患しうる関節が含まれる．
③ 腫脹関節と同様に圧痛関節もカウントする．
④ 大関節と小関節の両方を罹患している場合はスコアの高い方をカウントする．
⑤ 10関節以上の場合は少なくとも小関節を1つ含めば他の関節は大小を問わない．

b）血清学的因子

抗CCP抗体（ACPA）またはリウマトイド因子

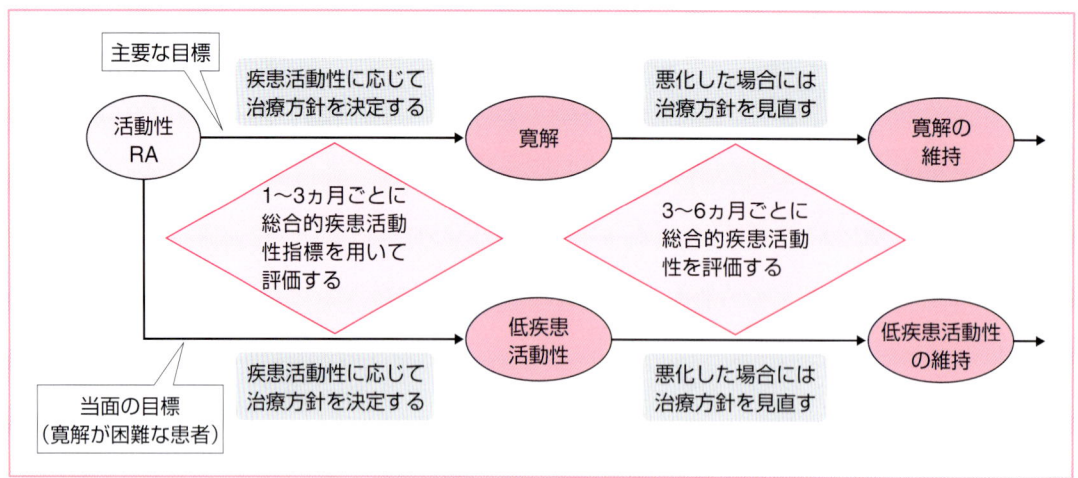

図2 T2T
治療目標は寛解が困難な患者では低疾患活動性となるが，目標を達成するまでのアプローチは寛解の場合と同様である．治療方針の決定見直しは罹患関節数の評価を含む適切な頻度の総合的疾患活動性指標の評価によってなされるべきである．
（文献16）より引用）

(IgM-RF)を用いる．測定法による正常上限を用いて，上限値以下を陰性，上限値の3倍以上で高力価陽性，その間を低力価陽性とした．

c）急性期反応物質

新基準で新たに加えられた項目である．CRPもしくはESRを用いて各施設基準値により判定する．

d）滑膜炎症状の持続期間

滑膜炎症状（疼痛，腫脹，圧痛）が出現してから評価時までの期間で，患者の自己申告により判定する．6週以上で1点カウントする．

新基準は早期発症の滑膜炎患者を分類する目的で作成されているが，①すでにRAに典型的な骨びらんがあり，新基準と矛盾しない病歴を有する場合，②旧分類基準で診断された長期罹患患者で，評価時に疾患活動性が非活動性であっても過去のデータで新基準を満たしている場合，③新基準での評価時にRAと診断されなくても再評価時に累積的に新基準を満たせばRAと診断する．

5）ACR/EULARの新分類基準の検証

- 関節炎の発症から1年以内にMTXを開始した症例を対象とした3つのコホートでの感度は87.2～96.8％[6]．
- 早期未分類関節炎患者での感度は58～85％，特異度は50～86％[10～12]．
- 新基準は旧基準に比して感度は高いものの特異度は低い．
- 本邦の早期関節炎を対象とした2つのコホートで感度76.3％，73.5％，特異度は70.7％，71.4％[13,14]．
- 確定した関節炎を対象とした検証では感度78.5～80.8％[15]．

このように新分類基準ではその目的のように旧分類基準よりも早期診断について優れていることが多数のコホート研究で立証された．

6）T2Tとは[16]

新基準の発表と同時期に発表されたRAの治療目標を臨床的寛解と明確化したT2T（図2）がリコメンデーションとして公表されており，RAの早期診断，早期の抗リウマチ薬による治療開始とその治療のビジョンが明確に示されている．

- RAの早期診断，早期からのMTXを含めたDMARDsによる適切な治療，そして定期的に治療を評価して場合によっては治療を強化する．

- RAによる関節破壊，そしてそれに引き続いて起こる機能障害を防ぐことができるようになり，RA患者のcareからリウマチのcureを目指した治療へとシフトを可能とした．

7）ACR/EULARの診断基準のピットフォール

- 旧基準に比して新基準では早期のRAの診断を目指したため感度が上がった一方，特異度が下がる結果となった．
- RA以外の疾患の鑑別が必要．
- 腫脹関節の診断にはトレーニングを受けた医師による診察が求められる．
- 他分野の専門医やプライマリーケア医が参照する基準ではない．
- RAの分類感度が上昇することが期待できるが，非RA専門医にとっては偽陽性率の増加をきたす可能性がある．
- 早期診断をめざし，陽性率が高い血清学的因子への重みが大きく，全体の感度は75％程度であったが，血清学的因子陰性のsero-negative関節炎では16％程度と大幅に低下する[14]．
- RA以外の膠原病患者において偽陽性率が高くなり，特にACPA陽性患者では関節症状を伴う患者が多く注意が必要である．

●文献

1) Fuchs HA, et al : Evidence of significant radiographic damage in rheumatoid arthritis within the first 2 years of disease. J Rheumatol 16 : 585-591, 1989
2) Machold KP, et al : Very recent onset rheumatoid arthritis : clinical and serological patient characteristics associated with radiographic progression over the first years of disease. Rheumatology 46 : 342-349, 2007
3) O'Dell JR : Treating rheumatoid arthritis early : a window of opportunity? Arthritis Rheum 46 : 283-285, 2002
4) Arnett FC, et al : The American Rheumatism Association 1987 revised criteria for the classification of rheumatoid arthritis. Arthritis Rheum 31 : 315-324, 1988
5) 山本純己ほか：日本リウマチ学会による早期慢性関節リウマチの診断基準-2.診断基準の作成．リウマチ 34 : 1013-1018, 1994
6) Aletaha D, et al : 2010 Rheumatoid arthritis classification criteria : an American College of Rheumatology/European League Against Rheumatism collaborative initiative. Arthritis Rheum 62 : 2569-2581, 2010/Ann Rheum Dis 69 : 1580-1588, 2010
7) 竹内　勤：関節リウマチ．日内会誌 99 : 2392-2400, 2010
8) 近藤啓文ほか：日本リウマチ学会による早期慢性関節リウマチの診断基準-3．診断基準の検証．リウマチ 40 : 54, 2000
9) 日本リウマチ学会ホームページ　http://www.ryumachi-jp.com/info/120115_table1.pdf
10) van der Linden MP, et al : Comparison of the 1987 American College of Rheumatology criteria and the 2010 American College of Rheumatology/European League Against Rheumatism criteria. Arthritis Rheum 63 : 37-42, 2011
11) Britsemmer K, et al : Validation of the 2010 ACR/EULAR classification criteria for rheumatoid arthritis : slight improvement over the 1987 ACR criteria. Ann Rheum Dis 70 : 1468-1470, 2011
12) Varache S, et al : Diagnostic accuracy of ACR/EULAR 2010 criteria for rheumatoid arthritis in a 2-year cohort. J Rheumatol 38 : 1250-1257, 2011
13) 玉井慎美ほか：長崎大学早期関節炎コホートにおける検証．分子リウマチ治療 4 : 179-181, 2011
14) Kaneko Y, et al : Sensitivity and specificity of 2010 rheumatoid arthritis classification criteria. Rheumatology（Oxford）. 50 : 1268-1274, 2011
15) 日本リウマチ学会：ACR/EULAR新分類基準の検証結果について新基準検証委員会報告書．日本リウマチ学会ホームページ http://www.ryumachi-jp.com/info/news110913.pdf
16) Smolen JS, et al : Treating rheumatoid arthritis to target : recommendations of an international task force. Ann Rheum Dis 2010 ; 69 : 631-637

2 診断・鑑別診断 / 2) 新分類基準の意義とピットフォール，鑑別すべき疾患

(1) 内科医から見たRAの鑑別診断のチェックポイント

佐田憲映（岡山大学大学院医歯薬学総合研究科腎・免疫・内分泌代謝内科学）

まとめ

日常臨床におけるRA診断では，2010年ACR/EULAR関節リウマチ分類基準が広く活用されている．この基準に含まれるRFやACPA，CRP，ESRなどの検査の特性を理解しておく必要がある．また，この基準を適用する前に他の滑膜炎を生じうる疾患を除外することが必要であり，SLEやSjögren症候群などの膠原病や乾癬性関節炎，痛風の鑑別を十分に行う．これらの疾患は並存する可能性もあることにも留意する．

■ はじめに

2010年ACR/EULAR関節リウマチ分類基準が発表されて以降，日常臨床におけるRA診断においても内科・整形外科など診療現場を問わず広く活用されるようになってきた（表1）．

本項ではまず分類基準に含まれる検査項目を評価する際の注意点について，その次に免疫学的背景を持つ疾患の鑑別について概説する．

1 ACR/EULAR分類基準に含まれる検査項目

1) RF

- リウマチ患者で発見された自己抗体であり，免疫グロブリンIgGのFc部分に対する抗体である．
- RA患者の70〜80％が陽性となるため比較的感度は高い検査ではあるが，他の疾患でも陽性になる．
- 自己免疫疾患の中ではSjögren症候群やSLEではRFが陽性となる頻度が高い．
- 慢性肝炎や結核などでも陽性となることは知っ

表1 ACR/EULAR関節リウマチ分類基準2010

A：罹患関節		
大関節1ヵ所	0	*肩，肘，股，膝，足
大関節2〜10ヵ所	1	
小関節1〜3ヵ所	2	*PIP，MCP，2〜5MTP，wrist
小関節4〜10ヵ所	3	
11ヵ所以上（1ヵ所以上の小関節）	5	*顎・胸鎖・肩鎖関節を含めてよい
B：血清学的検査		
RF（−），ACPA（−）	0	
いずれか低値陽性	2	
いずれか高値陽性	3	*正常上限の3倍を超える
C：急性期反応物質		
CRP正常，ESR正常	0	
いずれかが異常	1	
D：症状の持続		
6週未満	0	
6週以上	1	

*スコア6点以上で，RAと分類する．

ておく必要がある．

「低値陽性」（正常上限から正常上限3倍までの

上昇）と「高値陽性」（正常上限の3倍以上）で重みづけが異なっていることに注意する．

2）抗シトルリン化ペプチド抗体（ACPA）
- RA患者の関節滑膜に多く発現するシトルリン化蛋白の1つ．
- フィラグリンのシトルリン化部位を含むペプチドを環状構造とした抗原（CCP）を用いて開発されたELISAキットで測定される．
- ACPAのRAに対する感度は80％，特異度は90％であり，RAの発症早期から陽性となるため，RFと比較しても診断のための有用性は高い．
- ACPAは結核患者で陽性例が多いことも報告されており，ACPA陽性例では結核の可能性を念頭におく．
- 関節症性乾癬や回帰性リウマチ，SLEなどでも陽性になることが知られている．
- ACPAも，RFと同様に，RAの診断においては「低値陽性」（正常上限から正常上限3倍までの上昇）と「高値陽性」（正常上限の3倍以上）で重みづけが異なっていることに留意する．

3）CRP
- 肺炎球菌のC多糖体と結合するC反応性蛋白．炎症に反応して血中に出現し，その産生量は炎症の程度に相関する．
- CRPが上昇する疾患で鑑別が必要となる代表疾患は感染症．
- 一般に細菌感染ではCRPが上昇しやすく，ウイルス感染では軽度の上昇にとどまる．
- RA診療においても活動性と比例するため，関節の所見が軽度にも関わらずCRPが高値の場合には細菌感染の存在なども考慮する．

4）赤血球沈降速度（ESR）
- 赤血球が沈んでいく速度を測る検査．
- 血漿蛋白の荷電状態の変化と関係があるため，陽性荷電のグロブリン，フィブリノーゲンが増加すると血球の凝集は早く起こり促進する．
- 感染症や自己免疫疾患など，炎症の評価のために用いる検査ではあるが，貧血や肝硬変およびネフローゼなどによる低アルブミン血症では，炎症がないにもかかわらずESRが亢進する．
- 高齢者でも生理的にESRは亢進する．
- DICなどフィブリノーゲンが消費により減少した際には炎症が存在してもESRは亢進しない．
- CRPと比較して炎症の発生後の立ち上がりは緩やかで，炎症後の改善も緩やかであり，慢性の炎症の評価に適した指標である．

2 免疫学的異常を背景とし鑑別を要する疾患

1）全身性エリテマトーデス（SLE）
- SLE患者の70～90％に関節炎を認める．RAと異なり骨破壊をきたさないが，支持軟部組織の障害により長期間の罹患でJaccoud変形と呼ばれる亜脱臼による変形を認めることもあるため，変形を認める症例では骨破壊の評価をすることが重要となる．
- SLEとの鑑別，合併の評価のためには関節炎以外の臨床症状の有無が重要である．表2に現在使用されているSLICC分類基準2012を示すが，特に左段の関節炎以外の症状に留意する．理学的には皮膚症状の評価が重要であるが，腎障害や血液異常については検査での評価が重要となる．RAなど慢性に炎症が持続する場合には貧血を認めても不思議ではないが，白血球数や血小板数の低下を伴っていた場合には本疾患の存在も念頭に置く．また，RAであっても投与薬剤の選択や投与量調整のために検尿および血清クレアチニンによる腎機能の評価は必ず行う．
- 免疫学的な異常では，まず抗核抗体の有無と補体低下の有無が重要である．抗核抗体が陽性であれば，さらに抗dsDNA抗体や抗Sm抗体，抗リン脂質抗体（ループスアンチコアグラント，抗カルジオリピンβ_2GPⅠ抗体）のチェックを行う．補体の低下を認めた場合には，リウマチ性血管炎（いわゆる悪性RA）による免疫複合体型の血管炎との鑑別を行う．リウマチ性血管炎

表2 SLICCのSLE分類基準2012

	臨床11項目		免疫6項目
1	急性皮膚ループス	1	抗核抗体
2	慢性皮膚ループス	2	抗dsDNA抗体
3	口腔潰瘍	3	抗Sm抗体
4	非瘢痕性脱毛	4	抗リン脂質抗体
5	滑膜炎	5	低補体
6	漿膜炎	6	溶血性貧血がなく直接クームス試験陽性
7	腎症		
8	神経症状		
9	溶血性貧血		
10	白血球減少，リンパ球減少		
11	血小板減少		

- 臨床11項目と免疫6項目からそれぞれ1項目以上，合計4項目でSLEと分類する
- 項目が同時に出現する必要はない
- 腎生検でSLEに合致した腎症があり，抗核抗体か抗dsDNA抗体が陽性であればSLEと分類する

の場合もSLEの場合も胸膜炎や心膜炎を認めることがあるため，補体の低下を伴った場合には胸部病変の評価も加える．

2）Sjögren症候群

- 唾液腺や涙腺の自己免疫性の炎症によるドライアイ，ドライマウスなどを呈する疾患である．Sjögren症候群患者のうち70%の患者でRFが陽性となるためRAとの鑑別および合併の評価が重要となるが，Sjögren症候群患者でも関節炎を呈することがあり，その場合はRAとの鑑別が困難なことも多い．
- Sjögren症候群の存在を疑う際は，表3に示す診断基準に含まれているような，自己抗体（抗SS-A抗体または抗SS-B抗体）の存在や眼・口腔の乾燥症状に着目する．確定診断のためには眼科や耳鼻咽喉科，口腔外科での精査・組織学的診断を依頼する．
- Sjögen症候群は2015年1月から新たな難病制度のもと，指定難病として医療費助成が受けられる疾患に加えられたため確定診断を行う必要がある．特に表4に示すEULAR Sjögren症候群活動性指標（EULAR Sjögren's syndrome disease activity index：ESSDAI）が5点以上を満たす重症患者が対象となっており，関節症

表3 Sjögren症候群改訂診断基準（厚生労働省研究班，1999年）

1. 生検病理組織検査で次のいずれかの陽性所見を認めること
   A) 口唇腺組織でリンパ球浸潤が $1/4\,mm^2$ 当たり1 focus以上
   B) 涙腺組織でリンパ球浸潤が $1/4\,mm^2$ 当たり1 focus以上
2. 口腔検査で次のいずれかの陽性所見を認めること
   A) 唾液腺造影で stage I（直径1 mm以下の小点状陰影）以上の異常所見
   B) 唾液分泌量低下（ガムテスト10分間で10 ml以下，またはサクソンテスト2分間2 g以下）があり，かつ唾液腺シンチグラフィーにて機能低下の所見
3. 眼科検査で次のいずれかの陽性所見を認めること
   A) Schirmer試験で5 mm/5 min以下で，かつローズベンガルテストで陽性
   B) Schirmer試験で5 mm/5 min以下で，かつ蛍光色素（フルオレセイン）試験で陽性
4. 血清検査で次のいずれかの陽性所見を認めること
   A) 抗SS-A抗体陽性
   B) 抗SS-B抗体陽性

いずれか2項目が陽性であればSjögren症候群と診断

状も含めリストアップされている症状の有無に留意する．臓器障害としては，間質性腎炎に伴う腎障害や進行性の間質性肺炎，中枢神経障害は副腎皮質ステロイド療法の適応となる．

表4 ESSDAIによる重症度分類

領域	重み（係数）	活動性	点数（係数×活動性）
健康状態	3	無0□　低1□　中2□　高3□	
リンパ節腫脹	4	無0□　低1□　中2□　高3□	
腺症状	2	無0□　低1□　中2□	
関節症状	2	無0□　低1□　中2□　高3□	
皮膚症状	3	無0□　低1□　中2□　高3□	
肺病変	5	無0□　低1□　中2□　高3□	
腎病変	5	無0□　低1□　中2□　高3□	
筋症状	6	無0□　低1□　中2□　高3□	
末梢神経障害	5	無0□　低1□　中2□　高3□	
中枢神経障害	5	無0□　低1□　高3□	
血液障害	2	無0□　低1□　中2□　高3□	
生物学的所見	1	無0□　低1□　中2□	
ESSDAI（合計点数）		0〜123点	

ESSDAI≧5点：重症，ESSDAI＜5点：軽症

表5 強皮症 ACR/EULAR 分類基準 2013

1	皮膚硬化	MCP関節より近位に及ぶ，両手指の皮膚肥厚	9
2	手指の皮膚所見（高い方を採用）	手指腫脹のみ	2
		MCP関節より遠位に限局した皮膚硬化	4
3	指尖の皮膚病変（高い方を採用）	指尖の潰瘍	2
		指尖の陥凹性瘢痕	3
4	爪郭毛細血管異常		2
5	毛細血管拡張		2
6	肺病変	間質性肺炎，肺高血圧症	2
7	Raynaud現象		3
8	自己抗体	抗セントロメア抗体/抗Scl-70抗体/抗RNAポリメラーゼⅢ抗体	3

合計9点以上で強皮症と診断

3）その他の膠原病

上記以外の膠原病においても単独で高頻度に関節炎を認める．またRAと重複することもあるため注意が必要である．

● 限局型またはびまん型の強皮症では関節炎に加えて特徴的な手指の浮腫や皮膚硬化を認める（表5）．また，問診しないとわからないことも多いがRaynaud現象や逆流性食道炎の存在も本疾患を疑うきっかけとなる．

● 皮膚筋炎/多発性筋炎の厚労省診断基準を表6に示す．関節炎に加えて筋痛や筋力低下などの症状を認める際には本疾患の可能性を考える．皮膚筋炎/多発性筋炎では間質性肺炎が進行性となる場合があるため注意が必要である．血液検査での筋酵素（クレアチンキナーゼ（CK），ミオグロビン，アルドラーゼ）の上昇が手掛かりとなる．血液検査では以前からある抗Jo-1抗体に加えて，最近では他の抗アミノアシル

表6 厚生労働省 皮膚筋炎/多発性筋炎診断基準

（1）皮膚症状
　（a）ヘリオトロープ疹：両側または片側の眼瞼部の紫紅色浮腫性紅斑
　（b）Gottron丘疹：手指関節背面の丘疹
　（c）Gottron徴候：手指関節背面および四肢関節背面の紅斑
（2）上肢または下肢の近位筋の筋力低下
（3）筋肉の自発痛または把握痛
（4）血清中筋原性酵素（クレアチンキナーゼまたはアルドラーゼ）の上昇
（5）筋電図の筋原性変化
（6）骨破壊を伴わない関節炎または関節痛
（7）全身性炎症所見（発熱，CRP上昇，または赤沈亢進）
（8）抗アミノアシルtRNA合成酵素抗体（抗Jo-1抗体を含む）陽性
（9）筋生検で筋炎の病理所見：筋線維の変性および細胞浸潤

皮膚筋炎：（1）の皮膚症状の（a）〜（c）の1項目以上を満たし，かつ経過中に（2）〜（9）の項目中4項目以上を満たすもの．なお，皮膚症状のみで皮膚病理学的所見が皮膚筋炎に合致するものは無筋症型皮膚筋炎とする．
多発性筋炎：（2）〜（9）の項目中4項目以上を満たすもの．

tRNA合成酵素抗体（抗ARS抗体）の測定も保険適応となり，今後はさらに診断の精度が向上することが期待される．また，筋症状の乏しいタイプの皮膚筋炎（無筋症型皮膚筋炎 clinically amyopathic dermatomyositis（CADM））は急速に間質性肺炎が進行することが多いため特に注意が必要である．Gottron丘疹やヘリオト

表7 乾癬性関節炎　CASPARの分類基準

点数	項目
2	乾癬の皮疹を認める
1	乾癬の既往もしくは家族歴あり（2親等以内）
1	典型的な爪の乾癬，爪甲菲薄化，点状陥凹，爪甲下角質増殖
1	リウマチ因子陰性
1	末端の腫脹であるソーセージ様腫脹，もしくはその既往
1	X腺上，手足末梢関節近傍の骨新生を認める（骨棘を除く手足関節近傍の骨化）

関節炎，もしくは付着部炎を有する患者で，3点以上で関節症性乾癬と診断．

ロープ疹などの皮疹の存在に気をつける．

4）乾癬性関節炎

● 免疫異常によって引き起こされる皮膚疾患である乾癬に伴ってみられる関節炎である．特徴的な皮膚症状を認めれば診断は難しくはないが，一部の症例では皮膚症状が軽微またはほとんど認めないことがあるのでRAとの鑑別を要することがある．教科書的にはDIP関節の症状の有無が鑑別になる．

● 皮膚症状が軽微であっても付着部炎を反映して爪部の点状の陥凹などの変化を認めることもある．乾癬の家族歴や指の所見などCASPAR基準（表7）を参考にするとよい．

One point lesson: ACPA陰性，CRP陰性，でもRA

症例：32歳，女性．

既往歴：特記すべきことなし．

現病歴：1年半前に第2子を出産後より，多発関節痛を自覚．ACPA，抗核抗体など自己抗体陰性，CRP，ESR，MMP-3など炎症マーカーも陰性で，NSAID，トラマドール塩酸塩/アセトアミノフェン配合薬投与で症状が改善せず，当科紹介となった．

現症：初診時，両手関節腫脹と圧痛，両手屈筋腱腱鞘滑膜炎，両足趾MTP関節の腫脹と圧痛を認めた．背部痛や皮疹はみられなかった．両足単純X線上，右第3足趾MTPに骨びらんを認め（図1），血清反応陰性RA（seronegative RA）と診断．MTX 10 mg/週の投与とともに，関節炎症状は消失し，当科紹介後1年半経過の現在も骨関節破壊の進行はみられていない．

解説：RAに高い特異度を持つACPAは，1964年にその抗体反応が報告され，1993年にシトルリン化タンパクに対する抗体[1]として同定された．ACPAは，臨床症状が出現する以前から検出されることが明らかとなり[2]，今や，RAの診断に必須の検査となった．しかし，その感度は6～7割程度とされ，特に，早期RAでは，4～5割の感度と報告されている[3]．また，RAでは，多発関節炎とともにCRPなどの炎症マーカーの増加を伴うことが多いが，CRPはIL-6産生の増加に伴って肝細胞が刺激され，産生される．そのためIL-6が産生されない，もしくは低値のRAでは，CRPが陰性を示すと考えられている．ACPA陰性例では，陽性例よりも骨関節破壊は軽度にとどまるとされ，ひとくちにRAといっても，その病態は多種多様である．非典型例では，一つの検査，

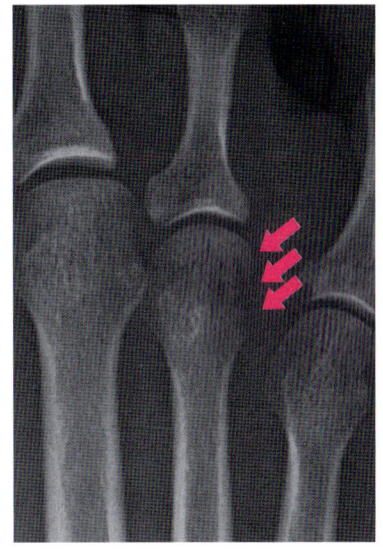

図1 右第3足趾MTP関節単純X線像

所見にとらわれず，総合的に診断する能力が求められる．

● 文献

1) Simon M : The cytokeratin filament-aggregating protein filaggrin is the target of the so-called "antikeratin antibodies," autoantibodies specific for rheumatoid arthritis. J Clin Invest 92 : 1387-1393, 1993
2) Rantapää-Dahlqvist S, et al : Antibodies against cyclic citrullinated peptide and IgA rheumatoid factor predict the development of rheumatoid arthritis. Arthritis Rheum 48 : 2741-2749, 2003
3) Aggarwal R, et al : Anti-citrullinated peptide antibody assays and their role in the diagnosis of rheumatoid arthritis. Arthritis Rheum 61 : 1472-1483, 2009

（髙窪祐弥）

ポイント　発症早期では，乾癬性関節炎や他の膠原病の可能性を完全に否定することは難しいが，ACPAやRA因子，CRP，赤沈が陽性とならないRAの存在を忘れてはならない．

診断・鑑別診断 / 2) 新分類基準の意義とピットフォール，鑑別すべき疾患

(2) 整形外科医から見たRAの鑑別診断のチェックポイント

徳重厚典（山口大学医学部整形外科）

まとめ

① ACR/EULAR関節リウマチ新分類基準では他の疾患による関節炎を除外する必要がある．
② 急性か慢性か，単関節か多関節かで鑑別疾患を絞り込む[1,2]（図1）．
③ 関節症状が関節炎によるものか，腱・靱帯付着部炎などを除外する．判断に迷う際は関節エコーや造影MRIが有用である．
④ Raynaud現象，紅斑など特徴的関節外症状の有無を確認し，鑑別診断を進める．
⑤ RFやACPAの有無，抗核抗体や特徴的な自己抗体の有無で鑑別を図る．
⑥ 全身性結合組織病など他の疾患を疑う場合は速やかに当該科にコンサルトする．また間質性肺炎など重篤な合併症を認める際も早期にコンサルトを行う．

はじめに

ACR/EULAR関節リウマチ分類基準2010年は早期RAの早期診断にはきわめて有用であるが，偽陽性が出る可能性をはらんでいる．鑑別すべき診断は多岐にわたり（11頁表4参照）[3]，それらの中には内科的合併症の多い疾患も含まれ，いかにこれらの疾患を鑑別・除外するかが重要となる．

問診や診察においては関節症状に目を奪われがちであるが，鑑別診断には関節外症状の確認が有用である．しかし患者によっては関節外症状は関連がないと考え，こちらから問わないと気づかない場合があるため注意を要する．

これらに抜けなく問診，診察を進めるためには，日本リウマチ学会HPにある問診票の利用が有用である．

本項では鑑別に重要な関節および関節外症状ごとにそれらをきたす頻度の高い疾患を問診票に沿ってピックアップしたので，疾患別の表（**表1，2**）とともに鑑別診断の参照としていただきたい[1〜4]．

1 問診におけるチェックポイント

RAに特徴的な項目はもちろんであるが，鑑別を要する疾患について注意深く聴取する．

- 関節症状の発症：急性か慢性か．急性は発症後6週間以内，慢性はそれ以上継続するもの[1,2]（図1）
- 口腔乾燥，眼乾燥：Sjögren症候群
- 日光過敏症：SLE
- 朝のこわばりを伴った腰痛：血清反応因子陰性脊椎関節炎，リウマチ性多発筋痛症
- 皮疹の既往：乾癬（鱗屑を伴う境界明瞭な紅斑），SLE（円盤状皮疹）
- 発熱：リウマチ性多発筋痛症，全身性結合組織病，RA
- 先行感染：ウイルス性関節炎（パルボウイルスB19，風疹），反応性関節炎（尿路感染，大腸炎）
- Raynaud現象（図2a）：全身性結合組織病

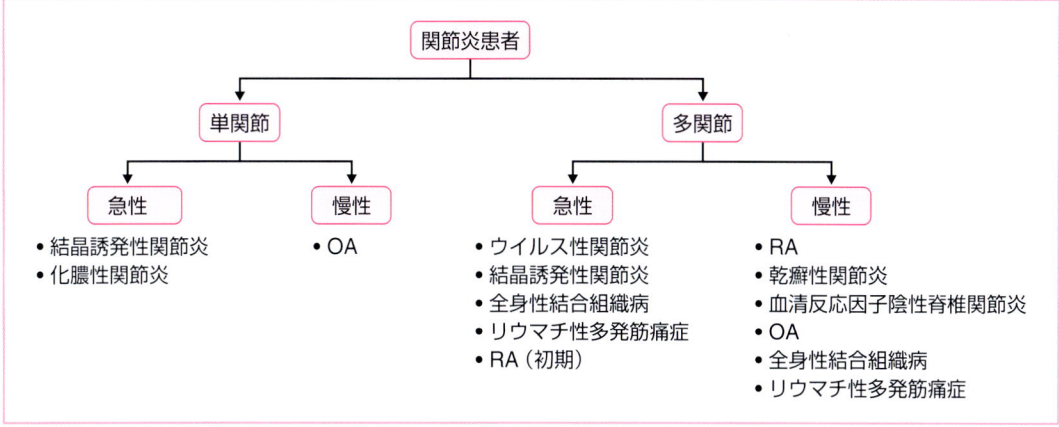

図1 関節炎をきたす患者の発症様式と疼痛関節数による鑑別
(文献2)より引用一部改変)

- 口腔内潰瘍：SLE
- しびれの有無：RA，SLE(神経炎)
- 上腕，頚部，体幹，大腿部の痛み：リウマチ性多発筋痛症
- 咳嗽，労作時呼吸困難：RA，全身性結合組織病，特に皮膚筋炎や強皮症では間質性肺炎を合併
- 立ち上がり，階段昇降困難：多発性筋炎・皮膚筋炎による筋力低下

2 診察におけるチェックポイント

　関節症状は有用ではあるが，関節所見のみでRAと他の疾患を鑑別するのは困難である．むしろ関節外症状によりRA以外の疾患を鑑別することが有用である．

1) 関節症状
- 関節炎：RA(図2b)，ウイルス性関節炎，SLEなど全身性結合組織病，変形性関節症
- 腱付着部炎(enthesitis)：乾癬性関節炎，血清反応因子陰性脊椎関節炎
- 滑液包炎：リウマチ性多発筋痛症(肩峰下滑液包，大転子滑液包など)

2) 関節外症状
- リウマトイド結節(図2c)：RA
- 紅斑
  - 蝶形紅斑：SLE，ウイルス感染
  - 円盤状紅斑・爪周囲紅斑(図2d)：SLE
  - ヘリオトロープ疹(上眼瞼の浮腫性紅斑)(図2e)：皮膚筋炎
  - Gottron徴候(手指伸側の落屑を伴う紅斑)(図2f)：皮膚筋炎
  - 四肢伸側の紅斑(図2g)：皮膚筋炎
- 皮疹
  - 乾癬疹(図2h)：乾癬性関節炎
- 爪変形(図2i)，手指の変形
  - 爪甲点状陥凹・剥離，爪横溝(図2i)：乾癬性関節炎
  - 手指，足趾のソーセージ様腫脹(dactylitis)(図2j)：乾癬性関節炎，強皮症
  - 爪郭部の点状出血(図2j)：強皮症
  - 手指皮膚の硬化(図2k)：強皮症

3 血液検査所見におけるチェックポイント

- RFやACPAの有無は重要な所見であるが，必ずしもそれだけでRAか否かの診断がつくわけではない．抗核抗体や各種自己抗体が鑑別に有用である．
- RF陽性：RA，Sjögren症候群，SLE，混合性結合組織病(乾癬性関節炎，血清反応因子陰性脊椎関節炎では陰性)

表1 多関節炎をきたす鑑別すべき疾患

	RA	ウイルス性関節炎	全身性結合組織病	リウマチ性多発筋痛症	乾癬性関節炎	OA	結晶誘発性関節炎	血清反応因子陰性脊椎関節炎
男女比	女性に多 1：3〜4		女性に多	女性に多 1：2	ほぼ同等	膝は女性に多	男性に多	男性に多
好発年齢	35〜50歳	中年女性に多	表2参照	50歳以上	30〜50歳代	50歳代前後より		40歳以下
発症様式	急性，慢性	急性	急性，慢性	急性，慢性	慢性	慢性	急性	慢性
朝のこわばり	あり	あり	表2参照	あり	なし	なし	なし	あり
先行感染	なし	あり（ヒトパルボウイルス，風疹）	なし	なし	なし	なし	なし	反応性関節炎尿道炎，大腸炎あり
発熱	なし	先行感染時あり	表2参照	あり	なし	なし	時にあり	なし
疼痛関節数	多	多	表2参照	少	少〜多	単〜多	単〜多	少
好発部位	対称性 PIP，MCP，手・肘・肩，膝・足，MTP，環軸関節	対称性 PIP・MCP，手・膝・足 移動性	疾患により差あり 表2参照	両側上腕部，頸部，体幹，両大腿部の筋痛 中大関節炎	DIP関節 多関節の場合も	非対称 DIP・PIP関節 膝，股，足関節 手，肘，肩関節	母趾MTP 膝，手関節	仙腸関節，脊椎関節 非対称性 下肢優位の末梢関節
随伴症状 関節外症状	リウマトイド結節 間質性肺炎 胸膜炎 多発性単神経炎 皮膚潰瘍	顔面紅斑 四肢体幹の皮疹 体幹レース様紅斑	Raynaud現象 紅斑 表2参照	三角筋下滑液包炎 上腕二頭腱鞘滑膜炎 肩甲上腕関節滑膜炎 股関節滑膜炎 転子部滑液包炎 側頭動脈炎の合併	乾癬皮疹 腱付着部炎（enthesitis） 手指ソーセージ様腫脹（指炎dactylitis） 爪甲点状陥凹 爪横溝，爪甲離床			腱付着部炎（アキレス腱，足底腱膜） 頸部・背部・殿部のこわばり，疼痛 虹彩炎，上強膜炎
血液検査所見	RF陽性 ACPA陽性 MMP-3上昇	B19抗IgM抗体高値，抗風疹ウイルスIgM抗体高値	各種抗核抗体 表2参照	赤沈亢進≧40 mm/時 RF，ACPA陰性 MMP-3上昇	RF陰性 ACPA陰性	RF陰性 ACPA陰性	高尿酸血症 関節液内尿酸・ピロリン酸Ca結晶	HLA-B27陽性 HLA-B39
画像所見	骨びらん，関節破壊，傍関節骨萎縮 エコーで滑膜炎	なし	表2参照	エコーにて上記滑液包炎	DIP関節破壊 pencil-in-cup像	関節裂隙狭小化 軟骨下骨硬化像 骨棘，骨囊胞	関節内石灰沈着 punched out erosion	MRIで仙腸関節炎 アキレス腱付着部などの骨棘形成

（文献2, 5）より引用，一部改変・作成）

- ACPA：陽性　RA
- MMP-3上昇：RA，リウマチ性多発筋痛症
- 抗核抗体・自己抗体陽性：全身性結合組織病（表2参照）
- 血球減少：SLE，Sjögren症候群

4 画像検査におけるチェックポイント

関節エコー，造影MRIなど滑膜炎の診断に有用な画像検査もあるが，ここでは単純X線写真での特徴的な所見を述べる．
- 骨びらん：RA，混合性結合組織病，強皮症
- pencil-in-cup像：乾癬性関節炎
- 関節内石灰沈着：痛風，結晶誘発性関節炎

- punched out erosion：痛風
- 仙腸関節硬化像，アキレス腱付着部骨棘形成：血清反応因子陰性脊椎関節炎
- 関節裂隙狭小化，軟骨下骨硬化，骨棘：OA

おわりに

RA診療において，早期に加療を開始することは極めて重要なことである．しかし，それは正しい診断がなされたうえでのことであり，見切り発車であってはならない．特に鑑別の難しい全身性結合組織病の中には，間質性肺炎など重篤な合併症をきたす疾患もある．そのため，他の疾患を疑う所見のある場合や合併症を認める際は膠原病内

表2 多関節炎をきたす鑑別すべき疾患　全身性結合組織病

	Sjögren症候群	SLE	混合性結合組織病	皮膚筋炎・多発性筋炎	強皮症
男女比	女性に多 1:17.4	女性に多 1:10	女性に多 1:13.4	女性に多 1:3	女性に多 1:12
好発年齢	40～60歳代	20～30歳代	30歳代	15歳以下，60歳以上	30～50歳代
関節症状頻度	30～60%	95%	85～95%	30～60%	50～60%
発症様式	急性，慢性	急性，慢性	急性，慢性	急性，慢性	急性，慢性
朝のこわばり		あり	あり		
発熱		あり	あり	あり	
疼痛関節数	対称性・少～多関節	対称性・多関節	対称性・多関節	対称性・多関節	対称性
好発部位	膝	PIP, MCP, 膝, 足趾 遊走性	手指（手指，手背の腫脹を伴う）	DIP関節，手，肩，膝	手指，手関節，下肢
随伴症状 関節外症状	Raynaud現象 口腔内乾燥，味覚異常 齲歯多発，歯肉炎 眼乾燥，眼異物感 乾燥性角結膜炎 間質性肺炎 慢性甲状腺炎	顔面紅斑（蝶形紅斑） 円盤状皮疹，光線過敏症 関節部の紅斑 口腔内潰瘍 漿膜炎（胸膜炎，心膜炎） ジャクー関節症（スワンネック変形） 神経症状 　神経炎，頭痛，痙攣，精神障害	Raynaud現象 肺高血圧症，肺線維症 SLE様所見 　リンパ節腫脹，顔面紅斑 強皮症様所見 　手指の皮膚硬化，肺線維症 多発性筋炎様所見 　筋力低下	Raynaud現象 近位筋筋力低下（対称性） ヘリオトロープ疹 （上眼瞼紫紅色浮腫性紅斑） Gottron徴候，機械工の手 （手指伸側面の落屑伴う紅斑） 四肢伸側紅斑 労作時呼吸困難・咳嗽 （間質性肺炎）	Raynaud現象 皮膚硬化による可動域制限 指尖部陥凹性瘢痕・皮膚潰瘍 指腹の萎縮 爪郭部の点状出血 間質性肺炎 食道蠕動低下 RAの合併
血液検査所見	抗核抗体陽性（80～90%） 斑紋型 speckled pattern 抗Ro/SS-A抗体 （50～70%） 抗La/SS-B抗体 （20～30%） RF陽性（70%）	抗核抗体陽性 抗ds-DNA抗体，抗Sm抗体 抗リン脂質抗体陽性 抗カルジオリピン抗体異常値 ループス抗凝固因子陽性 梅毒血清反応生物学的偽陽性 白血球・リンパ球・血小板減少	抗U1RNP抗体陽性 RF 50～70%で陽性 ACPA陽性率は低い 抗核抗体陽性率は50%未満	抗Jo-1抗体陽性 CK, LDH, AST/ALT 上昇	抗核抗体陽性 抗トポイソメラーゼⅠ（Scl-70）抗体陽性 抗セントロメア抗体陽性
画像所見		骨びらん・関節破壊は伴わない	30%に骨びらんを認める		関節近傍の脱灰，骨びらん

（文献2, 5）より引用，一部改変・作成）

科や呼吸器科など専門科へのコンサルトをためらうべきではない．

それが患者および自身が安全にRA加療を進めるうえで肝要である．

● 文献
1) 上野征夫：関節リウマチ・膠原病を疑うときのアプローチ　関節炎からのリウマチ病の診断．Medicina 51：2016-2019, 2014
2) 袴田康弘：関節リウマチの検査・診断　臨床症状からの診断　病歴聴取，身体診察．日本臨牀 72（増刊号）：190-195, 2014
3) 日本リウマチ学会：ACR/EULAR新分類基準の検証結果について，2012
4) 山下裕之ほか：関節リウマチの検査・診断　臨床症状からの診断　関節外症状．日本臨牀 72（増刊号）：200-203, 2014
5) 狩野俊和ほか：関節炎をいかに鑑別するか　関節リウマチ以外の関節炎の特徴．分子リウマチ治療 5：76-80, 2012

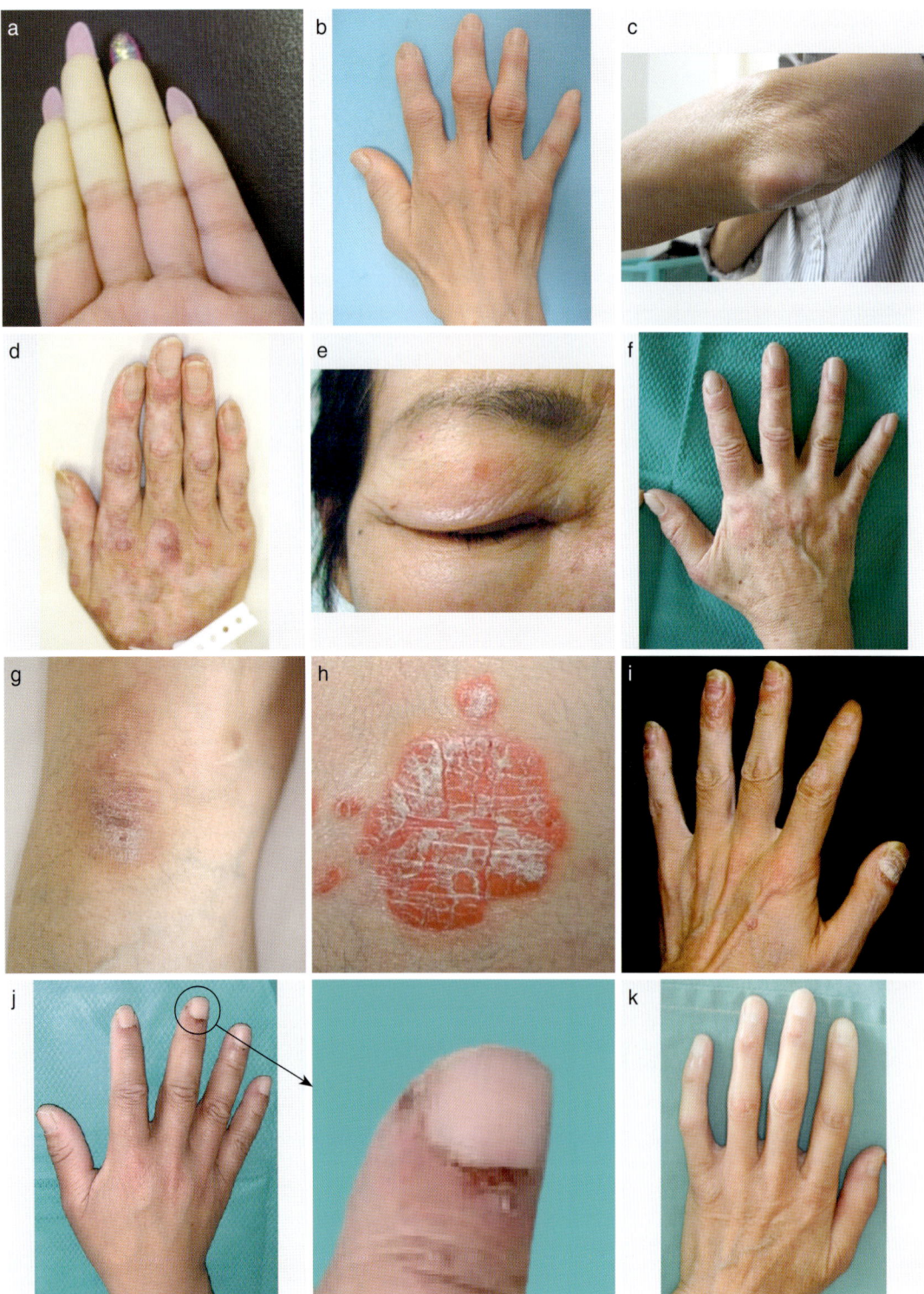

図2 鑑別すべき疾患の皮膚症状
a. Raynaud 現象, b. 関節腫脹 (RA), c. リウマトイド結節 (RA), d. 円盤状紅斑・爪周囲紅斑 (SLE), e. ヘリオトロープ疹 (皮膚筋炎), f. Gottron 徴候 (皮膚筋炎), g. 四肢伸側の紅斑 (皮膚筋炎), h. 乾癬疹 (乾癬), i. 爪変形 (乾癬), j. 手指のソーセージ様腫脹・爪郭部の点状出血 (強皮症), k. 手指の皮膚硬化 (強皮症)
(写真提供：山口大学第二内科 久保 誠講師, 山口大学皮膚科 山口道也助教写真提供)

One point lesson　忘れてはいけない足の診察

　RAの罹患関節として，足，特に前足部のMTPは，手指や手関節と同様に9割以上の患者が罹患している[1]（図1, 2）．忙しい外来診察の中で，靴と靴下を脱がせ，足の診察を行うことはしばしば省略してしまいがちである．また，発症早期で患者の訴えが軽微であっても，足趾のMTP関節に腫脹と圧痛を認め，足趾の単純X線検査のみに骨関節破壊を認める症例もみられる（図3）．早期診断の項にもあるように，特に初診時は詳細な問診と手から足の先までの視診，触診，関節エコー検査などによる関節炎評価が重要で，単純X線検査では胸部とともに，両手と両手関節，両足の単純X線を，経時的に比較する必要がある．

● 文献
1) Coughlin MJ : Rheumatoid forefoot reconstruction. A long-term follow-up study. J Bone Joint Surg Am 82 : 322-341, 2000

（髙窪祐弥）

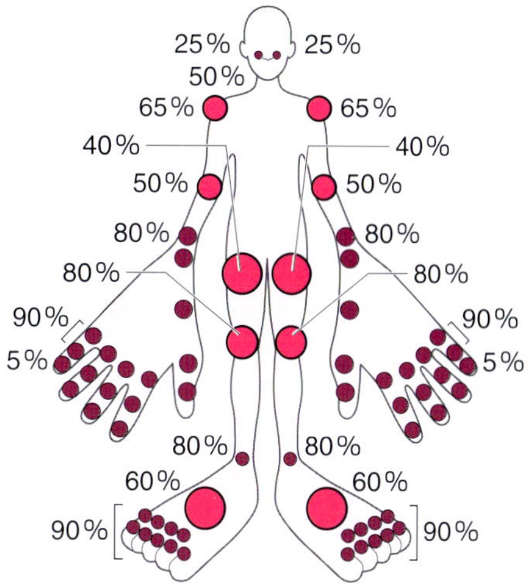

図1　RAにおける各関節の罹患率

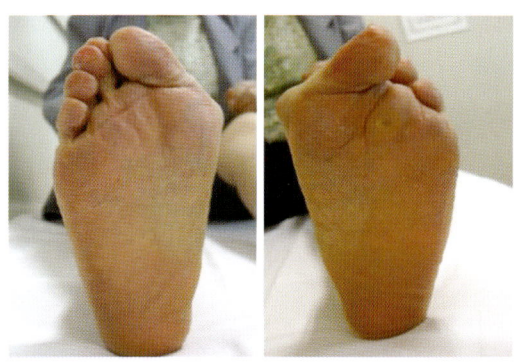

図2　外反母趾，開帳足，胼胝形成，扁平足など典型的なRA前足部変形を認める．

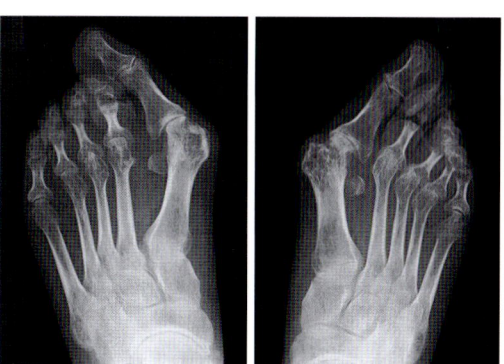

図3　両足正面単純X線像
高度な外反母趾変形と2～4足趾MTP関節の亜脱臼を認める．

ポイント　疾患活動性の評価として頻用されるDAS 28に，足部関節は含まれていない．しかし，当初のDASは，足部を含めた44関節が対象で，末梢性対称性多発関節炎が基本のRAにおいて，足部の評価は必須である．

One point lesson: パーンと全体に腫れた手や足を見たら

症例：74歳，男性

既往歴：高血圧症，RA．

嗜好：タバコ：20〜60歳まで，1日20本，酒：日本酒1合/日．

現病歴：10年前にRAを発症し，MTX 6 mg/週とサラゾスルファピリジン1,000 mg/日の併用療法で，寛解状態にあった．1年前より，両手，両下肢の浮腫（図1），関節痛の増悪，CRPなど炎症反応の亢進を認め，精査のため当科紹介となった．

現症：当科初診時，両上下肢，特に両下腿から足部にかけて圧痕を伴うびまん性の浮腫を認めた．胸部単純X線上，右肺門部陰影から肺腫瘍が疑われ（図2），腫瘍随伴症候群に伴うremitting seronegative symmetrical synovitis with pitting edema（RS3PE）症候群と判断された．同日，呼吸器内科に紹介．CT，PET-CT検査（図3，4），腫瘍マーカー検査などから肺腫瘍の診断となり，胸部外科において肺腫瘍切除術施行．術後，化学療法が施行された．術後3週頃より，両手，両下肢の腫脹が軽減し，2ヵ月後に消失した．

解説：RS3PE症候群は，圧痕を形成する浮腫を伴う血清反応陰性対称性滑膜炎として，1985年にMcCartyらによって提唱された[1]．比較的高齢者に多く，四肢の浮腫と関節炎を主症状とする．RS3PE症候群の病態として，IL-6や血管増殖因子（VEGF）の関連が報告されている[2]．

今後，超高齢社会に突入するわが国では，腫瘍随伴症候群や結晶誘発性関節炎，感染症関連関節炎の増加が予想され，多発関節炎の奥に潜む他の疾患を常に念頭に置く必要があると思われる．本症例のように，RAの薬剤コントロールが急激に悪化した際には，原病の増悪とともに，悪性腫瘍や感染症の存在も考慮しながら，診療にあたる必要がある．

●文献

1) McCarty DJ, et al : Remitting seronegative symmetrical synovitis with pitting edema. RS3PE syndrome. JAMA 254 : 2763-2767, 1985
2) Manger B, et al : Paraneoplastic syndromes in rheumatology. Nat Rev Rheumatol 10 : 662-670, 2014

（髙窪祐弥）

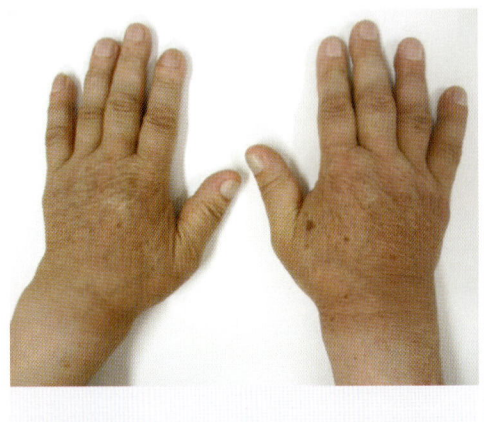
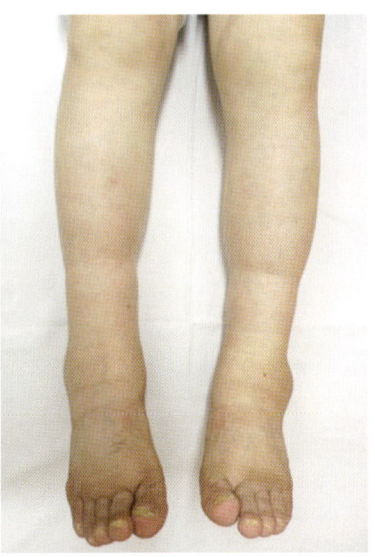

図1 圧痕を伴うびまん性の浮腫（両手，両足）
両手にばち状指も認める．

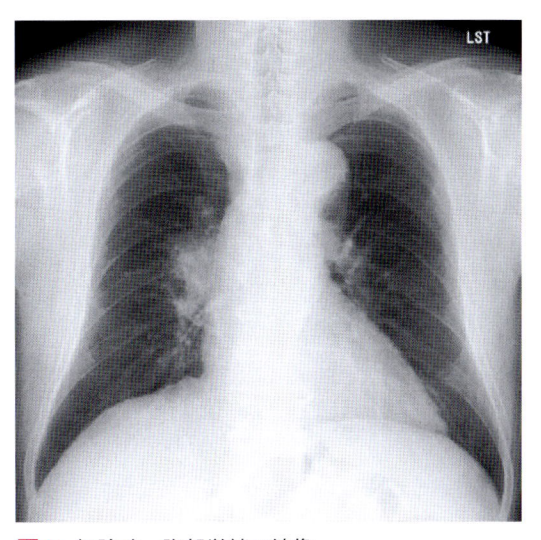

図2 初診時，胸部単純X線像
右肺門部陰影の増大を認める．

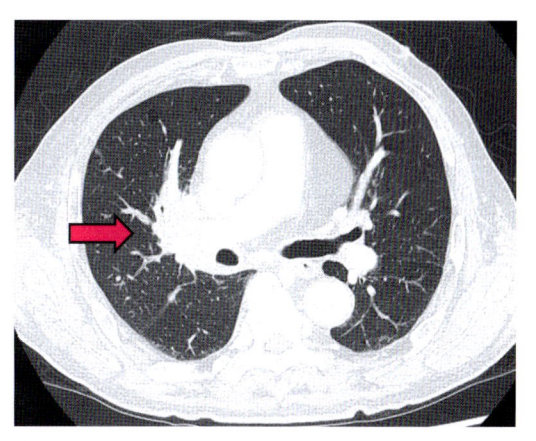

図3 初診時，胸部CT像
右肺門部に軟部腫瘤がみられ，右上葉の狭窄と無気肺を認める．

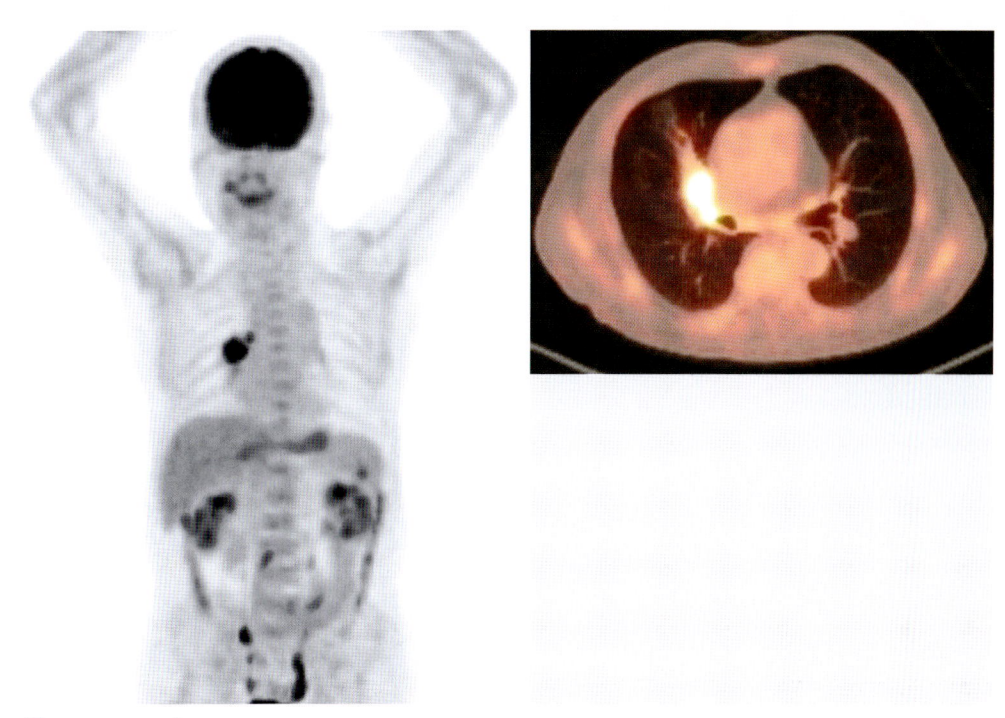

図4 PET-CT像
胸部単純X線，胸部CT検査に一致して，右肺門部に早期相でSUVmax 14.6, 後期相で19.7と高いFDGの集積がみられた．

ポイント リウマチ外来を担当していると年に数例，診察することがある．特徴的な，圧痕を伴うびまん性の浮腫は，一度経験すると忘れられない．PSLが奏効する例が多いが，悪性腫瘍随伴症候群としてみられる場合，ステロイド抵抗性であることが多い[2]．他科と連携しながら全身検索が必要である．

(3) 小児科医から見た慢性関節炎の鑑別のチェックポイント

萬木　章（岡山市立市民病院小児科）

まとめ

　小児では必ずしも訴えが正確とは限らないことを念頭に，まず①関節の痛みであるかどうかの評価（神経痛，筋痛などの鑑別）から始まり，②滑膜炎・関節液貯留を伴う関節炎か否かの評価（血液炎症マーカー，画像，関節穿刺液分析）を経て，③関節炎の原因検索（関節穿刺液塗抹培養，疾患特異的自己抗体，滑膜・骨髄検体病理検査，遺伝子検査など）という流れで進めると理解しやすい．若年性特発性関節炎は除外診断であり，特に感染，悪性疾患，他の自己免疫疾患の鑑別が重要である．自己炎症性疾患は関節外症状に乏しい場合は鑑別が困難であるが，経過中，常に念頭に置いておくことが診断のきっかけになる（図1）．

■ はじめに

　小児の診療で「関節が痛い」という訴えにはよく遭遇するが，慢性関節炎は決して多くはない．まず痛みが関節炎によるものかどうかを評価することが重要である．関節穿刺液を得るのが困難な状況では，評価には血清学的検査（炎症マーカー，疾患特異的マーカーなど）や画像検査（X線・CT・MRI・エコーなど）を積極的に利用する．そのうえで関節炎をきたす基礎疾患（原因疾患）の検索が必要であり，発熱，皮疹などの付随する所見の有無に注意しながら各疾患の鑑別に必要な検査を選択，進めていく．必要に応じて小児科，皮膚科などへコンサルトするとよい．

1 主要な鑑別疾患（表1）

- 感染性関節炎と悪性疾患は見落としてはならないあるいは除外すべき疾患として重要．
- 若年性特発性関節炎は他の主要疾患の除外が必要．
- 若年性特発性関節炎以外の自己免疫性疾患（膠原病など）．
- 自己炎症性疾患は典型的な所見が揃うのに長期間を有する場合，初期の診断は難しい．

2 主要鑑別疾患の診断ポイント（表1）

1）感染性関節炎

- 関節穿刺液の分析（細胞数，塗抹培養など）が必須．慢性単関節炎ではマイコバクテリアと真菌の培養が必要である．特に結核性関節炎の鑑別にはクオンティフェロン®，ツベルクリン反応（BCG既往を確認）が参考となる．

2）悪性腫瘍

- 悪性腫瘍，白血病などについて画像検査（MRI，CT）および可能な限り関節穿刺液，関節滑膜生検，骨髄穿刺/生検などによる病理像を検討する．

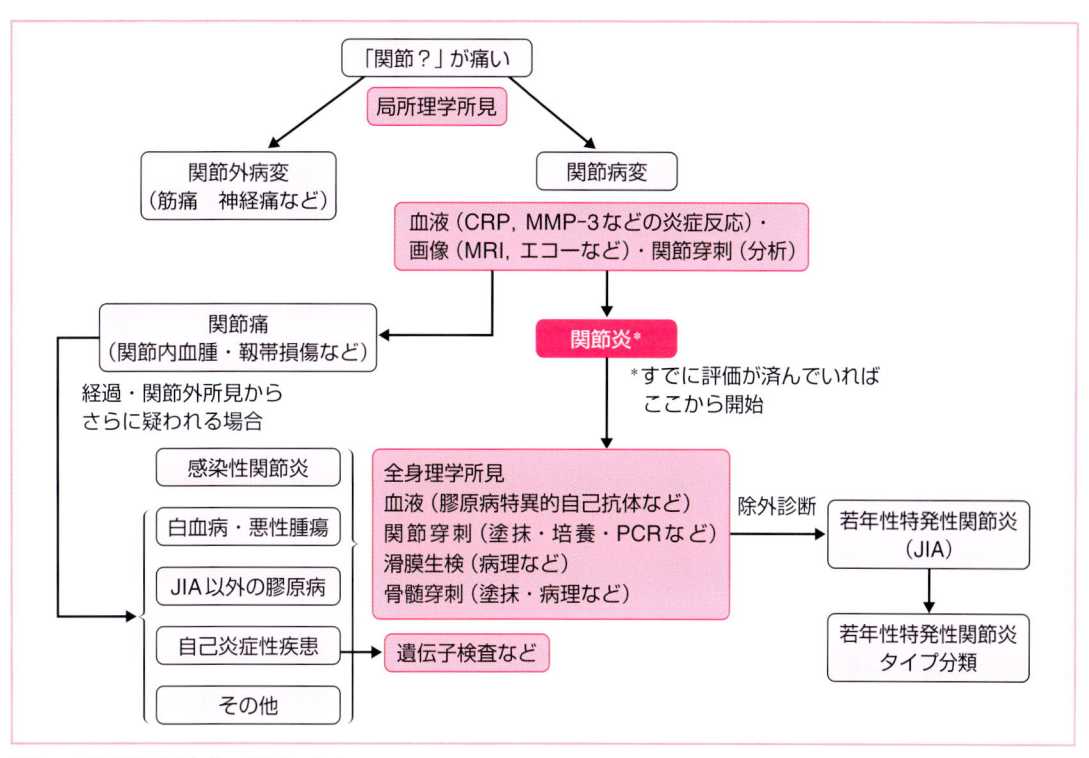

図1 小児慢性関節炎の鑑別の流れ

表1 主要な鑑別疾患

疾患	診断のポイント・検査項目
感染性関節炎（結核，細菌，ウイルスなど）	関節穿刺液（分析・塗抹・培養・PCR） 結核ではクオンティフェロン®，ツベルクリン反応
血液疾患（血友病，白血病），悪性腫瘍	画像（MRI，CTなど） 血友病では血液凝固系（PT，APTT，凝固因子） 関節穿刺液・関節滑膜生検（病理） 骨髄穿刺液（塗抹・病理）
自己免疫性疾患に伴う関節痛・関節炎 ・若年性特発性関節炎 ・SLE，皮膚筋炎，混合性結合組織病，Sjögren症候群，炎症性腸疾患，強直性脊椎炎，乾癬関連関節炎，アレルギー性紫斑病など	疾患特異的な症状・理学所見（表2） 疾患特異的自己抗体（表2）
自己炎症性疾患に伴う関節痛・関節炎	疾患特異的な症状・理学所見（表4） 家族歴 遺伝子検査（表4）

3）自己免疫性疾患
- 関節症状（関節痛または関節腫脹）を呈する代表的なものについて主要症状と疾患特異的抗体，主要な検査を示す（表2）．
- 疑われれば小児科，膠原病内科などの全身検索または管理を担当できる科にコンサルトする．

4）若年性特発性関節炎
- 小児リウマチ性疾患のうち最も頻度が高い（小児の1万人に約1人）．

表2 関節症状（関節痛・関節炎）を呈する主な小児の自己免疫性疾患

	主な関節外症状	主要自己抗体	診断の参考となる他の主要検査
若年性特発性関節炎	リウマトイド疹（全身関節炎型），虹彩網様体炎（少関節型）	RF, ACPA, ANA（少関節型）	MMP-3，関節MRI・エコー
リウマチ熱	心炎（心雑音），舞踏病，輪状紅斑，皮下結節		ASO，心電図，心エコー
SLE	発熱，蝶形紅斑，Raynaud現象，無痛性アフタなど	Ds-DNA, Sm	補体価低下，尿異常
多発筋炎/皮膚筋炎	皮疹（ヘリオトロープ疹，Gottron徴候，皮膚潰瘍など），筋力低下・筋痛	Jo-1	CK上昇，ALD上昇，筋MRI，筋電図，筋生検
強皮症	皮膚硬化・萎縮，Raynaud現象	Scl-70	
混合性結合組織病	手指のソーセージ様腫脹，Raynaud現象	U1RNP	
Sjögren症候群	反復性耳下腺炎，乾燥症状（結膜炎，齲歯）	SS-A, SS-B	MRシアログラフィー，口唇生検など
血管炎症候群	発熱，皮疹	ANCA	MRA，血管造影CT，生検など
潰瘍性大腸炎クローン病	発熱，腹痛，下痢，血便など		消化管造影，内視鏡，生検など

表3 ILARによる若年性特発性関節炎の病型分類（Edmonton 2001）の概要

【JIAの定義】 16歳未満で発症した，少なくとも6週間以上続く原因不明の関節炎
【分類】
1. 全身型：2週間以上続く発熱を伴い（または先行し）次の項目の1つ以上を伴う関節炎
   1) 一過性，非固定性の紅斑
   2) 全身性リンパ節腫脹
   3) 肝腫大または/かつ脾腫大
   4) 漿膜炎
2. 少関節型：発症6ヵ月以内に1～4ヵ所の関節に限局する関節炎
   1) 持続型：全経過を通して4関節以下の関節炎
   2) 進展型：発症6ヵ月以降に5関節以上に進展する関節炎
3. 多関節型（RF陰性）：
   発症6ヵ月以内に5ヵ所以上に関節炎が及び，RFが陰性
4. 多関節型（RF陽性）：
   発症6ヵ月以内に5ヵ所以上に関節炎が及び，RFが3ヵ月以上の間隔で陽性
5. 乾癬性関節炎
6. 付着部炎関連関節炎 ｝症候性関節炎
7. その他

（文献1）より引用）

- 従来，若年性関節リウマチ juvenile rheumatoid arthritis（JRA）と呼ばれていたが，現在では世界保健機構（WHO）/国際リウマチ学会（ILAR）の診断分類基準[1]により若年性特発性関節炎 juvenile idiopathic arthritis（JIA）が用いられる（表3）．
- 上記診断分類基準では「16歳未満で発症した関節炎で，疾患活動性が6週間以上継続するもの」とし，発症時の特徴により病型が決定される[1]．

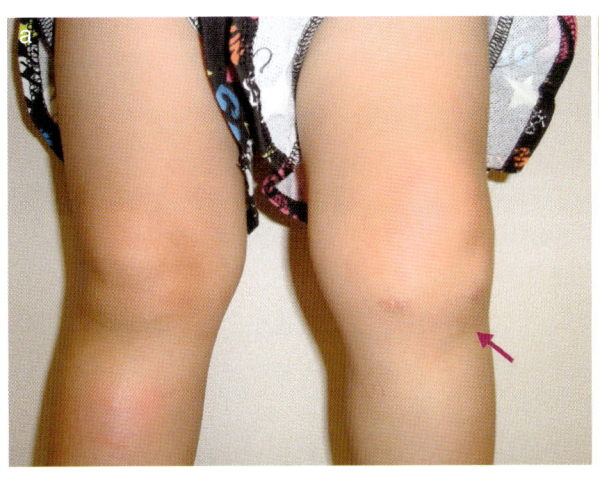

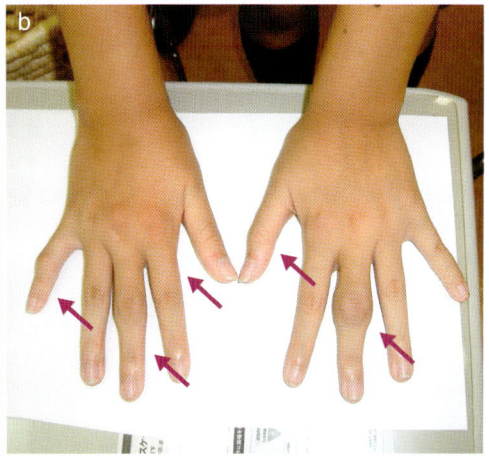

図2　若年性特発性関節炎の関節症状
a　少関節型：大関節のことが多い．
b　多関節型：対称性に小関節にみられる（成人のRAと類似）．

- 臨床的には弛張熱と皮疹が特徴的な全身型，関節炎が主体の少関節型・多関節型（図2）とその他の症候性慢性関節炎と考えると理解しやすい．
- 全身型では時にマクロファージ活性化症候群に移行して急激な悪化（DICなど）をきたすことがあるので，全身型が疑われる場合には速やかに小児科などへコンサルトすることが望ましい．
- 少関節型では抗核抗体陽性例に虹彩網様体炎を合併することがあり，眼科チェックが必要である．
- 多関節型では成人RAと同様，RF陽性またはACPA陽性例で関節予後不良と考えられる．
- 臨床所見，関節所見，検査所見からJIA診断および分類が確定するまで通常1～2週間程度を要するが，この間はNSAIDs（ナイキサン，イブプロフェン）を用いる．
- 除外診断であるため，他疾患の紛れ込みがあり得るので経過中に新たな症状が出現した場合や難治例は適宜診断の見直しを考慮することが必要である．

5) **自己炎症性疾患（autoinflammatory diseases）（自己炎症性症候群　autoinflammatory syndromeなどとも表記）**

- 感染などの外因によって誘発されずに反復あるいは遷延する炎症性疾患の総称で，自己抗体や特異的T細胞の存在なしに起こる炎症を特徴とする[2]．
- 多くは自然免疫に関連するdeath domain fold（DDF）ファミリーの異常であり，これが制御するNF-κB活性化，アポトーシス，IL-1β産生などの調節異常により炎症が惹起されると考えられる．
- 責任遺伝子が明らかになっているものでは，遺伝子診断が可能（表4）である．
- 発熱，関節炎，皮疹などの全身性の炎症を繰り返す/持続することが特徴だが，典型的でないものは若年性特発性関節炎との鑑別が困難である．以下に主要なものを列挙する．
　　FMF（家族性地中海熱），HID（高IgD症候群），TRAPS（TNF受容体関連周期熱症候群），CAPS（クリオピリン関連周期熱症候群），Blau症候群/EOS（若年性サルコイドーシス），PAPA（化膿性無菌性関節炎，壊疽性膿皮症，ざ瘡症候群）（表4）
- 典型例でも症状が揃うまでに年余の時間を要することがある（図3）．
- 遺伝性の疾患であるので家族歴の聴取が重要（診断の手掛かりになる）．

表4 関節症状（関節痛・関節炎）を呈する主な自己炎症性疾患

	FMF	HID	TRAPS	CAPS	Blau症候群/EOS	PAPA
遺伝形式	常劣	常劣	常優	常優	常優	常優
発症年齢	5〜20歳	1歳未満	不定	1歳未満（CINCA）	1〜12歳	
発熱期間	半日〜3日間	4〜6日	数日〜数週間	不定	半数例で発熱	
発熱間隔	1ヵ月	4〜6週	2〜数ヵ月			
随伴症状	漿膜炎，腹膜炎，胸膜炎，心膜炎，関節炎	頚部リンパ節腫脹 腹部症状（下痢）皮疹 関節炎	腹部症状（悪心，腹痛）結膜炎，筋痛，皮疹，関節炎	蕁麻疹，結膜炎 感音性難聴 関節症状 頭痛	ぶどう膜炎 関節炎 皮疹	関節炎 膿皮症 ざ瘡
検査所見	・発作時CRP陽性	IgD正常〜高値 IgA高値 CRP陽性 尿中メバロン酸増加 メバロン酸キナーゼ活性低下	・発作時白血球増多 CRP陽性	持続的にCRP陽性	MMP-3陽性 CRP陽性例あり 検査所見に異常を認めない例あり	
責任遺伝子	*MEFV*	*MVK*	*TNFRSF1A*	*NLRP3*	*NOD2*	*CD2BP1*
責任蛋白	pyrin	mevalonate kinase	TNF受容体type1	cryopyrin	NOD2	CD2BP1

（文献3）より引用一部改変）

3 アドバンスト・レクチャー

① 乳幼児では関節以外の病変を「関節が痛い」と訴えたり，保護者が「関節が痛そう」と表現（翻訳）し得ることを念頭に置いて関節局所の理学所見を正確に評価するよう心掛ける．関節付近の虫刺症や膿痂疹，筋肉痛であったりすることも少なくない．

② かばう姿勢を取ることで痛みを訴えていない関節を見逃すことがあるので，すべての関節をチェック（腫脹・疼痛・可動域制限）することが望ましい．

③ 血清 MMP-3 の小児の正常値は成人よりも低値を示すことが示されており，成人正常範囲内でも滑膜炎を否定はできない．

④ 小児の関節エコー評価では正常と異常の判定が難しいことがあるため，左右の関節を比較したり経時的な変化を比較することが有用である．

⑤ 若年性特発性関節炎と診断して MTX を開始する場合，白血病などの悪性疾患の除外は必須であり，滑膜生検または骨髄穿刺による検討ができるよう小児科または血液内科などにコンサルトすることが望ましい．

4 プラスアルファ

自己炎症性疾患の一部は生物学的製剤を含めた治療の適応があり，正確な診断がつくことのメリットは大きいが，本疾患群の存在と特徴を知らなければ疑うこと自体が難しい．

自己炎症性疾患に関する詳細な情報は京都大学大学院医学研究科発達小児科学が運営している自己炎症性疾患サイト（http://aid.kazusa.or.jp/2013/ 2015.10月時点）が利用しやすい．

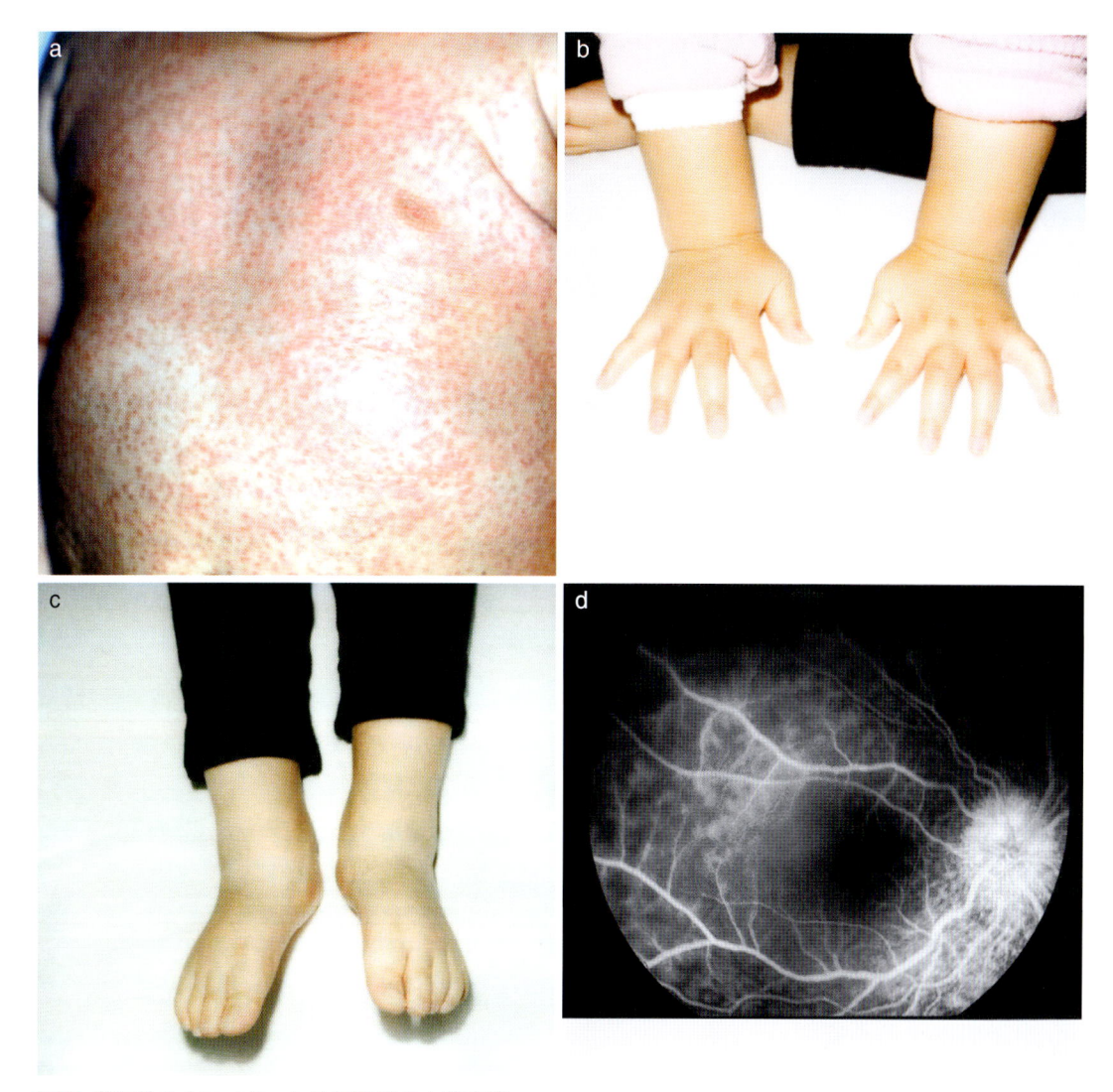

図3 若年性サルコイドーシス（EOS）の主要症状
a 初発時（皮膚生検でサルコイドーシスと診断）
b, c 1年後に慢性多関節炎
d 2年後に網膜炎

●文献

1) Petty RE, et al : International League of Associations for Rheumatology classification of juvenile idiopathic arthritis : second revision, Edmonton, 2001. J Rheumatol 31 : 390-392, 2004
2) Drenth JP, te al : Hereditary periodic fever. N Engl J Med 345 : 1748-1757, 2001
3) 上松一永：リウマチ病学テキスト，診断と治療社，東京，443，2010

3 診察方法

1) 患者への接し方・診療のコツ

徳重厚典（山口大学医学部整形外科）

まとめ

患者はRAに対する不安，将来，社会的な不安を抱え受診する．医師は患者の不安を解消するため，身だしなみ，態度に注意し，患者の訴えを傾聴するよう心がける必要がある．また，治療方法やその見通し，合併症についてわかりやすい言葉で丁寧に説明し，患者を安心させ，信頼関係を構築し，積極的に治療に取り組めるように留意する．

はじめに

RA患者はさまざまな不安を抱えて外来を受診する．RA患者の約半数に高度の不安が認められ，特に診断初期では疾患に対する理解は不十分であり不安が強い状態にある[1]．

1 患者の抱える不安

患者の抱える不安はRAという疾患とその症状によるものだけでなく，治療費など経済的不安，疾患への偏見など社会的な不安等多岐にわたる（図1）．医師はRAという疾患のみを治療するのではなく，不安を抱えた患者を一個人として尊重し，「RAを患うひと」を治療するというスタンスで臨まねばならない．

2 患者の不安を解消するために

患者の不安は疾患に対する理解が深まるとともに，また医師，看護師やその他のスタッフとの信

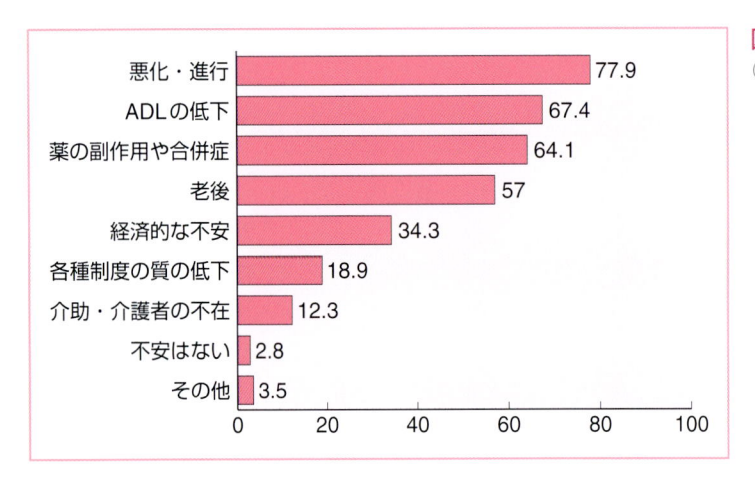

項目	割合
悪化・進行	77.9
ADLの低下	67.4
薬の副作用や合併症	64.1
老後	57
経済的な不安	34.3
各種制度の質の低下	18.9
介助・介護者の不在	12.3
不安はない	2.8
その他	3.5

図1 RA患者が不安に思うこと
（リウマチ白書2010より引用一部改変）

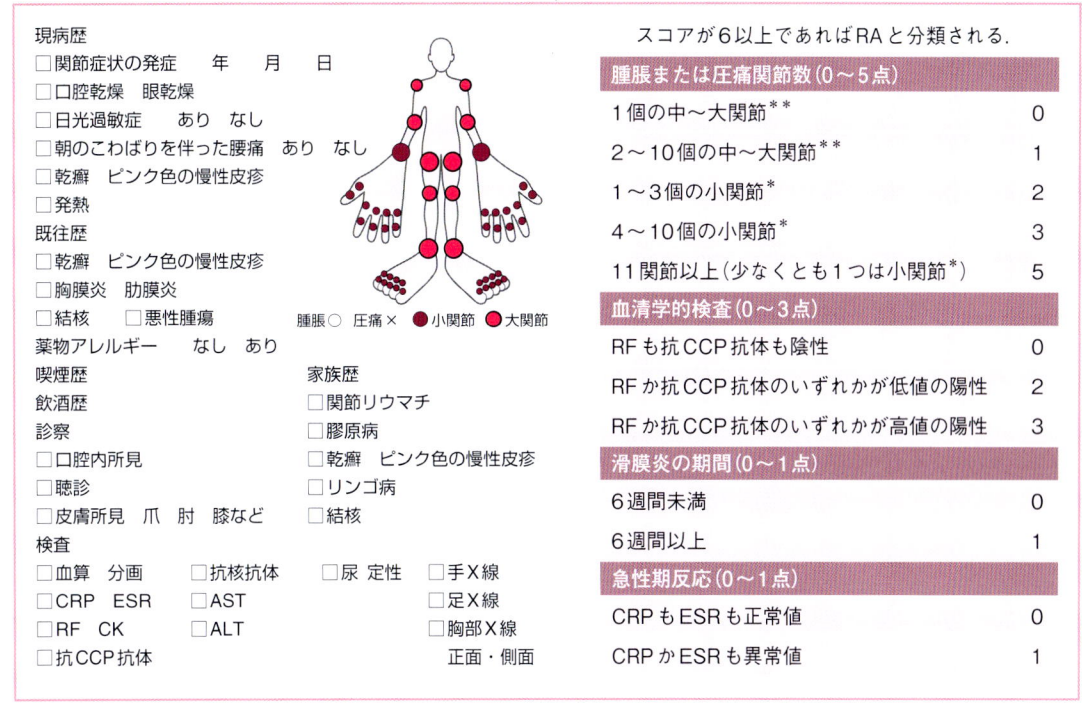

現病歴	スコアが6以上であればRAと分類される.	
□関節症状の発症　年　月　日	**腫脹または圧痛関節数(0～5点)**	
□口腔乾燥　眼乾燥	1個の中～大関節**	0
□日光過敏症　あり　なし	2～10個の中～大関節**	1
□朝のこわばりを伴った腰痛　あり　なし	1～3個の小関節*	2
□乾癬　ピンク色の慢性皮疹	4～10個の小関節*	3
□発熱	11関節以上(少なくとも1つは小関節*)	5
既往歴	**血清学的検査(0～3点)**	
□乾癬　ピンク色の慢性皮疹	RFも抗CCP抗体も陰性	0
□胸膜炎　肋膜炎	RFか抗CCP抗体のいずれかが低値の陽性	2
□結核　□悪性腫瘍	RFか抗CCP抗体のいずれかが高値の陽性	3
薬物アレルギー　なし　あり　腫脹○　圧痛×　●小関節　●大関節	**滑膜炎の期間(0～1点)**	
喫煙歴　家族歴	6週間未満	0
飲酒歴　□関節リウマチ	6週間以上	1
診察　□膠原病	**急性期反応(0～1点)**	
□口腔内所見　□乾癬　ピンク色の慢性皮疹	CRPもESRも正常値	0
□聴診　□リンゴ病	CRPかESRも異常値	1
□皮膚所見　爪　肘　膝など　□結核		
検査		
□血算　分画　□抗核抗体　□尿定性　□手X線		
□CRP　ESR　□AST　　　　　　　□足X線		
□RF　CK　　　□ALT　　　　　　　□胸部X線		
□抗CCP抗体　　　　　　　　　　　　正面・側面		

図2　問診票
(一般社団法人日本リウマチ学会ホームページ http://www-ryumachi-jp.com/ より引用)

頼関係が構築されることにより解消されていくとされており[1], 以下の点に注意して患者と接する必要がある.

1) 一般的な注意点
- 身だしなみや言葉遣いに注意する.
- 話しやすい雰囲気を作り, 患者の話を傾聴する.
- 患者の治療への希望を挫く言葉は避けるように心がける.

2) 問診における注意点
- 問診票を利用することで, 時間を短縮し, 抜けなく情報を得る(図2).
- 関節外症状については患者が気付いていないことがあるため, 具体的に尋ねる.

3) 診察・治療時の注意点
- 専門用語の乱用は避け, わかりやすい言葉や図で説明する.
- 検査の目的, 必要性とその結果について十分説明する.
- 治療方針は, 治療の強化や生物学的製剤導入のタイミングなどある程度具体的に説明する.
- 治療薬の効果とその副作用についても十分説明する.

4) 合併症・副作用に対する注意点
- 合併症, 薬剤の副作用について, 症状を十分に, 頻回に説明する.
- 治療開始時, 加療変更時は副作用・合併症が起こりやすいため, 再診間隔を狭める.
- 合併症・副作用を疑う症状があれば次回受診まで待たず, 早期に受診するよう指導する.
- 体調のすぐれないときは薬剤の服用を避ける(特にMTX).
- 内科かかりつけ医を持つよう促す.
- 外来, 病棟など, 患者が緊急時に連絡可能な部署を教えておく.

表1 RA患者が利用可能な公的制度

	制度名	制度の内容
医療費の助成・軽減	1) 障害者自立支援法 　a. 重度身体障害者助成制度 　b. 自立支援医療(旧更生医療) 2) 高額療養費制度 3) 税金控除	 身障1〜2級(県によっては3級)が該当 一部の医療費が免除 身障1〜6級が該当 手術などの医療費を減免 1ヵ月以内に同一医療機関に支払った医療費が自己負担限度額を超える場合，申請により払い戻しされる制度 事前申請も可能 1年間に支払った医療費が10万円を超える場合
障害者の福祉・保険制度	1) 介護保険 2) 障害年金	RA患者は40歳以上で申請可能．住宅改修や在宅・施設サービスが利用可能 国民年金からは障害基礎年金 厚生・共済年金からは障害厚生年金，障害共済年金が上乗せされるかたちで支給
難病対策	特定疾患治療研究事業	RAでは悪性RAに限る リウマチ性疾患ではいわゆる膠原病

(文献2)より作成)

* 患者の中には，RAの再燃を恐れ，体調不良時でも薬だけは飲もうとする者もいるが，特に高齢者は脱水などによりより容易に腎機能の悪化をきたし，薬剤の副作用をきたすため注意する．

5) 経済的不安を解消するために

　RA患者は，疾患に対する不安に加え，治療費による支出の増加や，仕事の継続が困難となった場合は収入が減少することにより経済的不安に直面することとなる．患者および介護者の負担を軽減するために利用可能な公的制度[2]があるので適時紹介し利用を促す(表1)．

3 チーム医療で患者をサポートする

　日々の整形外科診療に加え，RA患者のサポートすべてを医師のみで行うことは困難である．医師，看護師，薬剤師，ソーシャルワーカーなど患者を取り巻くすべての業種でチームを組んで多方面からサポートを行うことが，患者の不安を解消し，安心感を生み，治療に対しての積極性を生む．医師はチームのリーダーとしての責任を負うが，役割と負担が分担されることにより，医師の負担が減り，患者への接し方に余裕が生まれ，その関係はより円滑なものとなるであろう．

● 文献
1) 山田恵美ほか：関節リウマチ(RA)患者における病態の受容と自己評価感について．日心療内誌 8：23-27, 2004
2) 村澤　章：関節リウマチ治療中の患者に対する医療福祉制度．日本臨牀 71：1287-1290, 2013

私のヒヤリハット　痛みの強い小児の診察

症例：11歳，女児

既往歴・家族歴：特記すべきものなし．

主訴：全身の疼痛．

現病歴：約1ヵ月前から頸部痛があり，上半身から両側上肢に拡大してきた．疼痛部位から線維筋痛症を疑われて紹介された．

初診時所見：歩行はやや左足を引きずるが独歩可能．表情は硬く発語はほとんどなし．明らかな関節腫脹・発赤なし．9/18ヵ所の圧痛点陽性（図1）．CPK 70 U/*l*，CRP＜0.5 mg/d*l*，抗核抗体陰性，MMP-3 13.2 ng/m*l*．明らかな神経脱落症状や胸椎X線で異常は認めなかった．念のため頸部～胸部MRIを予定し，線維筋痛症としての治療開始を考慮した．

ヒヤリハット：疼痛で十分な神経学的所見の把握が困難だったため神経内科にコンサルトした．両側下肢の深部腱反射亢進と病的反射を指摘され，予定されていたMRIでは下部頸髄レベルにくも膜囊胞を認めた（図2）．摘出後，疼痛は消失し順調に回復中である．

（萬木　章）

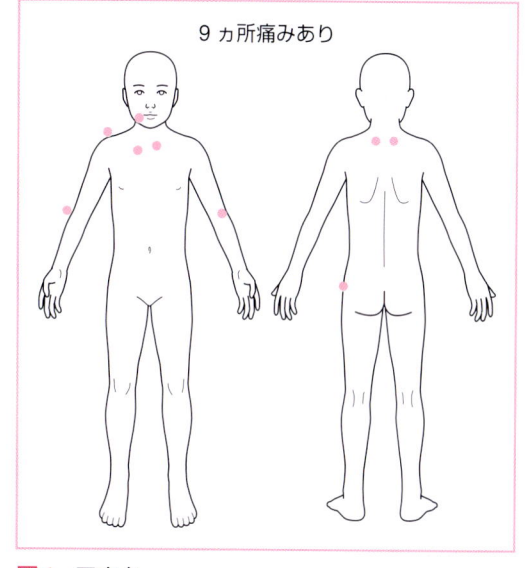

図1　圧痛点

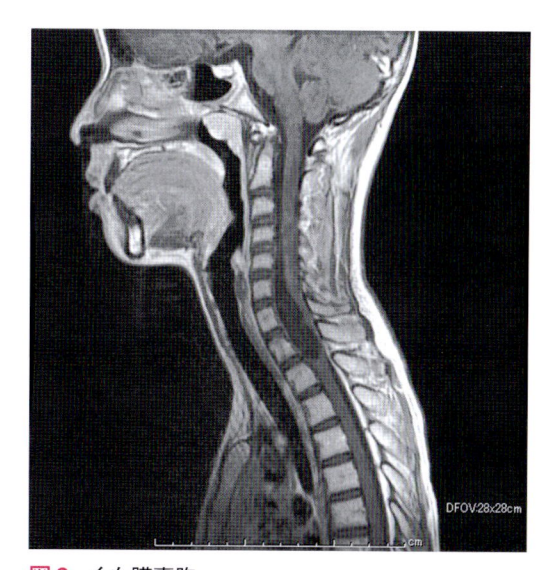

図2　くも膜囊胞

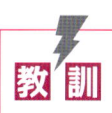

教訓　前医からの情報を念頭に線維筋痛症の陽性所見を中心にみたために，除外疾患の所見を取る意識が希薄になっていた．陰性所見の把握が困難な場合には必ず専門科へコンサルトすることにした．

(1) 上肢

那須義久（岡山大学大学院医歯薬学総合研究科運動器医療材料開発講座）
西田圭一郎（岡山大学大学院医歯薬学総合研究科人体構成学）

まとめ

- 滑膜炎の有無，可動域障害の有無，不安定性の有無を診察する．
- 肩関節では疼痛を生じる部位が多く，疼痛の原因となっている解剖学的部位を見極める必要がある．
- 肘関節では肩関節・手関節と複合して機能障害を生じうる．
- 手関節では遠位橈尺関節の障害と，手根骨の偏位（橈側回転，掌尺側亜脱臼）について評価する．
- 手指ではボタン穴変形，スワンネック変形，尺側偏位などRAの最も特徴的といえる所見が見られる．
- 腱断裂ではたとえ陳旧例でも治療を急ぐことが多く，日常診療において常に注意する．

はじめに

　RAでは，上肢の罹患が多くその所見は診断や病勢評価のために特に大切である．診察室で座ったまま，短時間の診察で素早く確実に特徴的な所見を評価できるようになることで，時間の制約がある毎回の診察でも得られる情報量は飛躍的に向上する．手術加療については，下肢大関節などと違いその選択肢そのものが一般に知られておらず，適応がある場合は適切なタイミングで情報提供する必要がある．

1 基本的な診察方法

- 視診では，関節の腫脹の有無を観察し，触診では腫脹が滑膜炎によるものであるかどうかを鑑別していかなければならない．
- 骨性の変形（骨棘など）や，浮腫，皮下脂肪などによる膨隆を滑膜炎による腫脹と見誤らないようにする．触診だけで判別困難であれば関節超音波検査などを適宜行う．
- 触診ではこれらの腫れの原因を見分けることとともに圧痛の有無を各関節で評価する．病勢の正確な把握のためには，関節変形に由来する動作時痛を活動性滑膜炎として評価してはならない．
- 可動域検査では拘縮・不安定性の有無を確認するとともに，他疾患鑑別のための各種徒手検査を並行して行う．
- 主観的な症状に乏しい関節でも腫脹や変形・機能障害が潜在していることがあり，初診時あるいは定期的に無症状の関節も含めた網羅的な診察が必要である．
- リーチ動作を含むADLには肩～手指関節の機能障害が複合的に関与している．特に手術加療を行うときには優先するべき関節を見極めなければならない．

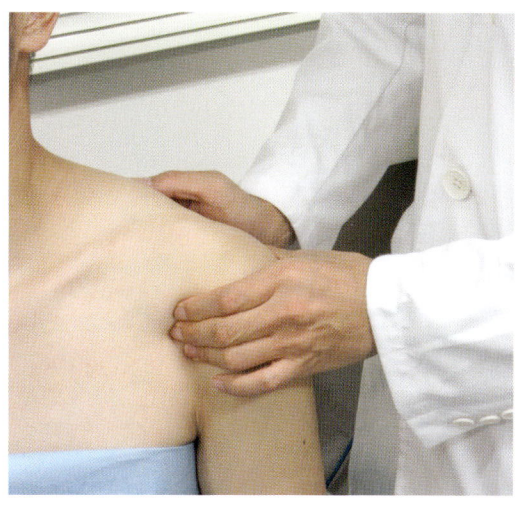

図1 肩関節の触診
腱板付着部，結節間溝（上腕二頭筋腱長頭）などを十分に触知する．

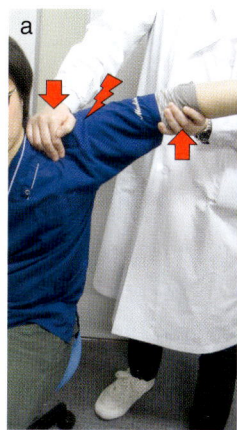

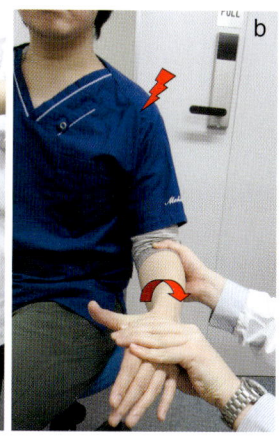

図2 肩関節の徒手検査法
a Neerの手技：肩甲骨を固定し，肩関節内旋位で外転を強制すると，肩峰下インピンジメントによる痛みが誘発される．
b Yergasonテスト：肘関節90°屈曲位で，検者に抵抗して前腕を回外すると上腕骨結節間溝において二頭筋腱長頭炎の痛みが誘発される．

図3 肘関節の触診
a 軽度屈曲し，肘頭の両側から腫脹および圧痛を評価する．
b 前腕を回内外し，橈骨頭の位置を確認する．

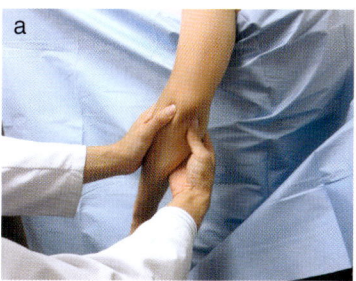

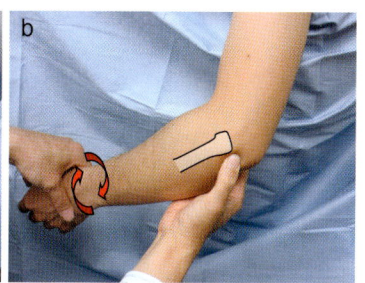

2 肩関節

- 肩関節は外傷や腱板炎，肩峰下インピンジメントなど多くの疾患で疼痛関節となりうる．
- 肩峰下滑液包，腱板付着部，上腕二頭筋腱，肩鎖関節，肩甲上腕関節を別々に触診し，腫脹と圧痛の局在を丁寧に評価する（図1）．
- 肩峰下インピンジメントの検査（Neerの手技等），上腕二頭筋腱炎（Yergasonテストなど）の各種検査を症状に応じて行う[1]（図2）．
- リウマチ性多発筋痛症では上腕の筋把握痛や肩峰下/三角筋下滑液包炎が特徴的であり，超音波検査所見などと合わせて鑑別する．
- 可動域では屈曲，伸展，外転，内転，外旋，内旋の可動域を評価する．日本整形外科学会の表記方法を基本とし，内旋可動域については背部の到達可能部位（殿部，L3など）も記録する．

3 肘関節

- 腕尺関節，腕橈関節，近位橈尺関節からなり，肘関節の屈曲および伸展とともに前腕回内外動作にも関わる．
- 橈骨頭の背側（腕橈関節および近位橈尺関節背側）は比較的筋肉などの軟部組織が薄く関節腔が広いため，関節の腫脹・圧痛の触知や関節注射に適する（図3）．

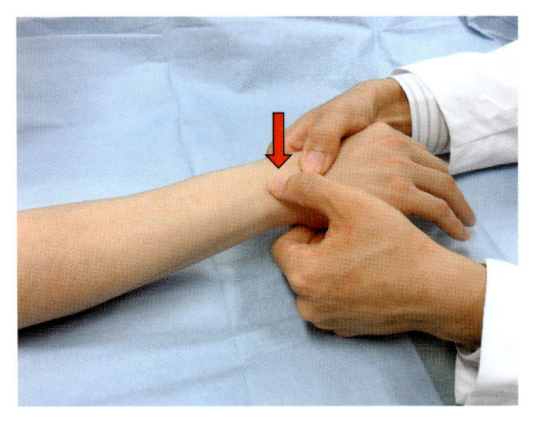

図4　piano key sign
橈骨および手根骨をしっかり保持し，背側に脱臼した尺骨頭を整復位に押し込む．放すと再び脱臼する状態をpiano key sign陽性とする．

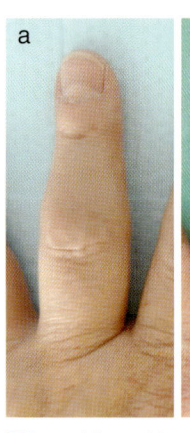

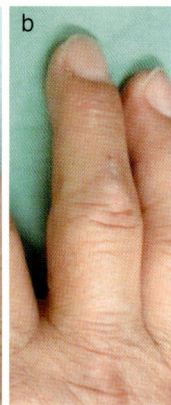

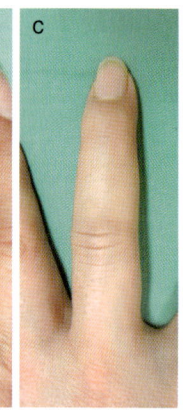

図6　手指の腫れ
a　RAによる関節近傍の紡錘形腫脹
b　乾癬性関節炎にみられた指炎
c　限局型強皮症の初期にみられた手指の浮腫

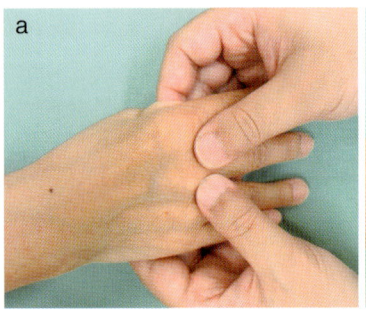

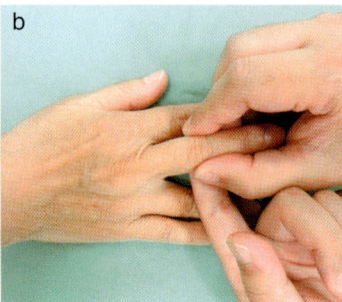

図5　圧痛の触診方法
a　MCP関節，b　PIP関節
爪床が白くなる程度の圧迫を加える．

- 外側および内側上顆炎(付着部炎)などを鑑別する．
- 前腕回内外可動域では近位橈尺関節だけでなく，遠位橈尺関節および骨間膜や前腕筋群など肘関節外の障害によっても損なわれる．
- 慢性的な滑膜炎による側副靱帯の弛緩や，骨欠損が大きくなることで生じる関節不安定性の有無も評価する[2]．

4 手関節

- 複雑かつ多くの関節を含むが，詳細な触診で原因となっている関節を特定することが重要であり，遠位橈尺関節，橈骨手根関節，手根骨間関節，手根中手関節のすべてに滑膜炎は生じうる．
- 腱・腱鞘滑膜炎の増生により，腱鞘炎や腱炎なども生じうるが，腱に沿った圧痛の有無や腱の滑動に伴う軋轢感などで滑膜炎の存在がわかる．
- 手関節の変形や屈筋腱腱鞘滑膜炎などにより手根管症候群も頻発する．母指～環指尺側の知覚障害やPhalenテスト，Tinel様徴候などで診断する．
- 典型的な手関節の変形としては尺骨頭の背側脱臼(piano key sign)(図4)，手根骨の橈側回転，掌側亜脱臼があるが，最終的には完全な脱臼や強直なども生じうる[3]．

5 手指

- RAの罹患関節として最も頻度の高い部位であり，毎回短時間で評価することができる貴重な診察部位である[4]．
- 軟部組織が薄く，滑膜炎は視診・触診とも評価しやすいが，関節症性変化による骨増殖性変化

図7 ボタン穴変形(a), スワンネック変形(b), 尺側偏位(c)

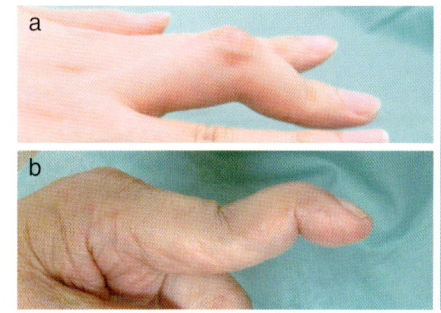

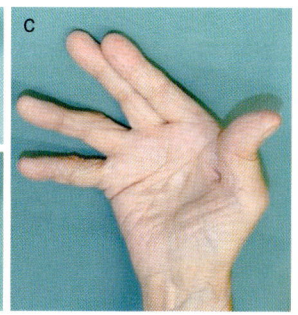

や, 脱臼による中手骨頭の突出を腫脹関節と数えてはならない. RAに特徴的な関節腫脹は「関節部の紡錘形軟部組織腫脹」である(図5).
- 爪病変は付着部炎症状に伴い, 乾癬性関節炎などの脊椎関節炎の末梢症状の可能性もある. 爪の粗糙, 陥凹が特徴的であるが爪白癬などの鑑別も必要である.
- さまざまな膠原病を鑑別する必要があり, 皮膚症状にも留意する. 付着部炎を生じる末梢型脊椎関節炎や, 一部の膠原病では指全体の腫脹がみられ(指炎, dactylitis), 関節近傍の紡錘状軟部腫脹とは異なる. 関節伸側にみられる角化病変であるGottron徴候(皮膚筋炎に特徴的)や, Raynaud現象(強皮症など)の有無について診察が必要である[5](図6).

1) ボタン穴変形・スワンネック変形

- ボタン穴変形ではPIP関節の屈曲およびDIP関節の伸展が生じる. PIP関節の自動屈曲動作は末期まで保たれることが多く, 変形の割に機能障害が軽度となることが多い(図7a).
- スワンネック変形ではPIP関節の過伸展およびDIP関節の屈曲が生じ, 初期ではPIP関節の弾発動作を伴い, 進行すると自動屈曲不能, さらに他動屈曲不能となり日常生活上非常に不便となる(図7b).
- intrinsic tightness testにより内在筋の拘縮を評価する(図8).
- 重症度の評価にはNalebuff分類がよく用いられる(表1)[6].

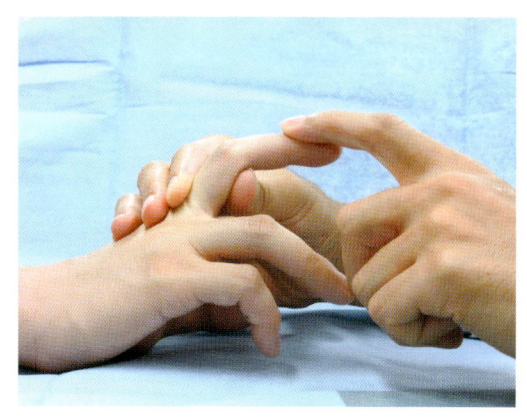

図8 intrinsic tightness test
MCP関節を伸展位に保つことでPIP関節の他動屈曲が不良となった場合, 内在筋の拘縮が疑われる. PIP関節の拘縮と鑑別するためには, MCP関節を屈曲し側索の緊張を解除した状態でPIP関節の屈曲が改善するかどうか観察する. 改善した場合は内在筋の拘縮が, 改善しない場合は関節の拘縮が疑われる(Bunnell-Littlerテスト).

表1 ボタン穴変形(上)とスワンネック変形(下)のNalebuff分類

Stage	PIP関節可動域	PIP関節他動伸展	関節破壊
1	軽度の伸展不全	可能	なし
2	重度の屈曲変形	可能	なし
3	屈曲拘縮	不能	なし/あり

重度の変形:40°の屈曲変形.

Type	PIP屈曲可動域制限 MCP屈曲位	PIP屈曲可動域制限 MCP伸展位	関節破壊	病態
I	なし	なし	なし	変形のみ
II	なし	あり	なし	内在筋拘縮
III	あり	あり	なし	PIP関節の拘縮
IV	あり	あり	あり	関節破壊あり

(文献6)より引用)

表2 RAによる母指変形のNalebuff分類

Type	変形 CM関節	変形 MCP関節	変形 IP関節	病態
Ⅰ	なし	屈曲	過伸展	ボタン穴変形
Ⅱ	内転	屈曲	過伸展	ボタン穴変形にCM関節内転を伴う
Ⅲ	内転	過伸展	屈曲	スワンネック変形
Ⅳ	なし	橈屈	なし	game keeper's thumb
Ⅴ	なし	過伸展	なし	CM関節内転を伴わないスワンネック変形
Ⅵ	骨欠損	骨欠損	骨欠損	ムチランス変形

(文献7)より引用改変)

2) 尺側偏位

- 指伸筋腱の尺側脱臼や，内在筋の拘縮によってMCP関節が尺屈する変形である．一度生じると関節炎が落ち着いても徐々に進行する傾向がみられる（図7c）．
- このような腱の走行異常は，MCP関節の腫脹や掌側脱臼，あるいは手根骨の橈側回転に伴って生じるものであり（Zig-Zag変形），把握・ピンチ動作の障害となる．

3) 母指の変形

- 母指ではCM関節，MCP関節，IP関節の間でボタン穴変形やスワンネック変形を生じる（図9）．
- 母指ボタン穴変形ではMCP関節の滑膜炎に起因したMCP関節伸展不全とIP関節過伸展変形を特徴とする．
- 母指スワンネック変形はCM関節の内転拘縮に起因し，MCP関節の過伸展にIP関節の屈曲を伴う．
- 病態の理解と治療方針の決定にはNalebuff分類が役立つ（表2）[7]．

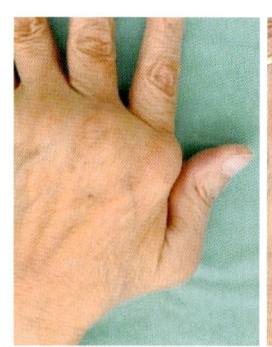

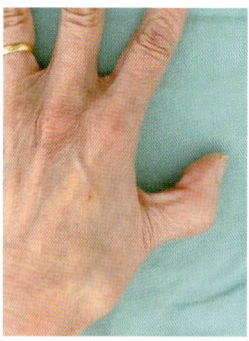

図9 母指ボタン穴変形（左）と母指スワンネック変形（右）

4) 手指の脱臼

- MCP関節の掌側脱臼や母指のIP関節の橈側・背側脱臼などが，上記の変形に伴いしばしばみられる．
- 不可逆的で徐々に進行し，強い疼痛を生じることは少ないが，外観上，実用上の何らかの問題があれば関節固定術や人工関節置換術，軽度であれば軟部組織形成術で治療する．

図10 環指・小指の伸筋腱断裂
固有小指伸筋腱，総指伸筋腱（環・小指）が断裂している．

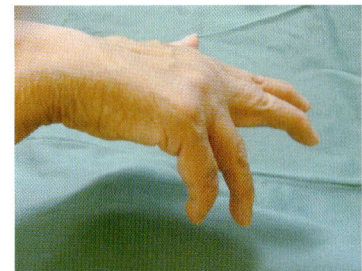

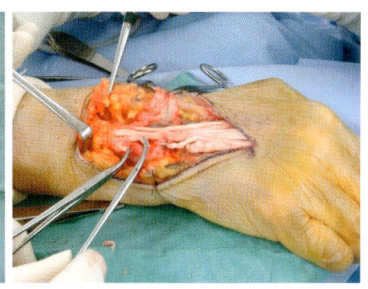

図11 FDPテスト（a）とFDSテスト（b）
aではDIP関節の屈曲を観察する．bでは隣接指を伸展位に保つことでFDPが働かない状態とし，FDS単独作用によるPIP関節の自動屈曲を観察する．いずれも屈曲不能な場合が陽性（腱断裂あり）と評価される．

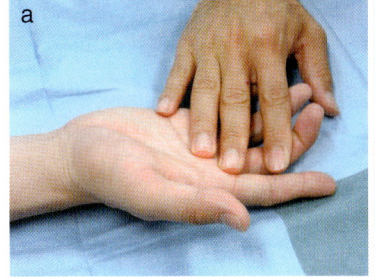

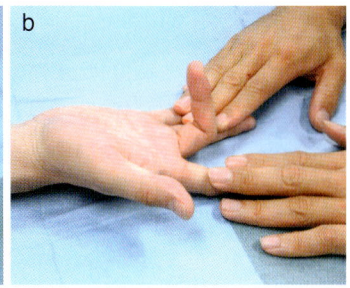

5）手指伸筋腱断裂

- 多くは遠位橈尺関節の滑膜炎および腱滑膜炎，尺骨頭の背側脱臼による機械的損傷により尺側の伸筋腱から断裂を生じる．
- 初発症状は固有小指伸筋腱断裂による小指単独伸展不能であることが多いが，患者本人も気づかないことがある．
- 多くは橈側の腱に向かって順次断裂が進行する．陳旧性，多数腱断裂となるほど治療の選択肢と術後に期待できる機能が限られるため，積極的に手術加療を勧めるべきである（図10）（165頁参照）．

6）屈筋腱断裂

- 伸筋腱断裂と比べると頻度は低いが，手関節の変形や腱滑膜炎により手根管内での腱断裂を生じることがある．
- 腱滑膜炎は腫脹，圧痛，弾発現症（ばね指），手指屈伸時の軋轢感などの所見が得られる．
- 断裂部では広範囲に腱が欠損することが多く，再建に難渋することが多い．
- 術前に深指屈筋（FDP）テスト，浅指屈筋（FDS）テスト（図11）などにより詳細に評価するが，腱の癒着や関節拘縮により偽陽性，偽陰性が生じるので注意する．

●文献

1) Reider B : The Orthopaedic Physical Exam, 2nd ed, Elsevier, Philadelphia, 17-66, 2005
2) 原田遼三ほか：リリウマチ医が知るべき「肘関節」の知識．Keynote RA 2 : 154-161, 2014
3) 国分正一ほか：標準整形外科学，第10版，中村利孝ほか編，医学書院，東京，415-417, 2008
4) 石川 肇：リウマチ手の診察方法．Orthopaedics 24 : 7-15, 2011
5) 濱口儒人：基本的診療技能（第3回）膠原病における特徴的な皮疹の見方．分子リウマチ治療 3 : 152-156, 2010
6) Nalebuff EA et al : Surgical treatment of the boutonniere deformity in rheumatoid arthritis. Orthop Clin North Am 6 : 753-763, 1975
7) Green D et al : Green's Operative Hand Surgery, 5th ed, Elsevier, Philadelphia, 2125-2129, 2005

3 診察方法 / 2) 身につけたい部位別身体所見の取り方

(2) 下肢
a 股関節

石田雅史・上島圭一郎（京都府立医科大学整形外科）

まとめ

　RAで股関節が罹患する頻度は10％前後とされ、他関節に比較してやや低い。しかし、適切な治療介入時期を逸すると急速に関節の破壊が進行してADLを大きく損なうことがあり、注意を要する。股関節は深部に位置するため理学所見のみで確定診断に至ることは困難な場合が多い。また、多くの疾患が股関節周囲の疼痛を呈する。RA自体からの関節障害だけでなく、骨や軟部組織の脆弱性に起因する傷害や、股関節以外の臓器に由来する症状である可能性も念頭において診察し、適切な検査と治療の計画を立てる。

■ はじめに

　股関節は、人体最大の球関節で、大きな負荷を支えつつ広い可動域を維持している。RAで障害される確率は5～10％とされ、他関節に比較して高くない。しかし、いったん破綻を生じると、急速に関節の破壊が進行してADLを大きく低下させることがある。早期に診断し、適切な時期に治療を行うことが望ましいが、股関節周囲に症状を呈する疾患は多い[1]（図1）。確定診断を得ることは必ずしも容易ではなく、的確な診察が必要である。

　身体所見は、診察のスタート地点であると同時に患者の全体像を把握して、その後の診療の方向性を決め、治療の適切なゴールを設定するための重要なステップでもある。また、治療の効果を自らの手で身体所見を通じて評価できることは、運動器機能の専門家である整形外科医の真骨頂といえる。ここでは外来診療を念頭に、股関節周囲の症状を有する患者への身体所見について診察の流れに沿って述べる。

1 股関節周囲の症状を有する患者のピックアップ

　以下の事項に該当すれば、股関節周囲疾患の可能性を考慮する。

1) 既往歴や嗜好
- 発育性股関節形成不全や骨系統疾患、外傷の既往、ステロイド使用歴、アルコール愛飲歴。

2) 家族歴
- 寛骨臼形成不全、大腿骨近位部骨折。

3) 疼痛
- 腰部、殿部、鼠径部、大腿、膝関節周囲の痛み（膝や腰の症状では、反対側の股関節にも注意が必要）。

4) ADL制限
- 立位、歩行（表1）、階段昇降、しゃがみ込み、爪切り、靴下の着脱などの制限。

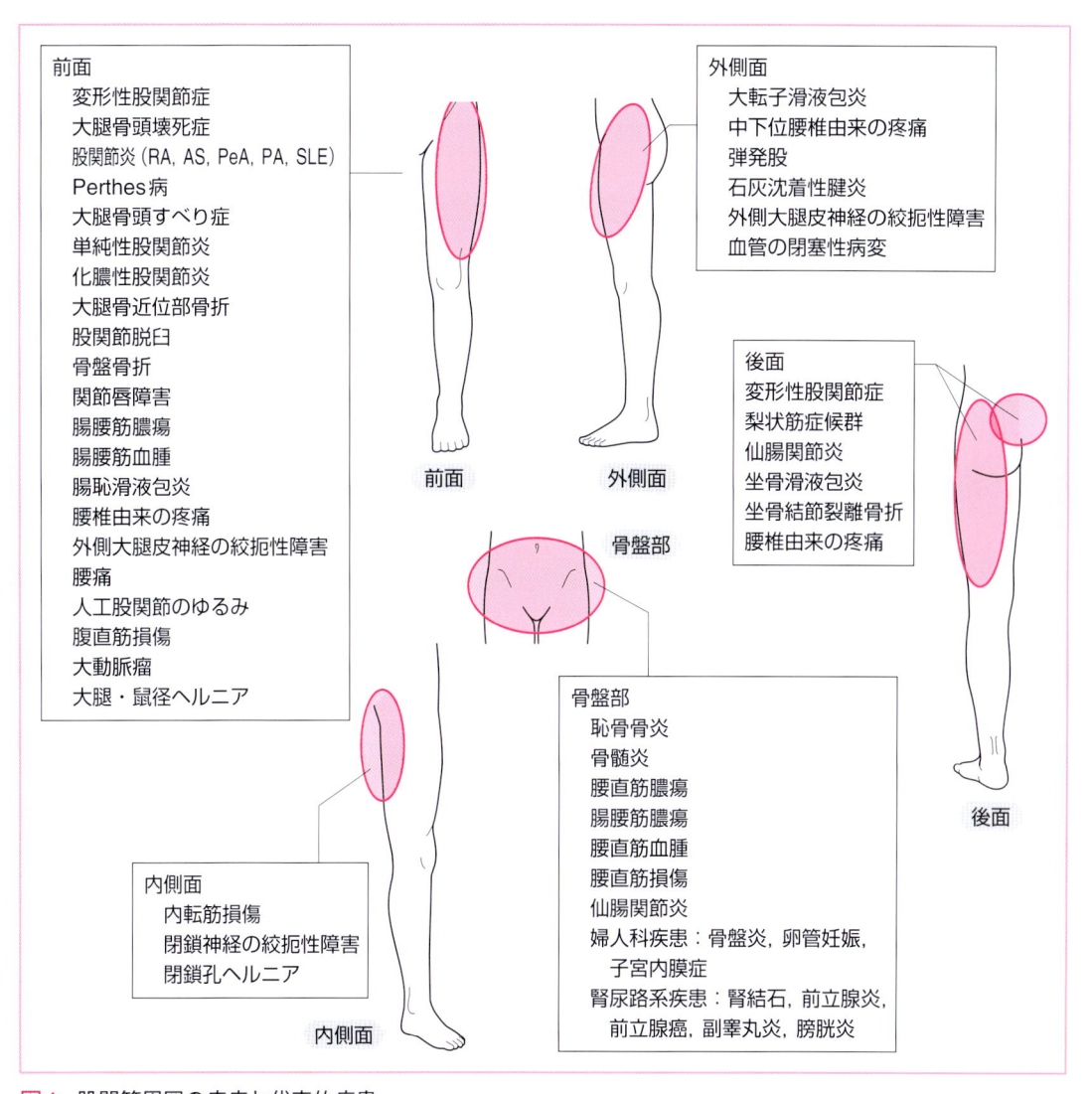

前面
- 変形性股関節症
- 大腿骨頭壊死症
- 股関節炎 (RA, AS, PeA, PA, SLE)
- Perthes病
- 大腿骨頭すべり症
- 単純性股関節炎
- 化膿性股関節炎
- 大腿骨近位部骨折
- 股関節脱臼
- 骨盤骨折
- 関節唇障害
- 腸腰筋膿瘍
- 腸腰筋血腫
- 腸恥滑液包炎
- 腰椎由来の疼痛
- 外側大腿皮神経の絞扼性障害
- 腰痛
- 人工股関節のゆるみ
- 腹直筋損傷
- 大動脈瘤
- 大腿・鼠径ヘルニア

外側面
- 大転子滑液包炎
- 中下位腰椎由来の疼痛
- 弾発股
- 石灰沈着性腱炎
- 外側大腿皮神経の絞扼性障害
- 血管の閉塞性病変

後面
- 変形性股関節症
- 梨状筋症候群
- 仙腸関節炎
- 坐骨滑液包炎
- 坐骨結節裂離骨折
- 腰椎由来の疼痛

内側面
- 内転筋損傷
- 閉鎖神経の絞扼性障害
- 閉鎖孔ヘルニア

骨盤部
- 恥骨骨炎
- 骨髄炎
- 腰直筋膿瘍
- 腸腰筋膿瘍
- 腰直筋血腫
- 腰直筋損傷
- 仙腸関節炎
- 婦人科疾患：骨盤炎，卵管妊娠，子宮内膜症
- 腎尿路系疾患：腎結石，前立腺炎，前立腺癌，副睾丸炎，膀胱炎

図1 股関節周囲の疼痛と代表的疾患
さまざまな疾患が股関節周囲に疼痛を生じるため，それを念頭においた診察が必要である．
（文献1）より引用）

5）姿勢異常
- 脚長差，脊柱の側弯，腰椎前弯の増強．

2 罹患部位と病状・病態の推定

上記に該当した場合，骨盤，骨盤内臓器，脊椎脊髄，大腿，膝関節の疾患も念頭において股関節周囲の身体所見をとり，罹患部位を推定する．身体所見は可能な限り定量的に記録することで臨床経過の評価に役立つ．感染，腫瘍および骨折など

表1 股関節に起因する主な歩行異常とその原因

名称	主な原因
硬性墜下性跛行	脚長差
軟性墜下性跛行（Trendelenburg跛行）	片側の外転筋力低下
あひる歩行	両側の外転筋力低下
疼痛回避歩行	疼痛

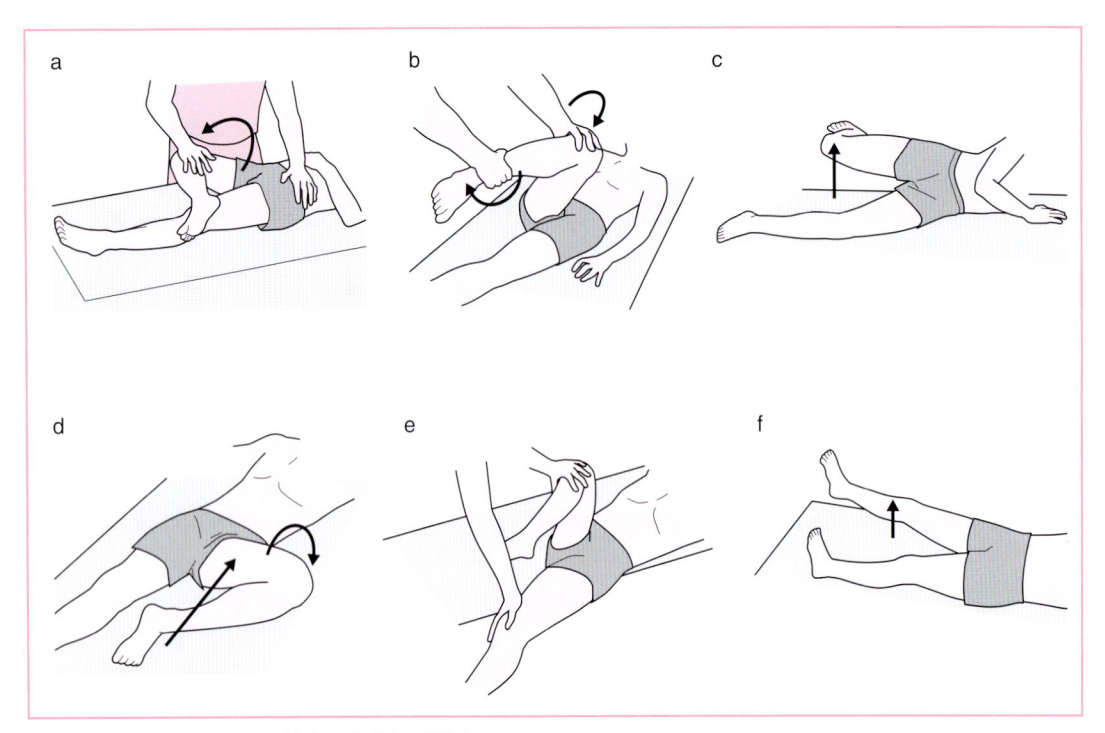

図2 股関節周囲の疼痛に対する主な徒手検査

a　Patrick テスト：股関節を屈曲・外転・外旋強制し，疼痛誘発の有無を調べる．鼠径部に疼痛が誘発されれば股関節由来の症状である可能性が高くなる．殿部の疼痛は仙腸関節由来である可能性もある．外旋がどの程度まで可能であったかで，ある程度定量的な評価ができる．
b　FAIR テスト：股関節を屈曲・内転・内旋させ，疼痛を誘発する．鼠径部痛を生じた場合は，関節内の障害と疑う．殿部痛を生じた場合は梨状筋症候群の可能性もある．内旋がどの程度まで可能であったかで，ある程度定量的な評価ができる．
c　Ober テスト：膝関節屈曲位で股関節の伸展・外転に保持し，その後，内転させる．腸脛靱帯の拘縮があると被検側の膝が診察台までつかず，陽性と判断する．
d　Drehmann 徴候：股関節を屈曲させた際に，自然に外転・外旋する徴候．大腿骨頭すべり症で特徴的とされるが，変形性股関節症でも認める．
e　Gaenslen テスト：被検側の下肢を診察台から下ろして股関節を伸展させ，対側の股関節を屈曲させる．殿部の疼痛が誘発されれば仙腸関節の障害が疑われる．
f　ASLR テスト：仰臥位で自動運動の SLR を 30°程度行わせる．股関節周囲に疼痛が誘発されれば陽性で，股関節由来の疼痛が疑われる．他動運動の SLR で下肢痛が誘発されれば腰椎由来の症状が疑われる．
（文献2）より引用改変）

早急な対応が必要な疾患の可能性に注意して，問診と合わせて病態を推定する．

1）問診
- 発症様式，寛解・増悪因子，臨床経過，病前の状態などを確認．
- 外傷を契機とした症状→骨折，筋挫傷．
- 動作開始時の痛み→非炎症性疾患（変形性股関節症など）の可能性．
- 安静時痛→炎症性疾患（RA，感染，結晶性関節炎など），腫瘍などの可能性．

2）視診・触診
- ヘルペス，感染，外傷，鼠径部のヘルニア，仮性大腿動脈瘤などを確認．

3）圧痛の局在
- Scarpa 三角の圧痛は股関節からの疼痛の指標として有用．
- 恥骨，坐骨，腸骨，仙骨，大転子などの圧痛を

疼痛			可動域			歩行能力		日常生活動作			
	右	左		右	左				容易	困難	不可
股関節に関する愁訴がまったくない.	40	40	屈曲伸展			長距離歩行,速歩が可能.歩容は正常.	20	腰かけ	4	2	0
不定愁訴(違和感,疲労感)があるが,痛みはない.	35	35	外転内転			長距離歩行,速歩は可能であるが,軽度の跛行を伴うことがある.	18	立ち仕事(家事を含む)注1)	4	2	0
歩行時痛みはない(ただし歩行開始時あるいは長距離歩行後疼痛を伴うことがある).	30	30	点数注)	屈曲		杖なしで,約30分または2 km歩行可能である.跛行がある.日常の屋外活動にほとんど支障がない.	15	しゃがみこみ・立ち上がり注2)	4	2	0
自発痛はない.歩行時疼痛はあるが,短時間の休息で消退する.	20	20		外転		杖なしで,10～15分程度,あるいは約500 m歩行可能であるが,それ以上の場合1本杖が必要である.跛行がある.	10	階段の昇り降り注3)	4	2	0
自発痛はときどきある.歩行時疼痛があるが,休息により軽快する.	10	10	注)関節角度を10°刻みとし,屈曲には1点,外転には2点与える.ただし屈曲120°以上はすべて12点,外転30°以上はすべて8点とする.屈曲拘縮のある場合にはこれを引いた可動域で評価する.			屋内活動はできるが,屋外活動は困難である.屋外では2本杖を必要とする.	5	車,バスなどの乗り降り	4	2	0
持続的に自発痛または夜間痛がある.	0	0				ほとんど歩行不能.	0	注1)持続時間約30分.休息を要する場合困難とする.5分くらいしかできない場合,不能とする.注2)支持が必要な場合,困難とする.注3)手すりを要する場合は困難とする.			
具体的表現						具体的表現					

病名：　　　治療法：　　　手術日：　年　月　日　　表記方法：　　　　　　　　　　総合評価
カテゴリー：　A：片側　B：両側　C：多関節罹患　　　右,左／両側の機能　　疼痛+可動域／歩行能力+日常生活動作　　右　左

図3　日本整形外科学会股関節機能判定基準
(井村慎一：日本整形外科学会股関節機能判定基準．日整会誌 69：860-867, 1995)

確認．
- 恥骨は股関節を屈曲位で脱力させると触診が可能．

4) 測定
- 脚長，下肢周径，可動域および筋力を測定．

5) 徒手検査(図2)
- 罹患部位の検索に有用であるが，感度・特異度は必ずしも高くはないことに留意．
- PatrickテストやFAIRテストでの鼠径部痛は，股関節の傷害を示唆．

3 検査，診断，治療

推定される罹患部位とその病態によって必要な検査を選択する．各検査結果と身体所見および患者の訴えに矛盾がないことを確認する．

- 非炎症性疾患→画像検査を中心に計画
- 炎症性疾患，腫瘍性疾患→他臓器・他関節の評価，血液生化学検査も併用

4 身体所見による治療経過の評価

治療開始時の身体所見，検査所見を評価し，治療のゴールを設定する．定期的な診察ではその経過を評価する．股関節機能の臨床評価基準は複数存在し，それらを相補的に利用する．
- 医療者側評価：日本整形外科学会股関節機能判定基準(図3)，Harrisヒップスコアなど
- 患者側の自己評価：日本整形外科学会股関節疾患評価質問票(図4)，Oxfordヒップスコアなど

5 RAにおける股関節の身体所見

RAに罹患した股関節では安静時痛や朝方の疼

これよりアンケートが始まります。

はじめに、股関節の状態について教えてください。

① 股関節の状態に不満がありますか？
全く不満である状態を右端、完全に満足している状態を左端としたとき、どこにあたりますか。下の直線上に×をつけてご回答ください。

完全に満足している ├──────────┤ 全く不満である

② 股関節の痛みの強さはどの程度ですか？
想像可能な最大の痛みを右端、痛みなしを左端としたとき、どこにあたりますか。右側の股関節と左側の股関節それぞれについて、下の直線上に×をつけてご回答ください。

〈右側の股関節について〉
全く痛みなし ├──────────┤ 最大の痛み

〈左側の股関節について〉
全く痛みなし ├──────────┤ 最大の痛み

次に、以下のそれぞれの質問について、一番当てはまるものに☑を付けてください。

		とてもそう思う	そう思う	どちらともいえない	そう思わない	全くそう思わない
1. 安静にしていても股関節が痛くて苦痛である	右側	□	□	□	□	□
	左側	□	□	□	□	□
2. 椅子に座っているときに股関節に痛みがある	右側	□	□	□	□	□
	左側	□	□	□	□	□
3. 動き出すときに股関節に痛みがある	右側	□	□	□	□	□
	左側	□	□	□	□	□
4. 痛みがあるため股関節が動かしづらいことがある	右側	□	□	□	□	□
	左側	□	□	□	□	□
5. 股関節の痛みのため力が入りにくいことがある	右側	□	□	□	□	□
	左側	□	□	□	□	□
6. 股関節の痛みのためよく眠れない日がある	右側	□	□	□	□	□
	左側	□	□	□	□	□
7. 階段を上り下りすることが困難である		□	□	□	□	□
8. 床や畳から立ち上がることが困難である		□	□	□	□	□
9. しゃがみこむことが困難である		□	□	□	□	□
10. 和式トイレの使用が困難である		□	□	□	□	□

		とてもそう思う	そう思う	どちらともいえない	そう思わない	全くそう思わない
11. 浴槽の出入りが困難である		□	□	□	□	□
12. 足の爪きりが困難である	右側	□	□	□	□	□
	左側	□	□	□	□	□
13. 靴下をはくことが困難である	右側	□	□	□	□	□
	左側	□	□	□	□	□
14. 股関節の病気のために、イライラしたり、神経質になることがある		□	□	□	□	□
15. 股関節の病気のために、気分がふさいで外出を控えるようになった		□	□	□	□	□
16. 股関節の病気のために、生活に不安を感じることがある		□	□	□	□	□
17. 股関節の病気のために、健康に不満がある		□	□	□	□	□
18. 自分の健康状態に股関節は深く関与していると感じる		□	□	□	□	□
19. 股関節の病気のためにいろいろなことに意欲的に取り組むことが困難である		□	□	□	□	□
20. 股関節の病気のために地域の行事や近所づきあいがうまくいかないことがある		□	□	□	□	□

たくさんの質問へのご回答、お疲れ様でした。

図4 日本整形外科学会股関節疾患評価質問票

（Matsumoto T, et al : Japanese Orthopaedic Association Hip Disease Evaluation Questionnaire（JHEQ）: a patient-based evaluation tool for hip-joint disease. The Subcommittee on Hip Disease Evaluation of the Clinical Outcome Committee of the Japanese Orthopaedic Association. J Orthop Sci 17 : 25-38, 2012 より引用改変）

痛を呈しやすく，可動域は比較的保たれていることが多いとされる．大腿骨頭の破壊や寛骨臼底突出などが進むと急速に可動域制限や疼痛が増悪するが，もともとのADLが低いと自覚症状に乏しい場合もある．

軟部組織の脆弱性があると股関節の傷害が膝関節のアライメントに影響しやすい．膝関節のアライメント異常や疼痛があれば，両側の股関節も評価する．また，RAに付随した骨脆弱性や易感染性には特に注意が必要である．ステロイドの大量投与歴がある場合は特発性大腿骨頭壊死症の有無も評価する．

文献

1) 苅田達郎ほか：鑑別診断．変形性股関節症，南江堂，東京 91-107, 2010
2) 神野哲也ほか：病歴と身体所見．股関節学，久保俊一編著，金芳堂，京都，160-170, 2014

3 診察方法/2) 身につけたい部位別身体所見の取り方

(2) 下肢
b 膝

岡崎 賢（九州大学病院整形外科）

まとめ

膝関節の診察では触診から可動域計測，疼痛や動作時所見の確認，徒手テストまで，所見の取り忘れがなく，無駄な繰り返しがないように，自分なりの一連の作業順序を決めておくと良い．特にリウマチ性疾患を疑った診察では丁寧な触診による所見の習得が重要である．腫脹や発赤，熱感，圧痛を確実に調べ，他の鑑別疾患を除外するための手技を入れていく．そして記録のための計測を必ず行う．

1 腫脹の触知

- RAをはじめとする関節炎における重要な所見は腫脹の有無である．仰臥位において，膝蓋上嚢の腫脹を手掌で掌握して触知する．座位でははっきりしないこともあるので，必ず患者を診察台に乗せて診察する．
- 膝蓋跳動は膝蓋上嚢にたまった関節液を手掌で膝蓋下に押し出すことによって発生するが，少量の関節水腫では膝蓋跳動は触知できないことも多い．
- 少量の水腫でも鋭敏に触知するには，膝蓋上嚢を圧迫することによって押し出された関節液を，膝蓋骨の両脇である，いわゆる内側と外側の谷の膨らみによって触知する方法がよい．
- 膝蓋上嚢を押さえるたびに，内外側の谷に波動が伝わることを示指と母指で感じとる．
- 腫脹の主体が滑膜炎で，関節液の貯留が少ないような場合においては，波動は軽微なこともあるので，注意深く触診する．
- 同時に熱感や発赤の有無を確認する．通常，RAによる膝関節炎において，著しい熱感や発赤が生ずることはまれであり，その場合は急性関節炎である化膿性関節炎や偽痛風などを鑑別として考える．

2 可動域測定および運動時の所見

- 患者を仰臥位にし，腫脹を触診した際に伸展可動域を評価しておく．膝窩部がベッド上に完全に触れている状態が臨床的な伸展0°であり，しばしば屈曲拘縮が存在する．屈曲拘縮の表現は，伸展角度としてのマイナス標記の屈曲角度である．
- 自動伸展および他動伸展の角度を評価して記載する．過伸展もありうるため，左右とも他動伸展で確認する．そして，自動および他動の屈曲角度を確認する．
- 角度はゴニオメーターで正確に評価すべきであり，ベッドサイドに常に置いておき，すぐに手にとって測れるようにしておく．
- 多忙な日常診療の中で，簡易的に，しかし比較的再現性よく角度を知るために，自分の手や患者の身体を計測ツールとして使えるようにしておくと便利である．例えば自分の手掌が膝下部

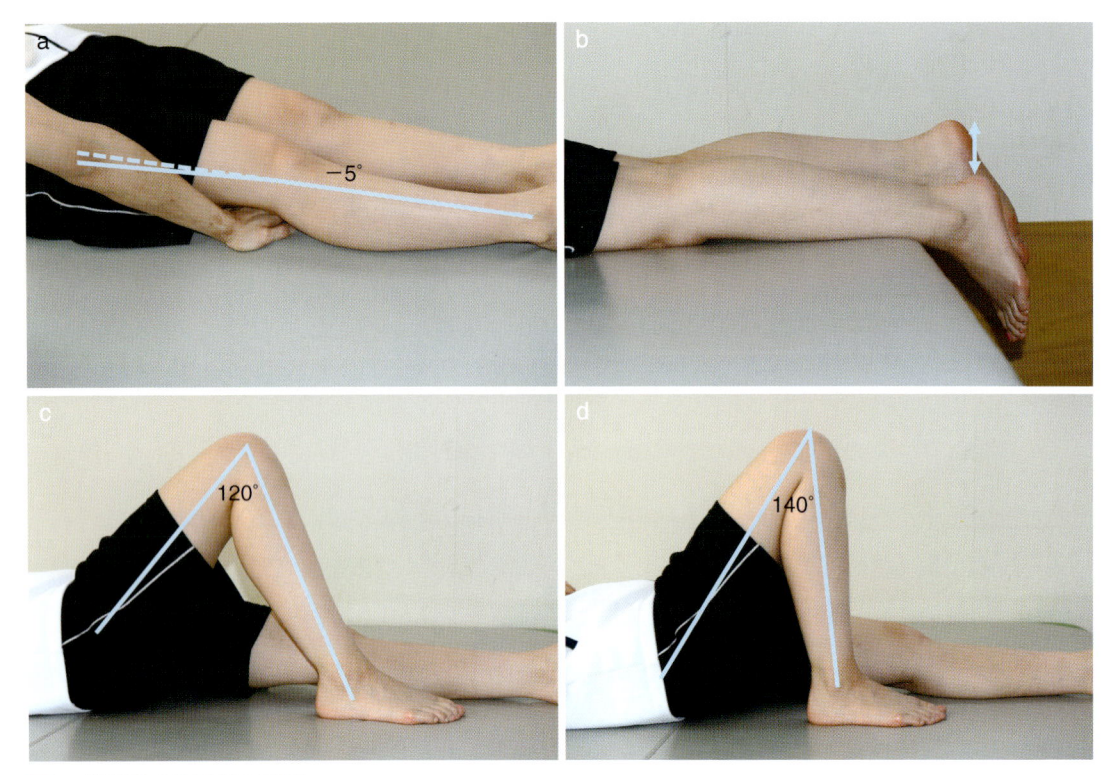

図1 簡易的な可動域の評価

a 膝窩部に手が入る場合の伸展角度はおよそ−5°．
b 伸展角度の左右差は腹臥位で膝から下をベッドから出し，踵の高さの差の計測でも評価でき，角度計測よりも正確である．
c 踵が反対側の膝の位置にきた場合の屈曲角度はおよそ120°．
d 足先が反対側の膝の位置にきた場合の屈曲角度はおよそ140°．ただし，もちろん個々の患者の体格で数値は多少変わりうる．

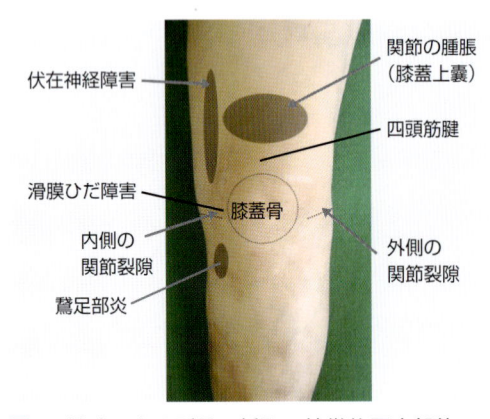

図2 触診による所見の採取，特徴的圧痛部位

（ラベル：伏在神経障害／関節の腫脹（膝蓋上嚢）／四頭筋腱／滑膜ひだ障害／膝蓋骨／内側の関節裂隙／外側の関節裂隙／鵞足部炎）

に入った場合の膝の角度，拳が入った場合の膝の角度，評価側の脚の踵が反対側の膝の位置まで来たときの角度，つま先が膝の位置まで来たときの角度，自分の拳一つが患者の殿部と踵の間に入ったときの角度などを，普段から把握しておくと簡易的な評価が可能である（図1）．

- 伸展の左右差を正確に評価するためには，腹臥位にして，患者の両側の膝から下腿をベッド端から出し，自重で両膝を伸展させた場合の踵の高さの差を計測する方法がよい．
- 屈伸運動時の所見として，疼痛の有無を確認する．伸展強制させた場合と屈曲強制した場合の疼痛の発生を評価する．屈伸に伴う弾発や膝蓋大腿関節の動きを観察する．

3 圧痛点の確認

- 膝関節の解剖を考えながら触診していく（図2）．
- 膝蓋上嚢には時に滑膜ひだがあり，弾発するこ

ともある．
- 関節外の疼痛として大腿四頭筋腱の炎症や付着部炎がありうる．血清反応陰性脊椎関節炎の場合の膝関節痛は，時にこれらの付着部炎を示すことがある．
- 膝蓋大腿関節の疼痛としての圧痛や関節をこすり合わせることによる疼痛やきしみも確認し，同時に膝蓋大腿不安定症の症状の有無も確認する．
- 膝蓋下滑膜ひだの障害についても圧痛点を探り，膝蓋腱由来の疼痛も触診する．
- 大腿骨内顆および外顆の関節面の圧痛と半月板上の圧痛も確認する．
- 関節外の疼痛原因となりうる，内側側副靱帯付着部の圧痛や鵞足の圧痛と伏在神経が内転筋管（Hunter管）から出るところの圧痛を確認しておく．この鵞足や伏在神経由来の疼痛は膝関節内病変由来の疼痛と混同されることがあり，誤診の原因となりうるため，注意が必要である．鵞足部は線維筋痛症における特徴的圧痛点の一つでもある．
- 圧痛点がはっきりせずに膝前面の疼痛を訴える場合には，大腿神経由来の疼痛が含まれていることもありうるということも知っておくべきであり，時に腰椎や股関節が原因となる疼痛が膝前面の疼痛として自覚されていることがある．
- 中等度の膝関節の変形があり，膝が痛いという患者に人工膝関節置換術を行ったが，痛みの原因は股関節だったという誤診は，丁寧な診察を行わない医師に起こりうる．

4 靱帯・半月の問題を評価するための徒手検査

- 単純X線にてOAの所見がないにもかかわらず，関節水腫がある場合には，リウマチ性疾患に対する鑑別疾患として半月板損傷や軟骨損傷を考えておく．
- 半月板に起因する障害を評価する時にはMcMurray手技を行う．屈曲角度による大腿骨と半月板の接触位置の変化をイメージしながら，

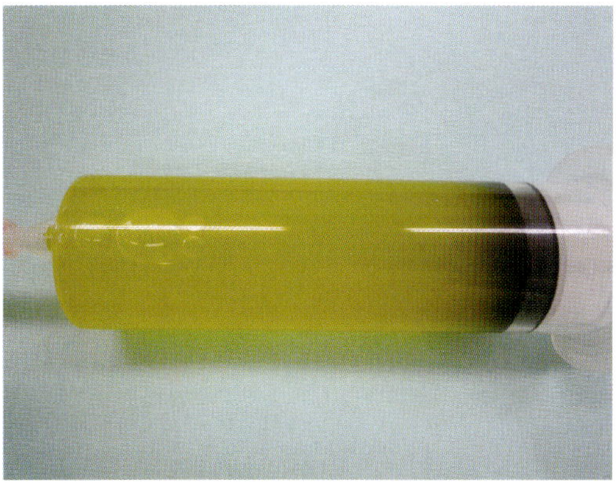

図3 RA患者の膝関節穿刺液

内外反ストレスと回旋力を十分に加えて，半月板と大腿骨をこすり合わせる．屈曲角度を変えながら，半月板の前方から後方まで検査する．
- 外側半月板前角は伸展強制でチェックする．
- 靱帯不安定性を評価する必要がある場合は，Lachmanテスト，Pivot-shiftテストや内外反のストレステストを行う．
- 後方動揺性は，90°屈曲位での脛骨の後方への落ち込み（sagging）を目視でも確認するが，大腿骨遠位と脛骨前面の関節縁との段差を触診して確認する．さらに後方引き出しテストで動揺性とエンドポイントを評価する．

5 関節液の採取

- 関節水腫が認められる場合は，関節液の性状は診断において重要な情報となりうる．
- OAによる水腫と比較して，RAなどの関節炎による水腫では関節液が混濁しており（図3），細胞数も多い．採取量と性状を記録しておく．
- 膝関節内の感染症が完全に否定されている場合は，その後治療目的のステロイド注入に移行しても良いが，診断が定まっていない時には原則的に避けるべきである．
- 必要に応じて関節液の培養検査や結晶検査，細胞検査などに提出する．

3 診察方法 / 2) 身につけたい部位別身体所見の取り方

(2) 下肢
C 足部

原　良太（奈良県立医科大学リウマチセンター整形外科）

まとめ

　RAでは足部に高頻度に罹患しさまざまな変形をきたすにもかかわらず，患者側と医師側がともに診察を躊躇する場合も多く，結果として見逃されやすい．足部病変は表層から触れやすく，丁寧に触診することで関節滑膜炎，腱鞘滑膜炎や滑液包炎を診断する．変形をきたしていれば胼胝の存在も含めて疼痛の原因を同定する．しかし，足部の理学所見の正確性は高くないため超音波やMRIなどの画像診断を積極的に用いることで診断能を補う必要がある．

リウマチ足病変

初期（滑膜炎）

前足部	中足部	後足部
MTP関節滑膜炎 中足骨頭間滑液包炎	足根骨間関節滑膜炎 腱鞘滑膜炎	距腿，距骨下関節滑膜炎 内側，外側，前方腱鞘滑膜炎 アキレス腱付着部症 （踵骨後滑液包炎）

晩期（関節症，変形）

前足部	中足部	後足部
外反母趾 第2～4趾背側脱臼，槌指 内反小趾 開張足 扁平三角状変形	（外反）扁平足 舟底変形 Lisfranc関節症 Chopart関節症	距腿関節症 距骨下関節症 外反変形

はじめに

- RAでは足部に高頻度に罹患する．しかし，足部に痛みがあっても診察時に訴えない場合や足部に滑膜炎があっても痛みを自覚していない場合も多い．
- 重度の変形をきたせば患者側が見せるのを躊躇うこともあるので，診察医が積極的に足部を診る姿勢が重要である．
- 足部はLisfranc関節とChopart関節で前足部，中足部と後足部に分けて評価を行う．痛みの原因としては①関節滑膜炎，②腱鞘滑膜炎，③関節破壊，変形，④胼胝などがあるが，扁

平足や外反母趾に伴う中足部痛などはRA以外でもよくみられるため，注意深く診察をして痛みの原因を理解する必要がある．

1 リウマチ足の診察(前頁の図)

1) 後足部
- 外果と内果をメルクマールにして距腿関節，距骨下関節(関節滑膜炎と関節症)，内側筋群(後脛骨筋腱と総趾屈筋腱)，外側筋群(長短腓骨筋腱)と前方筋群(総指伸筋腱と前脛骨筋腱)の腱鞘滑膜炎の有無を評価する．
- Achilles腱周囲でも踵骨後滑液包や滑膜性脂肪組織で滑膜炎がみられるため頻度は低いが知っておく必要がある．
- 距腿関節の可動域や，距骨周囲関節の不安定性の評価も行う．

2) 中足部
- 足根骨間関節の滑膜炎は足背の腫脹が著明でなければ丁寧に触診すれば確認できるが，初発での頻度は低い．
- 後脛骨筋腱近傍の病変はRAで高頻度にみられる．
- 主として後足部での腱鞘滑膜炎から中足部での舟状骨付着部の腱付着部症や距舟関節破壊をきたすため，どの部位に腫脹，圧痛があるかを丁寧に診察する．
- 重度の外反扁平足や舟底変形があれば足底の胼胝の有無を評価する．

3) 前足部
- MTP関節滑膜炎は高頻度でみられる．MTP関節の腫脹は母趾から第4趾までは背側からの触診で確認できるが，第5MTP関節では滑膜炎が外側に局在することが多いため注意を要する．
- Morton病様の症状を呈する場合，中足骨頭間滑液包炎の可能性があるため趾間基部の腫脹，圧痛を確認する．
- スクイージングテスト(図1)は簡便で前足部滑膜炎の診断に有用である．しかし，特異度は高いが感度が低いため，前足部滑膜炎のスクリーニングとして十分とはいい難い[1]．

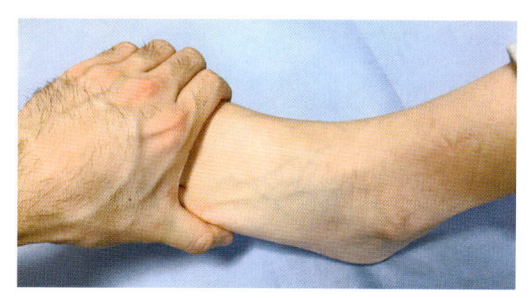

図1 スクイージングテスト
前足部滑膜炎があれば疼痛が誘発される．

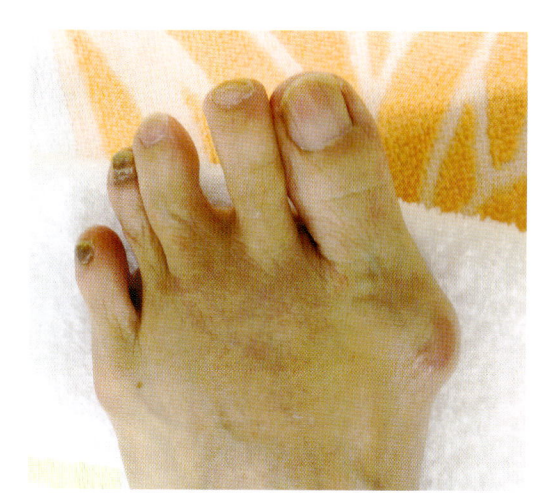

図2 第2～3趾間のtoe opening sign
MTP関節腫脹や中足骨頭間滑液包炎による．

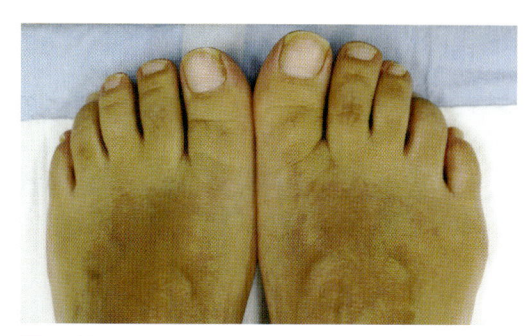

図3 第5MTP関節の腫脹(右側)
肉眼的にも背側ではなく，外側に腫脹が限局していることがわかる．

- 前足部は外反母趾変形，内反小趾変形，lesser toeのMTP関節背側脱臼や槌趾変形などの扁平三角状変形となり，中足骨頭下や母趾IP関節に有痛性胼胝形成をきたす．また，足趾変形があれば徒手的に整復が可能かどうかも確認する．

表1 JSSF RA foot and ankle scaleの日本語版

（日本足の外科用語集より引用改変）

が難解な部位である.
- 特に前足部の腫脹評価に関しては検者間一致率が極めて低く[2]，理学所見の診断能には限界がある.
- 腫脹の判断に迷う場合や無症候性滑膜炎の診断が必要な場合では，積極的に関節超音波検査やMRIなどの高感度画像診断を用いることで診断能を高めることができる.

4 RA足部・足関節障害の評価

- RAの足部・足関節障害の評価としては，日本足の外科学会（Japanese Society for Surgery of the Foot, JSSF）により作成され[3]，妥当性と信頼性が検証されている[4] RA足部・足関節障害に対する評価基準（JSSF RA foot and ankle scale）（表1）を用いる.

2 これを見たらリウマチを疑う！

- 中足骨頭間の滑液包炎やMTP関節滑膜炎が重度となればtoe opening sign（図2）をきたす.
- 第5 MTP関節の外側に限局した重度の滑膜炎（図3）もRAによくみられる.

3 診断が難しい足部滑膜炎

- 足部は浮腫などの影響もあり，腫脹関節の診断

●文献

1) van den Bosch WB, et al : The diagnostic accuracy of the squeeze test to identify arthritis : a cross-sectional cohort study. Ann Rheum Dis 74 : 1886-1889, 2015
2) Naredo E, et al : Assessment of inflammatory activity in rheumatoid arthritis : a comparative study of clinical evaluation with grey scale and power Doppler ultrasonography. Ann Rheum Dis 64 : 375-381, 2005
3) Niki H, et al : Development and reliability of a standard rating system for outcome measurement of foot and ankle disorders I : development of standard rating system. J Orthop Sci 10 : 457-465, 2005
4) Niki H, et al : Development and reliability of a standard rating system for outcome measurement of foot and ankle disorders II : interclinician and intraclinician reliability and validity of the newly established standard rating scales and Japanese Orthopaedic Association rating scale. J Orthop Sci 10 : 466-474, 2005

3 診察方法/2) 身につけたい部位別身体所見の取り方

(3) 脊椎

高取良太・長江将輝（京都府立医科大学整形外科）

まとめ

RAによる脊椎病変として，環軸関節亜脱臼，軸椎垂直亜脱臼，軸椎下亜脱臼などの頚椎病変があげられる．頚部の痛みや可動域制限などの局所の症状を評価するとともに，四肢のしびれや手指巧緻障害，歩行障害などの運動，知覚の評価や腱反射の評価を行い，脊髄圧迫症状の出現に注意する．また無症候性に進行している場合もあり，単純X線などの画像評価を定期的に行うことが勧められる．

1 脊椎病変の特徴（図1）

RAによる脊椎病変は，頻度の高い頚椎病変と頻度の低い胸椎・腰椎病変に分けられる[1,2]．脊椎病変により神経症状をきたした場合，患者のADLやQOLに大きな影響を与える．特に上位頚椎病変は延髄や椎骨動脈への圧迫により，重篤な四肢麻痺や突然死を引き起こす場合があるので注意が必要である[3]．

1）頚椎病変の病態

- 後頭骨，環椎，軸椎の間には椎間板組織はなく，それぞれ環椎後頭関節，環軸関節が関節構造を担っている．
- 環椎，軸椎の間は環椎横靱帯，翼状靱帯など靱帯成分での支えによるところが大きい．
- RAでは後頭環椎関節，環軸関節における滑膜炎による軟骨・骨破壊と歯突起周囲の滑膜炎による靱帯成分の弛緩，断裂によって，環軸関節亜脱臼 atlantoaxial subluxation（AAS）が生じる[1]．
- AASの方向としては前方，後方，側方，垂直

頚椎病変

環軸関節亜脱臼 atlantoaxial subluxation（AAS）
環軸関節の破壊と歯突起周囲の滑膜炎による靱帯成分の弛緩，断裂

垂直亜脱臼 vertical subluxation（VS）
環椎，軸椎の外側塊の骨破壊，圧潰による垂直方向の亜脱臼

軸椎下亜脱臼 subaxial subluxation（SS）
椎間関節，Luschka関節，椎体終板の破壊による中下位頚椎のすべり

腰椎・胸椎病変
椎間関節，椎間板，椎体終板の破壊による椎体すべり，椎間高狭小化，椎体圧潰，椎体間不安定性

図1 脊椎病変の特徴

方向があるが，その中でも前方亜脱臼の頻度が最も高い（図2）．
- 環軸関節における垂直方向の亜脱臼は垂直亜脱臼 vertical subluxation（VS）と呼ばれ，環椎や軸椎の外側塊が高度な骨破壊により圧潰されることによって生じる（図3）．

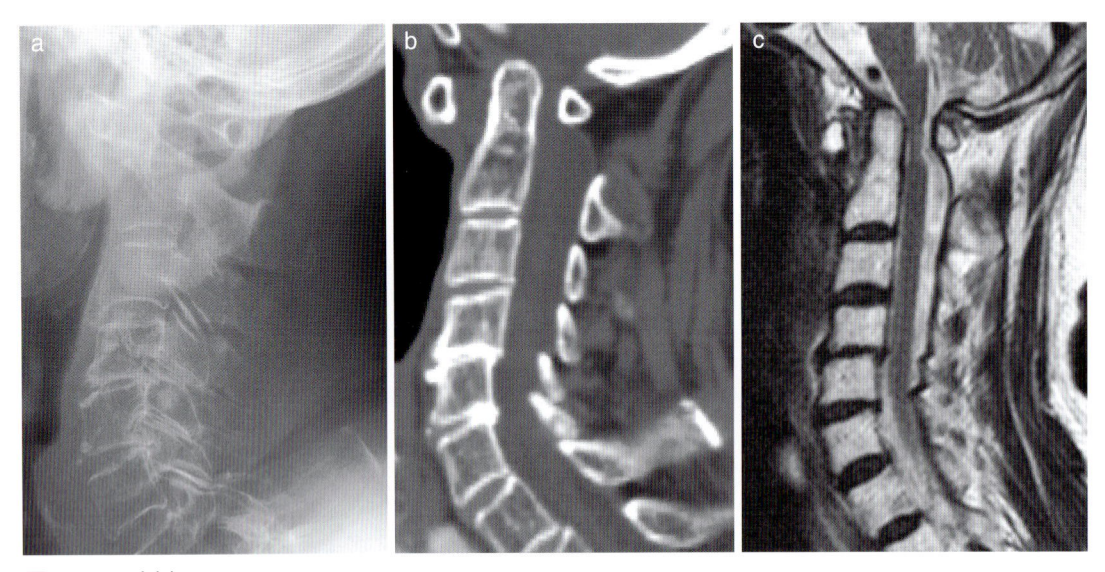

図2 AAS症例
a 単純X線側面像, b CT側面像, c MRI T2強調画像 sagittal 像

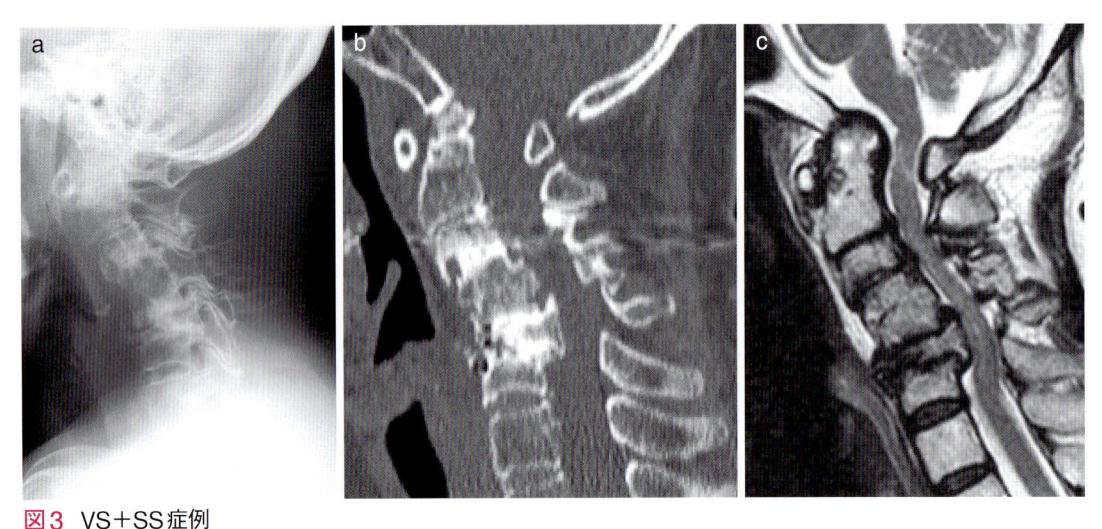

図3 VS＋SS症例
a 単純X線側面像, b CT側面像, c MRI T2強調画像 sagittal 像

- VSが進行した場合には，歯突起先端が頭蓋内に陥入し，延髄部を圧迫する頭蓋底陥入症をきたす．
- 中下位頚椎では，椎間関節，Luschka関節，椎間板，椎体終板の破壊などにより，椎体の前方もしくは後方すべりが生じ，軸椎下亜脱臼subaxial subluxation（SS）と呼ばれる．
- 多椎間にSSが生じた場合，頚椎側面像で階段状変形（step ladder deformity）を認める（図3）．

2）胸椎・腰椎病変の病態

- 椎間関節，椎間板，椎体終板の破壊による椎体すべり，椎間高狭小化，椎体圧潰，椎体間不安定性を生じる[2]．

3）頚椎病変の症状

- 後頭部から後頚部の疼痛
- 頚部を動かしたときの軋音と疼痛
- 座位保持で増悪し，臥床で改善する疲労性の頚

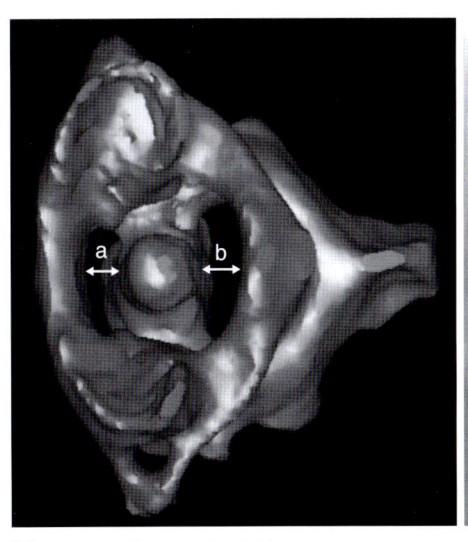

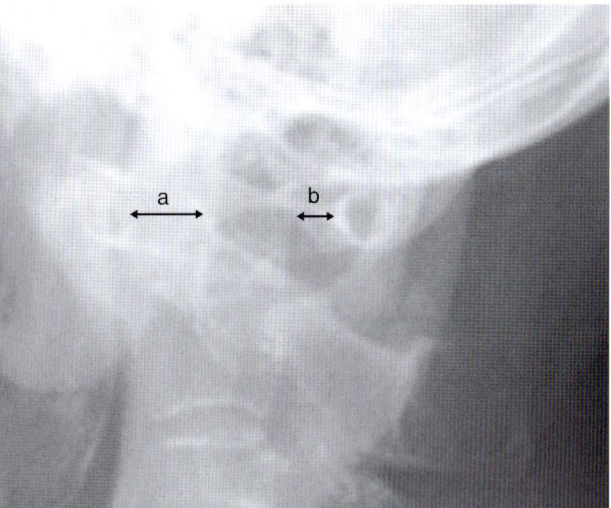

図4 AADIとSAC(PADI)
a AADI, b SAC(PADI)

- 部痛
- 首の回しにくさなどの頚部の可動域制限
- 嚥下障害，めまい，構音障害などの延髄圧迫症状
- 四肢のしびれや筋力低下，手指巧緻運動障害，歩行障害などの頚髄圧迫症状

4）胸椎・腰椎病変の症状
- 腰背部痛
- 胸腹部や下肢の疼痛，しびれなどの神経根圧迫症状
- 両下肢脱力感や歩行障害などの胸髄圧迫症状
- 間欠跛行，排尿障害などの馬尾圧迫症状

2 頚椎病変の画像評価

1）AAS
- 環軸関節の前方不安定性の評価として，前方環椎歯突起間距離 anterior atlantodental interval（AADI）を計測する．AADIは前屈位頚椎側面像における環椎前弓と歯突起前面の間の距離を示し，3mm以下が正常であり，3〜6mmが軽度前方亜脱臼，6〜9mmが中等度前方亜脱臼，9mm以上が高度前方亜脱臼である[4]（図2）．前方のみならず，側屈や回旋方向の不安定性を生じる場合があり，動態評価や3次元画像を用いて評価することが望ましい[5,6]．AASでは環椎が軸椎に対して前方亜脱臼するため，歯突起後面と環椎後弓との間隔である脊髄余裕空間 space available for spinal cord（SAC）（もしくは後方環椎歯突起間距離 posterior atlantodental interval（PADI））が狭小化し，脊髄圧迫を示唆する（正常値：13mm以上）（図4）．

2）VS
環軸関節の垂直方向の亜脱臼や頭蓋底陥入症の指標の一つとして，単純X線側面像における硬口蓋と後頭骨下縁を結んだMcGregor's lineと軸椎椎体下縁との距離であるRedlund-Johnell値がある（正常値：男性34mm以上，女性29mm以上）（図5）．

3）SS
単純X線像における中下位頚椎の椎体のすべりを椎体後縁で計測し，隣接する椎体後縁と3mm以上認める場合である．

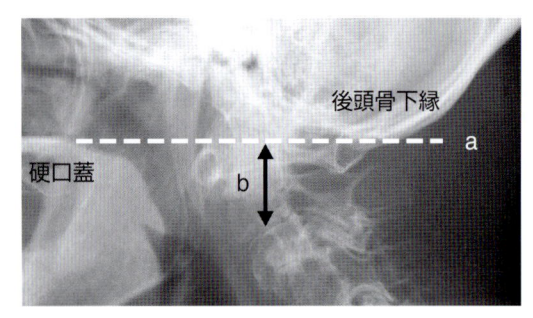

図5 Redlund-Johnell値
a McGregor's line, b Redlund-Johnell値

3 身体所見の取り方のコツ

1) 局所所見の評価
- 痛みの部位，圧痛・叩打痛の有無などを確認する．
- 頸部，背部，腰部の可動性の確認と運動時痛の有無を確認する．

2) 運動・知覚の評価
- 手指巧緻障害の原因として脊髄疾患を疑う場合，10秒間手指の把握動作を連続して行う10秒テストが簡便かつ有用であり，20回以下が異常所見である．
- しびれや知覚障害については，他の頸椎疾患と同様に，デルマトームに準じた範囲の確認が必要である．

3) 腱反射の評価
- 神経学的異常所見に対するスクリーニングの簡易検査として，腱反射は有用である．
- 神経学的高位判断の指標として，頸椎病変では四肢の腱反射亢進，胸椎病変では両下肢の腱反射亢進，腰椎病変では両下肢腱反射低下を認める場合が多い．

- Wartenberg反射（患者の手掌面に検者の指を置き，その上を叩くと母指が内転・屈曲する），Hoffmann反射（患者の中指の爪部分を手掌側にはじくと，母指が内転・屈曲する）などの病的反射の有無を確認する．

4 アドバンスト・レクチャー

- 四肢の関節とは違い，脊椎病変では関節腫脹などの他覚的所見に乏しく，無症候性に進行している場合が多い．特に上位頸椎での障害が多く，生命に関わる．症状が軽微でも単純X線などの評価をしておくことが肝要である．
- 高齢女性や長期ステロイド薬内服患者では，軽微な外力により脊椎圧迫骨折や仙骨脆弱性骨折を生じる場合がある．RAによる痛みだけではなく，骨折による痛みの可能性を念頭に置く必要がある．

文献
1) Halla JT, et al : Involvement of the cervical spine in rheumatoid arthritis. Arthritis Rheum 32 : 652-659, 1989
2) Heywood AW, et al : Rheumatoid arthritis of the thoracic and lumbar spine. J Bone Joint Surg Br 68 : 362-368, 1986
3) Riise T, et al : High mortality in patients with rheumatoid arthritis and atlantoaxial subluxation. J Rheumatol 28 : 2425-2429, 2001
4) Roche CJ, et al : The rheumatoid cervical spine : signs of instability on plain cervical radiographs. Clin Radiol 57 : 241-249, 2002
5) Taniguchi, D et al : Evaluation of lateral instability of the atlanto-axial joint in rheumatoid arthritis using dynamic open-mouth view radiographs. Clin Rheumatol 27 : 851-857, 2008
6) Takatori, R et al : Three-dimensional morphology and kinematics of the craniovertebral junction in rheumatoid arthritis. Spine (Phila Pa 1976) 35 : E1278-1284, 2010

私のヒヤリハット　頚椎の動的撮像は安全か？

症例：78歳，女性．RA罹患歴15年．PSL 5 mg/day，MTX 6 mg/weekにて内服加療．

主訴：頚部痛，四肢麻痺による起立歩行不能．

現病歴：1年前から頚部痛があり，環軸椎亜脱臼と診断されていた．7日前より誘因なく頚部痛が増強し，徐々に手足が動かせなくなってきたとのことでかかりつけのリウマチ医を経て初診した．

初診時所見：座位保持は可能だが，起立不能．四肢深部腱反射は亢進し，筋力はMMT 2～3程度に低下，上下肢に知覚鈍麻があった．転倒などの既往はなかったものの，環軸椎前方亜脱臼による頚髄症の急性増悪を疑い，はじめに単純X線撮影を指示した．頚部後屈すると背部に電撃痛が生じるとのことで頚椎X線後屈位撮影は延期し，MRI，CTを撮像したところ歯突起骨折と環軸関節後方亜脱臼および同高位の脊髄圧迫と髄内輝度変化を認めた（図1）．

解説：高齢のステロイド長期使用歴のある関節リウマチ患者では，転倒などの外傷歴がなく歯突起骨折やそれに伴う脊髄障害が生じることがある．滑膜炎による骨融解や骨粗鬆症により脆弱化した歯突起に，環軸椎不安定症による繰り返し負荷が加わることで骨折が生じると考えられる．

問題は，この骨折を単純X線写真で見分けることが困難なことである．歯突起周囲に骨融解や反応性の骨増殖性変化がある場合は特に骨折の有無を判別するのは難しい．そのため，高度の麻痺を呈している場合にはまず中間位でMRIやCTを撮像することが望ましい．

また，通常みられる環軸椎前方不安定症では後屈すると亜脱臼が整復されるが，歯突起骨折があると頚部後屈により後方亜脱臼が生じ，重篤な脊髄障害の原因を起こす可能性がある．そのため，不用意に後屈を強制して単純X線写真を撮像することは避けるべきである．

治療については，歯突起脆弱性骨折は骨癒合が得られにくく，また重篤な麻痺をきたす可能性が高いため，環軸椎固定術あるいは後頭–頚椎固定術が必要となる．

（高畑雅彦）

図1 a 初診時単純X線写真中間位側面像，b CT矢状断再構築画像，c MRI T2強調画像，側面像

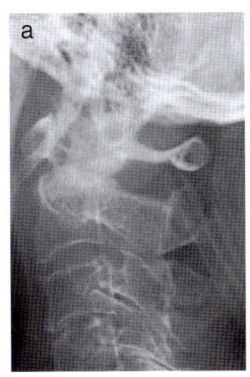

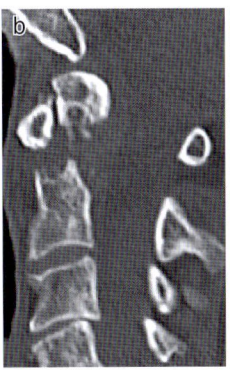

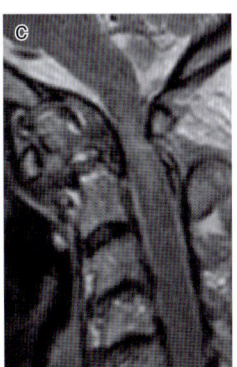

教訓　RA患者に急激な四肢麻痺や頚部痛が生じた場合，外傷の既往がなくても歯突起骨折を鑑別にあげる必要がある．このような患者では歯突起周囲の変形が強く，単純X線写真では骨折を見分けられないことも多い．歯突起骨折では環軸椎後方不安定性も生じるため，不用意に機能撮影や頚部診察は行うべきでなく，CTやMRIの撮像を優先させるべきである．

4 検査値の読み方・考え方

一般血液・生化学・炎症マーカー・免疫血清学的検査・抗体検査

前山 彰（福岡大学整形外科）

まとめ

RAの診断または活動性の評価を的確に行うために，採血の検査値の意義を正しく理解することが重要である．RAと類似した症状や検査値を示す他疾患も多く存在し，鑑別のための検査項目に関する多くの正しい知識が必要である．近年，あらたな診断に有用なマーカーなども報告されており，さらなるRA治療の質の向上が期待される．また検査値だけにとらわれることなく，腫脹などの触診による診察所見・MRAや超音波検査による画像所見・疼痛などの愁訴などの治療上のヒントを総合的に収集し判断ができることがRAの治療を行ううえで必要である．

1 一般血液検査

RAの診断にあたり採血の検査値は画像や身体所見と合わせ総合的に判断が必要である．検査値の中に認められるRA特有の所見は念頭において診断にあたる必要がある．検査値の意義を理解し，その病態をきちんと説明ができることが肝要である．

1) 白血球数

RAは一般的には白血球数は正常範囲内である．また，ステロイドを使用すると白血球が一般的には増加する．もし白血球数が減少しているようであれば，薬の副作用や，SLEや他の膠原病が疑われる．白血球が増加していれば，細菌感染症か，悪性RAなどの疑いがある．

2) 血小板数増加

慢性炎症をきたしているため血小板数は一般的に増加していることが多い．低下している場合は薬剤性の原因を疑う．

3) 貧血

RAでは女性の場合は鉄欠乏性貧血を伴う小球性貧血をきたすことはあるが，一般的には慢性炎症による鉄の利用障害により正球性色素性貧血を認める．すなわち，RAの病勢のコントロールがついてくるとおのずと貧血も改善してくる．

2 生化学検査

生化学検査に関しては診断のための特有の所見は少ないが，薬物療法を行っていくうえでの副作用のスクリーニングやRAによる臓器障害の程度の把握のためにも重要である．

1) グロブリンの増加

血清中のタンパクには，アルブミンとグロブリンがあり，グロブリンに関してはRAの場合には，主にγグロブリンが重要であり，活動性の強いRAや，Sjögren症候群を合併したRAの場合に増加する．

この2種類のタンパク質の割合は，その割合を調べることこそがまさにこの「血清タンパク分画」である．RAでは，血清タンパクの総量は一般的に変化しないことが多いが，グロブリンの割合が増加する．

2）肝機能障害

MTXなどの薬剤により肝機能障害を起こすことがあり，スクリーニングのためにも定期的なAST・ALT値のチェックが必要である．

3）腎機能障害

RAによるアミロイドーシスにより腎機能障害（Crの上昇・BUNの上昇）を起こす場合があり，アミロイドーシスはRAのコントロールにより改善することがある．また，薬剤により腎機能障害をきたすこともあり，肝機能と同様，定期的なチェックが必要である．

また，上記指標に加え，血清クレアチニン値を基にした推算GFR（eGFR）も重要であり，早期の腎障害を検出することができる．GFR＜60 ml/min以下になるような症例は原疾患の精査および薬剤投与への配慮が必要である．

3 炎症マーカー

炎症マーカーはRAにおける活動性の指標として活用される．しかし，炎症マーカーが陰性であっても関節の腫脹・超音波検査によりわかる滑膜炎などを認める場合は病勢は落ち着いておらず関節破壊は進行していくので，炎症マーカーが陰性化しているからといってRAがコントロールできていると安易に判断をしないことが大切である．

1）CRP

CRPは最も一般的な炎症マーカーであり当然，RAの診断・病勢の判断において有用である．

2）赤血球沈降速度（ESR）

ESRもCRPと同様に一般的な炎症マーカーであり，CRPと相関するが，RAの病勢を判断するDAS28などはESRを使用し評価するため検査をしておくとこが望ましい．

3）MMP-3

活動性指標に有用である．関節の炎症や関節破壊のマーカーであり，治療効果判定に役立つ．CRPやESRと併せて判断するとより正確な病勢の判断が可能である．

4 免疫血清学的検査・抗体検査

RAの診断において免疫血清学的検査は非常に重要な判断材料となる．しかし，仮に陰性であっても発症初期は陽性とならない場合もあり留意が必要である．

1）ACPA・RF

ACPAとRFはRAにおける診断にあたり最も重要な検査である．ACPAは特異度が高く陽性的中率は97％であり，RFは感度，特異度ともに75％程度であり陽性的中度は75％程度である．健常者においてもACPAは1.5％程度陽性となる場合があり，RFも健常者で5％程度陽性となる場合がある．また，他の膠原病においても両者ともに陽性となる場合があるため留意が必要である．

2）抗核抗体

RAの場合でも約20％程度，陽性となる場合がある．他の膠原病により陽性となる場合もあり，臨床症状なども加味しながら必要であれば他の特異抗体（抗DNA抗体，抗U1-RNP抗体，抗SS-A抗体，抗セントロメア抗体など）の検査も必要である．

3）補体・免疫複合体

一般的には慢性炎症があると補体は上昇する．すなわちRAの場合は高値であることが多い．しかし，低値になっている場合は他の疾患を疑う必要がある．免疫複合体は抗原と抗体が結合してできたものであり，他疾患の鑑別のために検査を行っておいた方が好ましい．悪性RAの鑑別に有用である．

4）抗ガラクトース欠損IgG抗体

早期RAの指標として用いられる場合がある．感度・特異度ともにあまり高くないため，診断のためには総合的な判断が必要である．

● 文献
1) 竹内　勤編：関節リウマチ治療実践バイブル，南江堂，東京，2013
2) 鎌谷直之編：膠原病・リウマ診療，メジカルビュー，東京，2007

5 画像診断の見方とピットフォール

1) 単純X線（関節）

那須義久（岡山大学大学院医歯薬学総合研究科運動器医療材料開発講座）

まとめ

- RAでは紡錘形軟部組織腫脹，傍関節性骨粗鬆症，関節辺縁から始まる骨びらん，関節裂隙狭小化などの特徴的な所見を示す．
- 類似した関節破壊像を示す他疾患の鑑別に注意する（変形性関節症，脊椎関節症など）
- 症状を有する関節だけでなく，両手・足の関節は初診時および定期的な撮影を行い，subclinicalな変化を見逃さないようにする．
- 関節破壊の程度を分類あるいは定量化する方法としてSteinbrocker分類，Larsen分類，total Sharp score(TSS)について理解する．
- Steinbrocker分類はRAの進行度を分類したものである．
- Larsen分類は標準X線画像との比較によって分類する．
- 臨床研究ではmTSSにより手・足の小関節の関節破壊を定量的に評価する．
- TSSの変化が0.5/年以下を構造的寛解とする．

はじめに

RAではさまざまな経路により破骨細胞の分化が誘導され，不可逆的な骨破壊を生じうるため，診断と治療においてこれを詳細に評価することが必須であり，単純X線検査はその最も基本となる検査である．本項ではRAの関節単純X線検査について，検査方法および評価方法の基本について概説する．

1 RAの単純X線

- RAに特徴的な単純X線所見は「紡錘状軟部組織腫脹」「傍関節性骨粗鬆症」「関節辺縁の骨びらん」「関節裂隙の狭小化」である（図1）．
- RAでは骨びらんは関節軟骨の辺縁と関節包付着部の間（bare area, marginal area）から始まり，少なくとも急性期には骨増殖性変化は伴わない．
- RAと判別が困難な関節所見としてerosive OAと乾癬性関節炎がある（図2）．
- erosive OAは関節中央から始まる軟骨下骨のびらんが特徴的である．
- 乾癬性関節炎ではRAと同じく関節辺縁から始まる骨びらんを生じるが，骨硬化・骨増殖性変化が同時にみられる[1]．

2 撮影のタイミングと方法

- 初診時には診断および経時的評価のベースラインとするために両手・足のX線撮影は必須とする[2]．これに診察の結果罹患の疑われる関節を追加する．
- その後，すでにRAによる変化を生じている関節および手・足については年1回あるいは2回，

図1 典型的なRAの単純X線
軟骨裂隙の狭小化や bare area に始まる骨びらんなどがみられるが，骨棘などの骨増殖性変化はみられない．

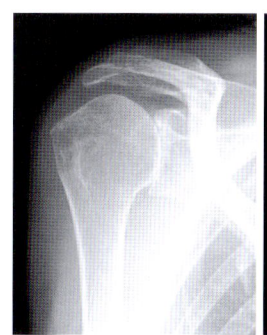

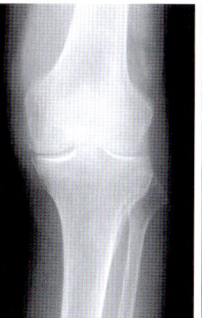

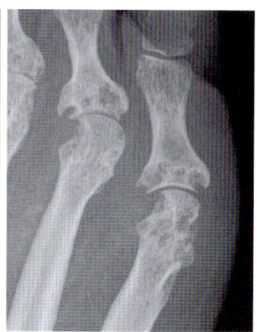

撮影する時期を決めて定期的な検査を行うことで subclinical に進行する変化を逃さないようにする．
- 関節裂隙狭小化を正確に評価するために，荷重関節の正面像は必ず荷重位撮影を行わなければならない．
- 原則として2方向撮影を行う．
- 手指の撮影では，変形が高度な場合，手掌をカセットに置くことで変形が整復されて撮影されることがある．手掌を上にして撮影すると尺側偏位や亜脱臼などが正確に評価できるが，後述するスコアリング用の撮影とは別に撮影することになる．

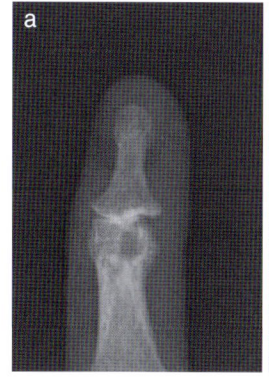

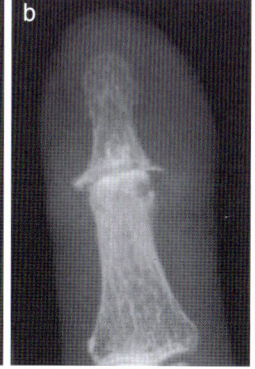

図2 RAと鑑別が必要な関節変化
a erosive OA：関節中央から始まる軟骨下骨の骨びらん．
b 乾癬性関節炎：骨びらんに骨硬化・増殖性変化を伴う．

3 評価方法・スコア

- 歴史的に数多くの撮影方法が考案されてきたが，それぞれ一長一短であった．

1) Steinbrockerの病期分類
- 身体所見の分類と単純X線画像からRAの病期を分類するものである[3]（表1）．
- 臨床研究においては各stageの患者がどの程度の割合で含まれるかを記載することで，患者集団の進行度が表現されることが多い．
- 最も破壊の進行した関節をその患者のstageとして表現することになっているため，例えば小関節一つでも強直に陥った場合，それだけでstage Vと分類される．
- 発病早期の例では適用することが難しい．

2) Larsen分類
- 関節破壊の程度を分類するための最も標準的な方法としては，Larsen grade が最も汎用される[4]（表2）．
- 関節裂隙の狭小化，骨びらんの有無などで分類するが，最大の特徴は標準画像と比較する点である[5]（図3）．
- わずかな関節破壊の進行があってもgradeは変化しないことが多く，特に発病早期における定量的評価には不適当である．

3) total Sharp score (TSS)
- 骨関節破壊を定量的に評価する方法として，手足の小関節において骨びらん，関節裂隙狭小化をスコアリングするTSSが用いられる（表3，図4）．

表1　Steinbrockerの病期分類

Stage	画像所見	筋萎縮	リウマチ結節・腱滑膜炎	関節変形	強直
I	骨萎縮のみ あるいは変化なし	なし	なし	なし	なし
II	骨萎縮および軽度の骨・軟骨破壊	限局	あっても良い	なし	なし
III	骨萎縮および骨・軟骨破壊	広範囲	あっても良い	亜脱臼，尺側偏位および/あるいは過伸展	なし
IV	IIIおよび骨強直	広範囲	あっても良い	亜脱臼，尺側偏位および/あるいは過伸展	線維性あるいは骨性強直

表2　Larsen grade

Grade		定義	説明
0	（正常）	正常	関節炎と無関係な変化（辺縁骨硬化など）はあっても良い
I	（わずかな異常）	関節近傍軟部組織腫脹，骨萎縮，わずかな軟部組織狭小化のうち一つ以上が存在する	発症早期，あるいは関節破壊のない状態を表す
II	（明らかな早期変化）	標準X線画像に見られる骨糜爛と関節裂隙狭小化がみられる	荷重関節以外では骨びらんは必須とする
III	（中等度破壊）	標準X線画像に見られる骨糜爛と関節裂隙狭小化がみられる	荷重関節でも骨びらんは必須
IV	（高度破壊）	標準X線画像に見られる骨糜爛と関節裂隙狭小化がみられる	荷重関節では骨変形を生じる
V	（ムチランス変形）	本来の関節面は消失する	荷重関節では骨欠損を生じる．脱臼や骨強直は考慮しない

- 当初，手のみの単純X線像からSharpらが考案した方法[6]であるが，その後簡略化および足の画像を評価対象に加えたvan der HeijdeらによるmTSSが用いられるようになっている[7]．手・足の小関節を0～448点にスコアリングする．
- 手形の上に指をおいて毎回同じ肢位で，片手・片足ずつ撮影する．
- 橈骨軸が第2中手骨軸に，前腕軸が2～3指間となる肢位で撮影する．
- スコアリングは必ず2時点の画像を比較して行い，骨びらん→関節裂隙狭小化，手→足，左→右の順にスコアリングする[8]．
- 臨床研究ではゴールデンスタンダードとして用いられているが，評価関節が多く評価に時間がかかり，正確なスコアリングには技術と訓練が必要なため，実臨床で頻用することは困難である．
- 経時的な変化は差分によって⊿mTSSとして計算され，1年あたりの⊿TSSが0.5以下を構造的寛解（radiographic remission）とし，5以上を急速な進行rapid radiographic progression（RRP）と評価する[9]．
- 集団の⊿mTSSはしばしばcumulative probability plotによりグラフ化される．これにより，関節破壊の進行や改善が見られた例の割合や程度が直感的にわかりやすく表現される（図5）．
- 構造的寛解達成には，例えば2年で「1つの小さな骨びらんの出現」，あるいは「1関節のみでわずかな関節裂隙狭小化の進行」までしか許容されず，厳しい基準であるが，近年の強力な薬物療法のもとでは多くの症例で達成されるように

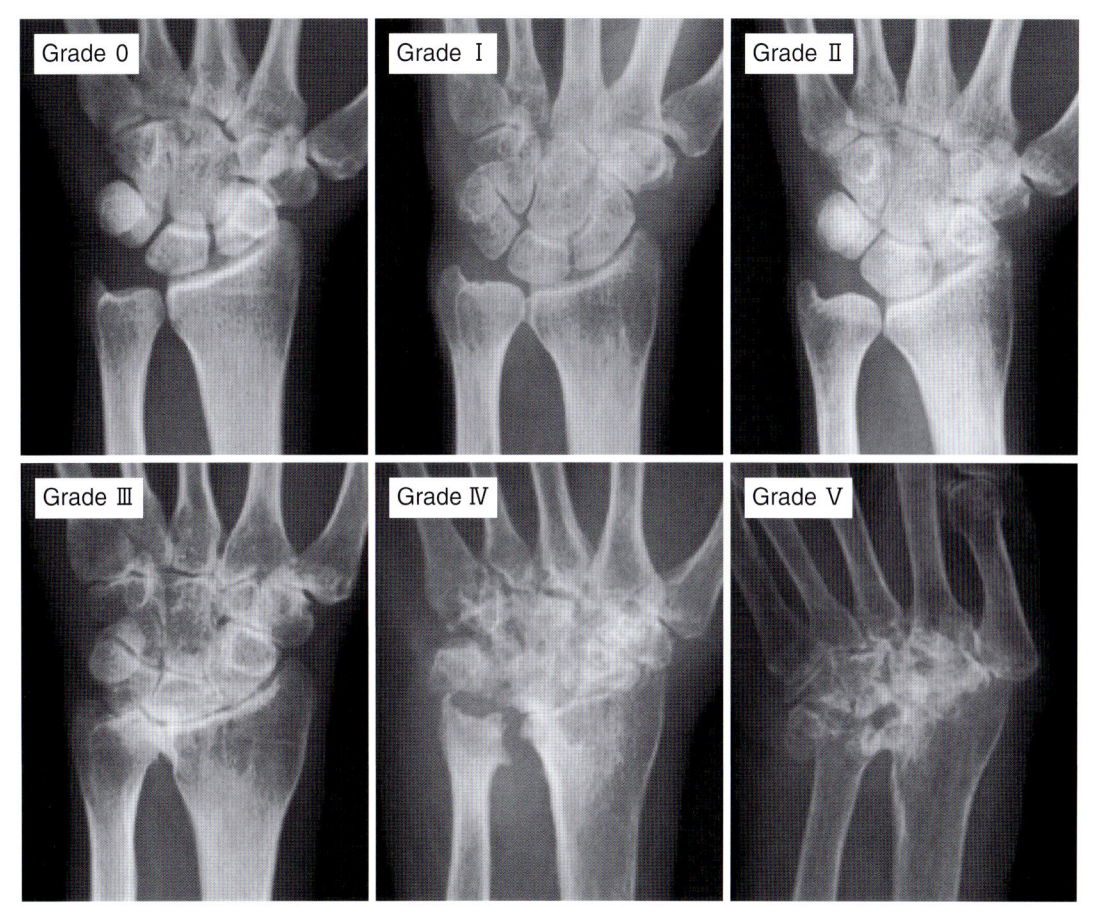

図3 手関節単純X線のLarsen grade
標準X線画像(文献5)と比較して分類する.

表3 mTSS

骨びらんスコア(erosion score)
- 0 正常
- 1 部分的な骨皮質の途絶
- 2 関節面の1/2に達しない骨びらん
- 3 関節面の1/2に達する骨びらん
- 5 完全に圧潰

関節裂隙狭小化スコア(joint space narrowing score)
- 0 正常
- 1 部分的な狭小化あるいは疑い
- 2 関節裂隙が元の1/2より広く残存
- 3 関節裂隙が元の1/2以下, あるいは亜脱臼
- 4 骨性強直あるいは完全脱臼

手・足の小関節の骨びらんスコアおよび関節裂隙狭小化スコアを算出する.
- 各関節面ごとに骨びらんスコアをつけ, 合計がその関節の骨びらんスコアとなる.
- 手の骨びらんスコアは関節あたり最大5点, 足では10点とする.
- 合計mTSSは0〜448点となる.

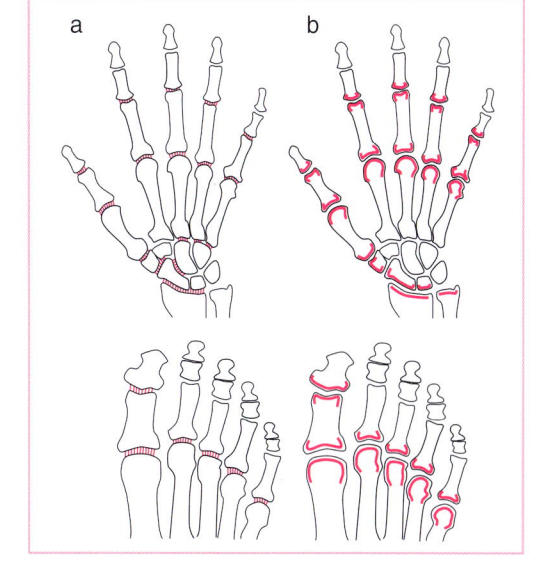

図4 mTSSにおける評価関節
a 関節裂隙狭小化, b 骨びらん

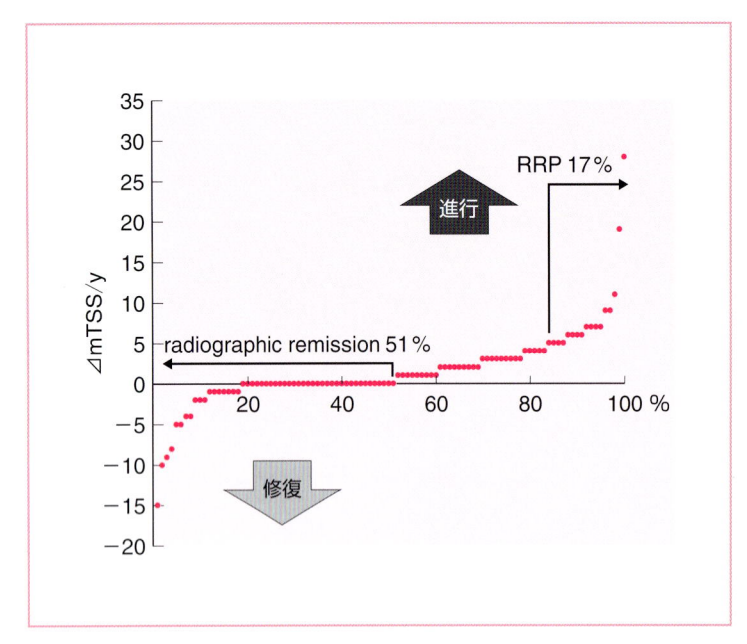

図5 cumulative probability plot
スコアの低い順に等間隔にプロットする．横軸を100％とすることで，スコアの分布が直感的に理解しやすく，臨床研究の報告において頻用されている．

なっている．
- 手足の小関節のみの評価であり，その他の大関節破壊については別に検討する必要がある．

● 文献

1) Zhang W, et al : EULAR evidence-based recommendations for the diagnosis of hand osteoarthritis : report of a task force of ESCISIT. Ann Rheum Dis 68 : 8-17, 2009
2) Colebatch AN, et al : EULAR recommendations for the use of imaging of the joints in the clinical management of rheumatoid arthritis. Ann Rheum Dis 72 : 804-814, 2013
3) Steinbrocker O, et al : Therapeutic criteria in rheumatoid arthritis. J Am Med Assoc 140 : 659-662, 1949
4) Larsen A : A radiological method for grading the severity of rheumatoid arthritis. Scand J Rheumatol 4 : 225-233, 1975
5) Larsen A, et al : Radiographic evaluation of rheumatoid arthritis and related conditions by standard reference films. Acta Radiol Diagn (Stockh) 18 : 481-491, 1977
6) Sharp JT, et al : Methods of scoring the progression of radiologic changes in rheumatoid arthritis. Correlation of radiologic, clinical and laboratory abnormalities. Arthritis Rheum 14 : 706-720, 1971
7) van der Heijde DM, et al : Effects of hydroxychloroquine and sulphasalazine on progression of joint damage in rheumatoid arthritis. Lancet 1 : 1036-1038, 1989
8) 金子祐子：RAの単純X線画像評価法．Arthritis 11 : 4-10, 2013
9) Vastesaeger N, et al : A pilot risk model for the prediction of rapid radiographic progression in rheumatoid arthritis. Rheumatology (Oxford) 48 : 1114-1121, 2009

私のヒヤリハット　指が伸びなくなったら・・・

症例：65歳，男性，RA（罹病歴7年）
主訴：右前腕〜手関節痛，右中指環指小指伸展障害．
現病歴：他院でMTX 6 mg/wでフォローされていた．約1ヵ月前から右中環小指の伸展障害が出現したとのことで来院した．
所見：腫脹関節＝両手関節/両肘関節/両肩関節，圧痛関節＝右手関節/両肘関節/右肩関節，CRP 3.7 mg/dl，VAS 91 mm，DAS28-CRP 5.5 右中指環指小指MP関節自動伸展制限（図1）
右手関節背屈40°掌屈60°，前腕回内70°回外60°
単純X線像：両手関節の骨破壊著明，Larsen grade IV（図2）
ヒヤリハット：右手関節部での中指環指小指伸筋腱断裂と診断し，術前検査を行った．検査結果説明のため来院した際，伸展障害の改善を認めた．単純MRIを撮像したところ，手関節部での固有小指伸筋腱の変性のみで，腱の連続性は保たれていた（図3）．針筋電図検査を行ったところ，右総指伸筋腱にpolyphasic patternと呼ばれる神経原性変化を認めた．手指伸展障害出現後，約2ヵ月で症状は完全に軽快した．

（小田　良）

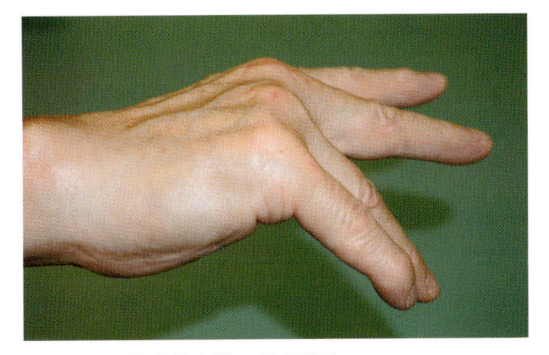

図1　右中指環指小指の伸展障害
来院時は，おもに環指小指MP関節の伸展制限があり，さらに右遠位橈尺関節の腫脹と疼痛を認め，典型的な伸筋腱断裂に見える．

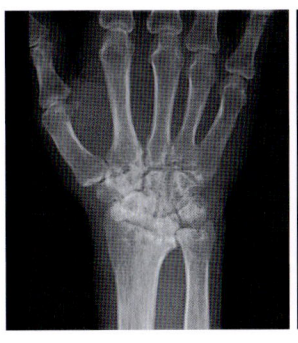

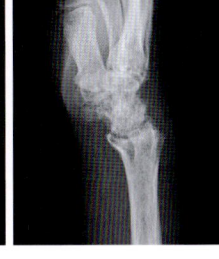

図2　右手関節単純X線像
橈骨月状骨関節を中心に手関節破壊を認める．

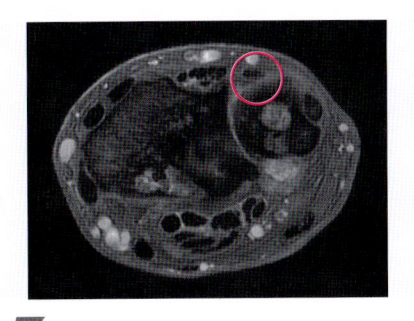

図3　右手関節MRI
尺骨頭の骨びらんと遠位橈尺関節の滑膜炎はあるが，総指伸筋腱および固有小指伸筋腱の変性は軽度であった．

教訓　本症例の伸展障害は，症状の経過と右肘関節周囲の腫脹，検査所見から，後骨間神経の部分麻痺の症状で，右肘関節周囲の末梢神経炎が原因と考えられる．RAでは手関節の関節破壊は高頻度にみられ，手指の伸展障害が出現した際は，伸筋腱断裂がまず頭に浮かぶ．ところが，RAでは末梢神経障害や，脳梗塞などの合併症を生じることがあるため，関節症状だけでなく，神経症状の可能性も念頭に置いて診療に当たる必要がある．

5 画像診断の見方とピットフォール

2) MRI

谷口大吾・藤原浩芳（京都府立医科大学整形外科）

まとめ

　RA の画像診断は従来，単純 X 線が骨びらんや関節裂隙，関節破壊を評価する目的で使用されてきた．近年，RA 治療の発達に伴い早期診断，早期治療，より高い治療目標を目指し，MRI も利用して詳細な関節の評価を行っている．MRI は滑膜炎，骨髄浮腫，骨びらんの診断に優れ，これらの所見は関節の予後と関連している．また，MRI により RA の病態の一端も明らかになりつつある．しかし，滑膜炎の正確な評価には造影剤が必要であることや，局所の検査である MRI を全身評価である疾患活動性の評価としてどう利用するかが今後の課題である．

はじめに

　RA では滑膜炎，腱鞘滑膜炎，骨髄浮腫が早期の異常所見であり，やがて，骨びらんが形成される．よって，滑膜炎，腱鞘滑膜炎，骨髄浮腫を画像診断で検出することは重要である．MRI は腱，靱帯，滑膜組織，筋肉などの軟部組織および軟骨，骨皮質，骨髄の形態および質的評価が可能であり，RA に伴う異常所見のすべてを描出可能である．滑膜炎は RA の病態の本質であり，滑膜炎を診断することが早期診断，疾患活動性の評価などに重要で，造影 MRI は滑膜炎の画像診断のゴールドスタンダードである．また，骨髄浮腫は滑膜炎とともに RA における骨びらんや関節破壊の予測因子であり，MRI でのみ診断可能である．このように MRI は RA 診療に非常に有用な画像診断法である．しかし，高コストで撮影時間が長く，撮影範囲が限定される（図1）．

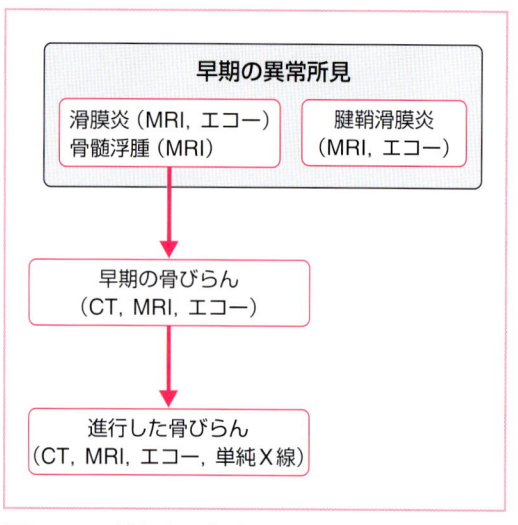

図1 RA の進行と画像診断

早期の異常所見
- 滑膜炎（MRI，エコー）
- 骨髄浮腫（MRI）
- 腱鞘滑膜炎（MRI，エコー）

↓

早期の骨びらん（CT，MRI，エコー）

↓

進行した骨びらん（CT，MRI，エコー，単純X線）

1 MRI の特徴（図2，表1）

- MRI は生体のプロトン（水素原子核）を画像化したものである．
- 生体の 7 割が水で組織によってプロトンの密度

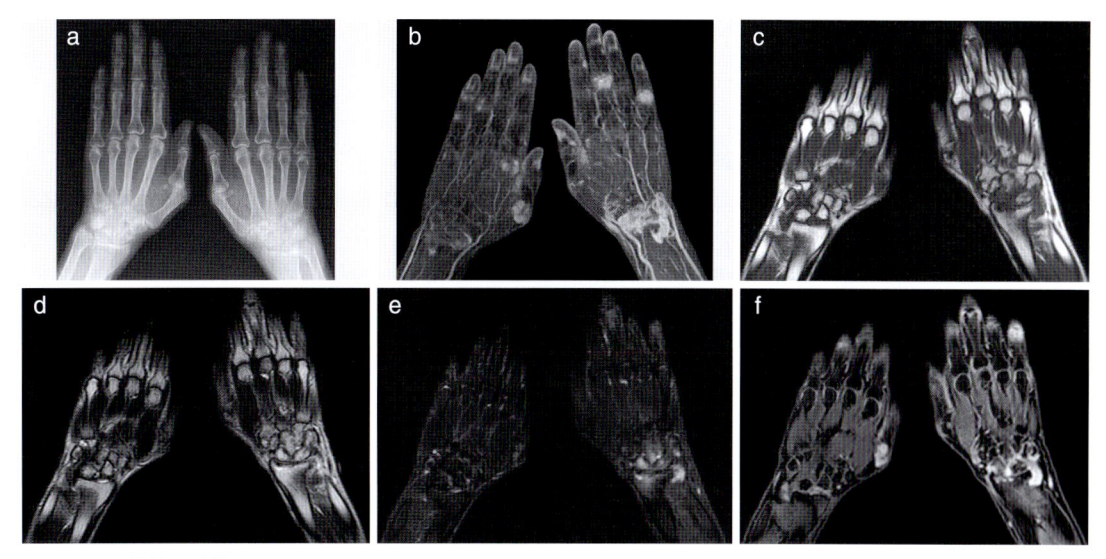

図2 手の単純X線像とMRI
a 単純X線, b 最大値投影法, c T1, d T2, e 脂肪抑制T2, f Gd造影

表1 RAの所見とMRIの信号変化

	T1	T2	脂肪抑制T2強調	Gd造影
水	低信号	高信号	高信号	－
脂肪	高信号	高信号	低信号	－
正常骨髄	高信号	高信号	低信号	造影効果なし
滑膜炎	低信号	低～高信号	低～高信号	強い造影効果
関節水腫	低信号	高信号	高信号	造影効果なし
骨髄浮腫	低信号	等～高信号	高信号	造影効果あり
骨びらん	低信号	等～高信号	高信号	造影効果あり

と状態が異なるため，MRIで生体の各組織の画像化が可能である．

- 水はT1強調像で低信号，T2強調像で高信号，脂肪はT1強調像で高信号，T2強調像で高信号として描出され，正常骨髄はT1強調像で高信号，T2強調像で高信号である．
- 造影検査ではT1強調脂肪抑制画像を用いることにより造影効果を明瞭にできる．
- 滑膜炎は肥厚滑膜がT1強調像で低信号，T2強調像および脂肪抑制T2強調像で低～高信号領域（線維化が進行した滑膜は低信号，活動性の高い滑膜炎は高信号）として描出される．炎症滑膜は血流が増加しているためガドニウム（Gd）による強い造影効果を認める．
- 滑膜炎と関節水腫はともにT2強調像と脂肪抑制T2強調像で高信号であり，単純MRIで鑑別が困難なことがある．Gdが関節液中に移行するまでに時間がかかるため，滑膜炎と関節水腫の鑑別にGd造影が有用である．
- 骨髄浮腫は境界不明瞭で，T1強調像で低信号，T2強調像で等～高信号，脂肪抑制T2強調像で高信号，造影効果を認める．
- 骨びらんはT1強調像で低信号，T2強調像で等～高信号，脂肪抑制T2強調像で高信号，造影効果を認める．

2 RAに対するMRIの利用

- 単純X線では検出不可である滑膜炎が検出可能.
- 触診では検出できないような滑膜炎も造影MRIで診断できるため, RAの早期診断に有用である (2010年 ACR/EULAR新分類基準ではMRI, エコーによる画像診断が補助診断として含まれている).
- 骨髄浮腫はMRIでのみ観察可能.
- 単純X線より早期に骨びらんを観察可能.
- 疾患活動性や治療効果判定に利用.

3 MRIのピットフォール

- 滑膜炎と関節液を区別するために造影剤が必要.
- 滑膜炎はRAだけでなくOAや他の膠原病などでも認める.
- 骨髄浮腫はOA, 外傷, 感染症でも認める.
- 骨びらん様の所見は, 健常者でも2〜26%に認める.
- 靱帯付着部, 栄養孔, 骨嚢胞などとの鑑別が必要. これらは滑膜炎や骨髄浮腫を伴わず, 境界明瞭であり, 造影効果も認めない.

4 アドバンスト・レクチャー

1) MRI所見と関節破壊

- MRIで確認される滑膜炎の程度は関節破壊と相関する[1].
- 骨髄浮腫は関節破壊のリスクとなる[2].
- 手のMRI画像評価にはOMERACT-RAMRIS[3]が世界的に使用されており, 病変の体積によって骨びらんは0〜10の11段階, 骨髄浮腫と滑膜炎は0〜3の4段階で評価するが, 煩雑である.
- 最大値投影法は画像処理方法の一つであり, 各スライスの最も高輝度な領域を重ね合わせ3次元的に1枚の画像として描出する. リウマチ手の造影MRIで利用した場合, 単純X線のように1枚の画像で両手全体が観察可能で, 関節滑膜炎が明瞭に描出できる[4] (図2).
- 臨床的に寛解基準を満たし, 触診では滑膜炎が検出できない場合でもMRIなどの画像で滑膜炎が存在し, 関節破壊が進行することがある[5].
- RAの全身評価として, MRIの局所所見を評価の一部として利用する方法や全身MRIを利用することが検討されている[6].

●文献

1) Ostergaard M, et al : Magnetic resonance imaging-determined synovial membrane volume as a marker of disease activity and a predictor of progressive joint destruction in the wrists of patients with rheumatoid arthritis. Arthritis Rheum 42 : 918-929, 1999
2) Colebatch AN, et al : EULAR recommendations for the use of imaging of the joints in the clinical management of rheumatoid arthritis. Ann Rheum Dis 72 : 804-814, 2013
3) Ostergaard M, et al : OMERACT Rheumatoid Arthritis Magnetic Resonance Imaging Studies. Core set of MRI acquisitions, joint pathology definitions, and the OMERACT RA-MRI scoring system. J Rheumatol 30 : 1385-1386, 2003
4) Taniguchi D, et al : Maximum intensity projection with magnetic resonance imaging for evaluating synovitis of the hand in rheumatoid arthritis : comparison with clinical and ultrasound findings. Clin Rheumatol 33 : 911-917, 2014
5) Brown AK, et al : An explanation for the apparent dissociation between clinical remission and continued structural deterioration in rheumatoid arthritis. Arthritis Rheum 58 : 2958-2967, 2008
6) Axelsen MB, et al : Whole-body MRI assessment of disease activity and structural damage in rheumatoid arthritis : first step towards an MRI joint count. Rheumatology (Oxford) 53 : 845-853, 2014

5　画像診断の見方とピットフォール

3) エコー

中原龍一（岡山大学整形外科）

まとめ

エコーは従来のRA画像診断の主体であった単純X線では検出できない滑膜炎や微小な骨びらんを検出することができるため，早期診断・薬効果判定・寛解基準に有用である．

同様な検査にMRIがあるが，エコーはMRIと異なり外来で簡便に利用可能であり，多関節の評価を行うことが可能という利点がある．

しかし，エコーは関節ごとの解剖を覚える必要があり，装置設定や手技によって評価が変わるため，エコー画像所見の特性を知ってMRIと使い分けを行う必要がある．

はじめに

エコー装置の進歩により画像解像度が向上し，低速血流の評価が向上した．

そのためX線写真では検出困難な小さな骨破壊や，滑膜炎の評価が可能となった．

RA診療におけるエコー検査で最も重要なことは，RAの病態の中心である滑膜炎を検出することである．

早期診断，薬効評価，寛解評価のためにMRIと並んでエコーは利用されている．

1 エコー装置の設定と画質

- 白黒のBモード画像と，炎症血流評価に有用なパワードプラモード（PDモード）画像があり，切り替えながら利用する．
- 装置によってはBモードとPDモードを同時に表示可能なデュアルモードがある．
- 画質は設定によって大きく変わるため，検査前に設定を行っておくことが重要である．
- 設定はプリセットとして装置に記憶することができるため，主要な設定はプリセットとして登録しておくべきである．
- PDモードの設定（流速レンジ：PRF，カラーゲイン）は炎症評価に大きくかかわり，どの設定もノイズと見えやすさのトレードオフの関係である（ノイズが増えてもよく見える設定か，ノイズが少なく見えにくい画像か）ため，注意が必要である．
- 設定方法には，患者・検査ごとに設定を変更する方法（最もノイズが少なく見えやすい設定に毎回変更する方法）と，毎回同じ設定を使う方法とがある．
- 検出下限すれすれの微小な所見の検出を目指す場合は，検査ごとに設定を変更する方がよいが，同一患者に同一装置を用い比較評価を指向する場合は，毎回同じ設定を用いた方がよい．

2 装置選択

- 装置は高性能の据え置き型装置と，性能は劣るが移動が簡単なポータブル装置とがある（図1）．

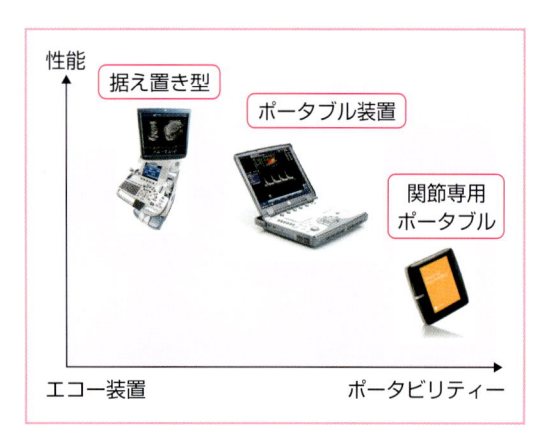

図1 エコー装置の種類

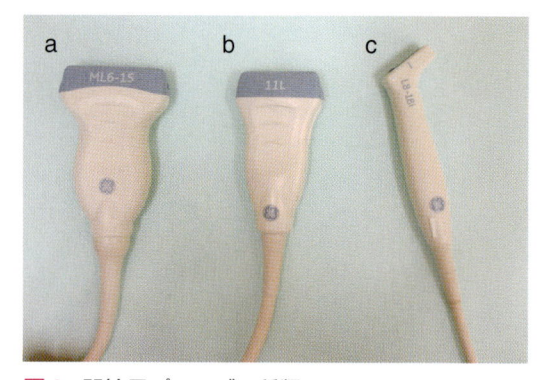

図2 関節用プローブの種類
a 大関節用，b 汎用，c 小関節用

- 関節専用のポータブルエコー装置はBモードの画質は高いが，滑膜炎評価で重要なPDモードの低速血流評価能力が低いことがあり注意が必要である（他のエコー装置では検出可能な滑膜炎を検出できないことがある）．
- 装置によって同一患者でもPDモードの見え方が異なるという問題があるため，なるべくPDモードの性能が高い装置を購入することがRA診療においては重要である．
- 性能は据え置き型の装置が最も高いが，最近はポータブル装置でもPDモード能力が高い装置もあるため，可能であれば購入時に比較するべきである．

3 プローブ選択

- プローブによってエコーの周波数が異なる．
- 周波数が高いほど解像度は向上するが，深い部位は見えにくくなる．
- 低周波の大関節用，中～高周波の汎用，高周波の小関節用のプローブがあるので，目的に応じて使い分ける（図2）．
- ホッケースティックタイプの高周波プローブは先端が小さいため，MCP関節やPIP関節を屈曲させて掌側から観察する時に有用であり，小関節の穿刺にも有用である．
- ただし高周波プローブは視野が狭く，膝関節などの深い部位の画質が低いという欠点がある．

- 最近は汎用プローブでも高周波のプローブが増えてきたため汎用プローブでも詳細な情報を得ることが可能となってきた．
- プローブ1本で運用する場合は汎用プローブが有用である．

4 画像所見

- 滑膜肥厚，液体貯留は関節や腱鞘内の低信号領域として検出される．
- 滑膜肥厚と液体貯留の鑑別は圧迫を加えることで鑑別可能である．
- 液体貯留は均一な低信号領域であり，圧迫で移動し時に液体の流動を認め，PDモードでの血流シグナルは認めない．
- 滑膜肥厚は圧迫でも移動・流動は認めず，炎症を伴う場合はPDモードで血流シグナルを認め，これが滑膜炎として評価される（図3）．
- 滑膜肥厚は低信号であることが多いが，時に中・高信号の混在も認める．
- 中・高信号となる場合には血流シグナルを認めないことが多い（活動性の低い滑膜肥厚であることが多い）．
- 骨びらんは関節内の骨表面の不連続点として定義されているが，靱帯付着部や骨への栄養血管の入り口を骨びらんと見間違えることが多いため，縦断・横断の2平面での観察が推奨されている．

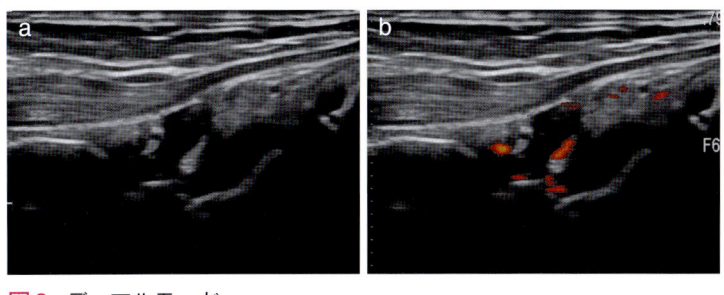

図3 デュアルモード
Bモード(a)とPDモード(b)を同時に表示する(手関節背側矢状断).Bモードでは関節内に低信号な滑膜肥厚を認め,PDモードでは滑膜肥厚に血流シグナルを認めることから滑膜炎があることがわかる.

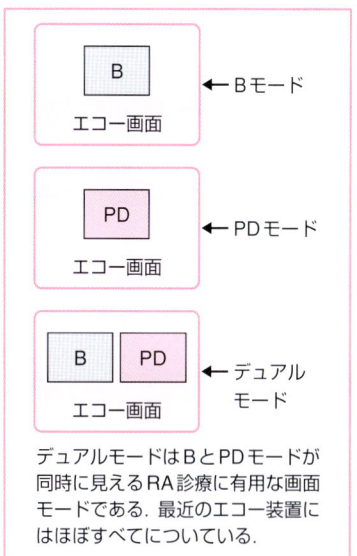

デュアルモードはBとPDモードが同時に見えるRA診療に有用な画面モードである.最近のエコー装置にはほぼすべてについている.

5 評価手順(図4)

- Bモードでは関節内の滑膜肥厚と,腱周囲の滑膜肥厚を評価し,滑膜肥厚を見つけた場合にPDモードで炎症評価を行う.
- Bモードで滑膜肥厚が確認された領域にPDモードで血流シグナルを認めれば滑膜炎があると言える.
- 評価方法としては画像を記録して比較する方法と,スコアリングをつけて比較する方法とがある.
- スコアリング方法は日本リウマチ学会[1]のガイドラインにある半定量的な評価法が主に利用されている.
    グレード0から3の4段階の分類である.
    グレード0:血流シグナルなし
    グレード1:点状のシグナルのみ
    グレード2:シグナルが融合するが,シグナルの範囲が肥厚滑膜の半分以下
    グレード3:シグナルが融合し,シグナルの範囲が肥厚滑膜の半分以上
- 簡便な方法ではあるが結果の再現性や信頼性に問題があるため,複数検者で運用する場合は施設内で評価法を合わせるためのトレーニングが必要である.
- 可能であれば静止画や動画を保存しておくと比較や検証に用いることができる.
- 関節ごとに解剖構造が異なるため,描出にはエコー解剖の知識が必要である.
- 日本リウマチ学会から撮像のガイドラインが出版されているため,それを用いることで標準的な関節評価を行うことが可能である[1].

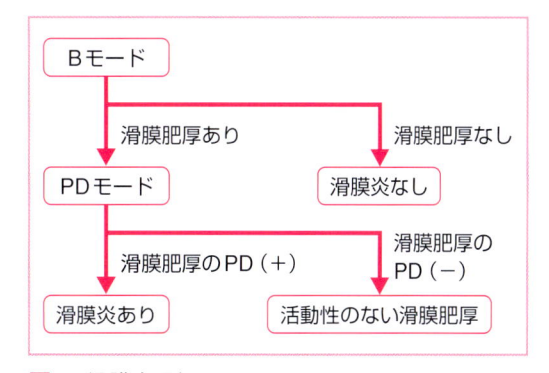

図4 滑膜炎評価

6 滑膜炎評価のピットフォール

- 正確で再現性のある滑膜炎評価のためには,PDモードのさまざまなピットフォールを知っておくことが重要である.
- 血流シグナルを認める場合でも,プローブの圧迫によって血流シグナルの消失や減少をきたす

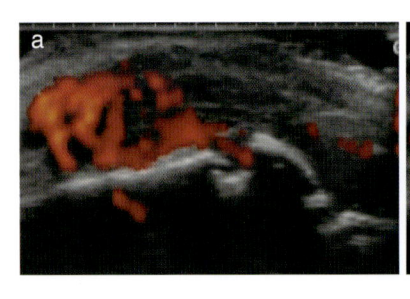

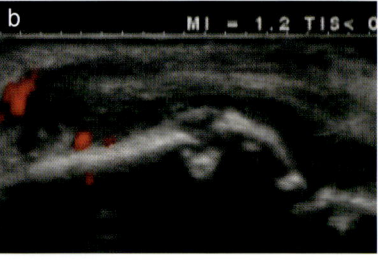

図5 プローブの圧迫による変化
a　MCP関節背側矢状断：圧迫なし
b　MCP関節背側矢状断：圧迫あり

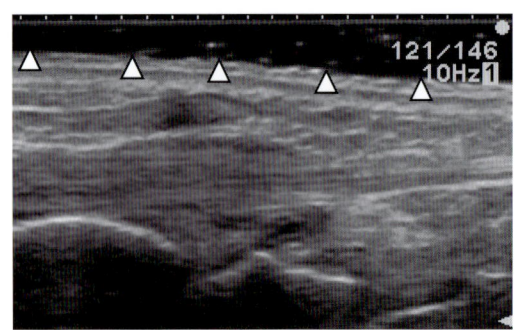

図6 圧迫のない画像
圧迫がない時はゼリーの層が見える（手関節背側矢状断）．

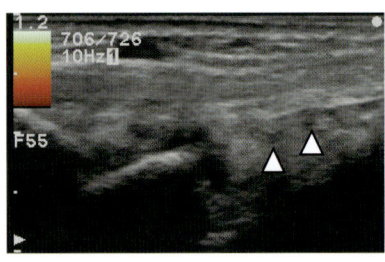

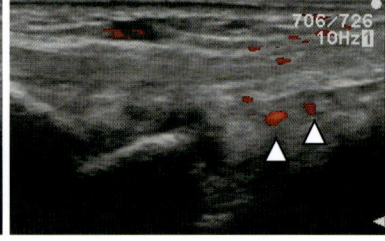

図7 正常血管像（手関節背側）
PDモードで血流を認めるが，Bモードでは関節外の高信号領域であり，血管の断面が見えることから正常血管とわかる．

ため，常に圧迫をしていないかを確認する必要がある（図5）．
- 圧迫を回避するためにはエコー画像でゼリーの層が見えるほど，多めにゼリーを用いることを心がけるとよい（図6）．
- 正常血管が近くにある場合は，多重反射として関節内にアーチファクトが発生し，あたかも滑膜炎があるような像が見えることがあるため，怪しい時はプローブの向きを変えるなどして正常血管を避けて評価する．
- 正常関節近傍で血流シグナルを認める場所があるため，Bモードで本当に滑膜肥厚があるかどうかを判断する必要がある（図7）．
- 日頃から健常人で正常超音波画像を見ておくことが重要である．

7　早期診断

- エコーは，X線では検出が困難な骨びらんや，触診では診断困難な滑膜炎を診断することができるため，早期診断に有用である．
- 特に足趾のMTP関節の滑膜炎は触診では診断困難なことが多いため有用である．
- しかしエコーで滑膜炎（Bモードの滑膜肥厚とPDシグナル）を認めたからと言って，RAの滑膜炎とは限らないため注意が必要である．
- 滑膜炎を伴うOAや感染，外傷など，さまざまな病態でRAの滑膜炎に類似した所見を呈するため，他の臨床症状と合わせて診断することが重要である（図8）．

図8 RA以外でのPDシグナル
a 炎症性のOA（膝関節外側）
b 偽痛風（手関節背側矢状断）

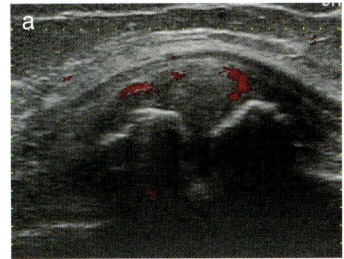

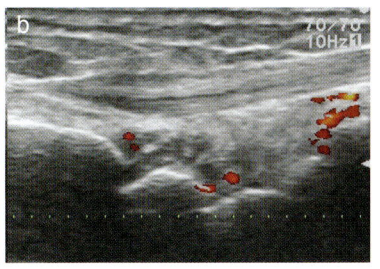

8 薬効判定

- MRIと異なり多関節評価が可能で安価なエコー検査は，薬効評価に有用である．
- DAS28で評価される28関節や，多いものでは60関節[2]をPDモードで評価し，PDスコアの合計点の変化などで薬効評価する方法が報告されている．
- 評価関節数が多いほど薬効評価の精度は向上するが，検査時間とのトレードオフであるため，何関節を標準的に評価するかは難しい問題であり，さまざまな評価セットが提案されている．
- 薬効評価には28関節のように決まった関節を毎回評価する方法以外に，精度は下がるが症状がある部位の関節評価だけに限定する方法もある．
- 忙しい外来診療でエコー評価を行う場合は，最も症状の強い関節だけを評価し，定期的な多関節評価とは分けている施設も多い．
- 採血結果と臨床症状が解離した場合にのみエコー検査を行う方法もある．
- 患者の状態や自身の外来診療の現状と照らし合わせて現実的な解決策を取る必要がある．

9 寛解基準

- 臨床的寛解にあっても，エコーで滑膜炎所見を認める場合は関節破壊を進行させることが報告[3]されており，寛解基準にエコー検査は有用である．
- しかしすべての患者で全関節を評価するのは現実的ではなく，またPDスコアでどの程度を寛解のカットオフにするかは明らかではない．
- エコー装置によってPDモードでの血流シグナルの検出下限が異なると言う問題もある．
- これらの問題はあるが，関節破壊進行のリスクの高い患者（予後不良因子であるACPAやRA因子が高値な患者など）や，bDMARDの中止の判定などではエコーを用いた寛解判定は非常に重要である．

10 MRIとエコーの使い分け

- MRIの利点はエコーでは検出不可能な骨髄浮腫やエコーの届かない部分の滑膜炎を評価可能なことである．
- 逆にエコーの利点はコストが安く，多関節評価が可能であり，MRIで必要な造影剤投与などの侵襲が加わらないことである．
- 以上のことからより正確な情報が必要な早期診断や寛解基準にはMRIを用い，観察回数が多く評価関節数が多くなりがちな薬効評価には超音波を用いるなどの使い分けが重要である．

● 文献

1) 日本リウマチ学会編：関節エコー撮像法ガイドライン．羊土社，東京，2011
2) Naredo E, et al：Assessment of inflammatory activity in rheumatoid arthritis：a comparative study of clinical evaluation with grey scale and power Doppler ultrasonography. Ann Rheum Dis 64：375-381, 2005
3) Brown AK, et al：An explanation for the apparent dissociation between clinical remission and continued structural deterioration in rheumatoid arthritis. Arthritis Rheum 58：2958-2967, 2008

4) CT

谷口大吾・藤原浩芳（京都府立医科大学整形外科）

まとめ

CTは骨構造の描出に最も優れ，3次元的評価にも有用である．RAにおいては関節変形の術前評価や手術計画に広く用いられている．また，骨びらんの検出に最も感度が高い検査である．しかし，被曝の問題があり，日常診療でRAの一般的評価には使用できないが，末梢骨用高分解能CTは被曝量が少なく，RAの特徴のひとつである傍関節性の骨粗鬆症の評価に利用できるため，今後の発展が期待される．

はじめに

RAは滑膜炎，骨髄浮腫が進行し，骨びらんを代表とする骨破壊や関節変形をきたし，最終的には関節機能が失われる疾患である．骨びらんはRAを特徴づける所見で，発症数ヵ月で生じることがあり，診断および関節破壊の進行度として重要視されている．日常診療において骨びらんや関節変形は単純X線で評価しているが，本来3次元の構造を2次元化するため詳細な骨の評価には限界がある．一方，X線を応用した高精度の画像ツールであるCTは骨構造の詳細な評価が可能である．臨床では骨びらんの評価，関節変形の術前評価，腱断裂の画像検査として利用されている．しかし，医療被曝の問題など改善すべき課題がある．

1 CTの特徴

- X線を目的とする断層面に照射し，通過したX線量の差を計測して，コンピューター処理を行い，断層組織の相対的X線吸収分布を画像表示したものである．
- CT値の設定は，各組織の減弱係数を空気－1,000，水0，緻密骨組織＋1,000とし，これに対する比率で表す（筋肉＋30〜＋70，脂肪－40〜－70）（表1）．
- 描出したい組織に合わせてCT値の範囲を設定することにより骨構造や軟部組織を明確に描出する．
- 骨構造を正確に描出可能で，3次元画像も容易に構成でき有用である．
- 骨皮質と海綿骨おのおので骨の評価が形態的に可能である．

表1 各組織のCT値

	空気	水	緻密骨	筋肉	脂肪
CT値	－1,000	0	＋1,000	＋30〜＋70	－40〜－70

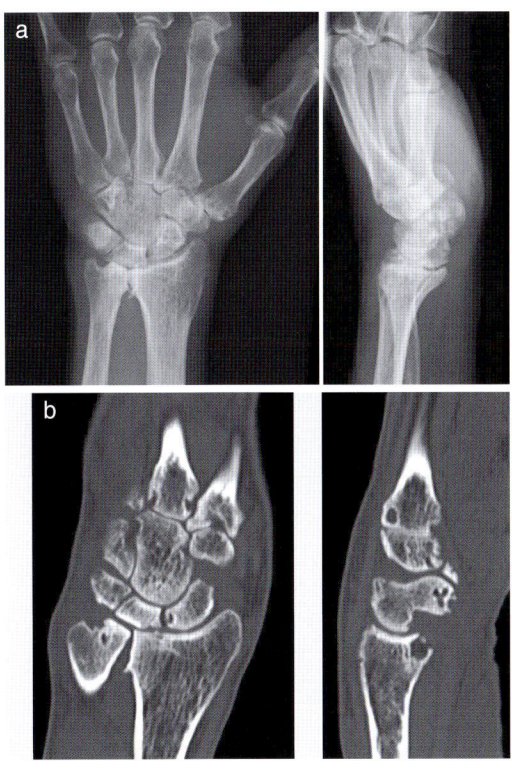

図1 単純X線像(a)と単純CT像(b)
単純CTでは骨びらんが明瞭に描出されている.

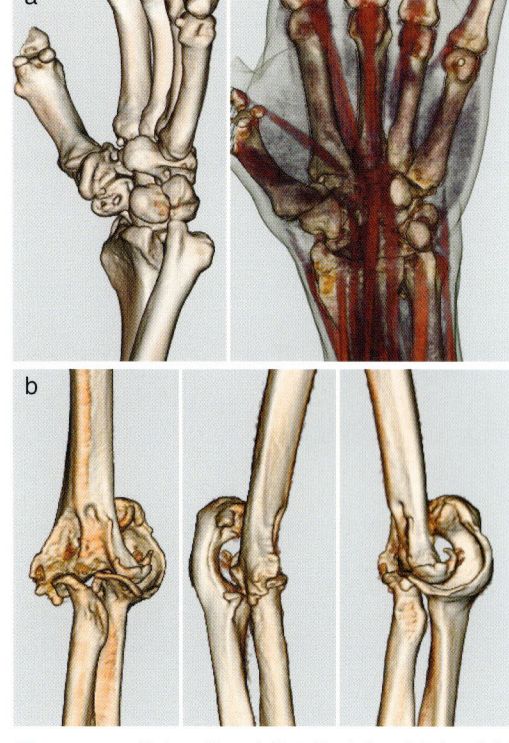

図2 RAに伴う環指・小指屈筋腱皮下断裂の症例(a), 人工肘関節全置換術術前の症例(b)

2 RAに対するCTの利用(図1, 2)

- 骨びらんの有無と評価.
- 関節変形の術前評価, 手術計画.
- 腱断裂の術前評価, 手術計画.
- 仙腸関節や胸鎖関節の異常を検出することにより除外診断に利用.

3 CTと他の画像検査の比較

1) 長所

- 骨構造の描出に優れ, 単純X線, MRI, 関節エコーなどいずれの画像検査よりも骨びらんの検出感度が高い.
- 3次元的な骨構造の描出が容易に可能.
- 3次元プリンターを用いることにより骨モデルの作成が行われている.
- 検査時間が短い.

2) 課題

- 放射線被曝のため日常診療で繰り返し使用できない(近年のヘリカルCTでは放射線被曝量は従来型の1/8程度である).
- 軟部組織の描出はMRIや関節エコーより劣る.

4 アドバンスト・レクチャー

- CTをゴールドスタンダードとして骨びらん検出の感度, 特異度はMRIが68%, 92%, 関節エコーが44%, 95%, 単純X線が26%, 98%であった[1].
- RAでは傍関節性および全身の骨粗鬆症が発症早期から認められることが報告され, 末梢骨用高分解能CT(high-resolution peripheral quantitative CT:HR-pQCT)は末梢関節に特

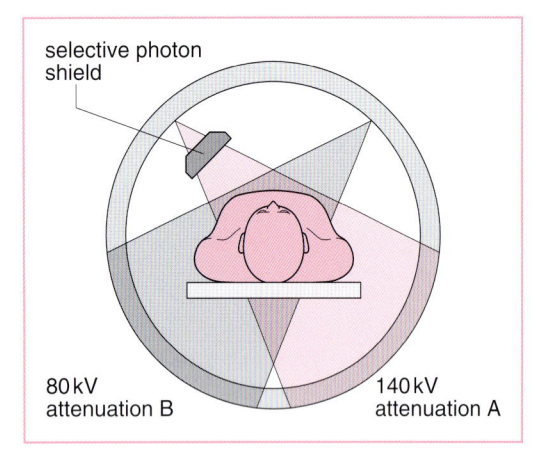

図3a DECTの原理

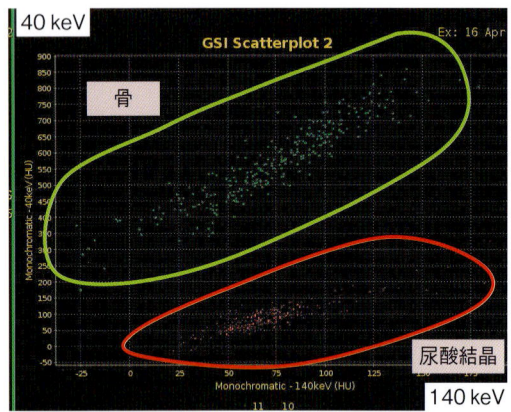

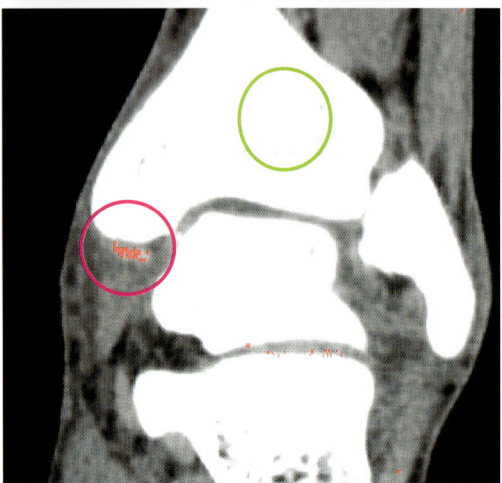

図3b 足関節に沈着した尿酸結晶
（岡山大学 西田圭一郎先生写真提供）

化したCTで被曝量が非常に少なく，骨びらんだけでなく，海綿骨や皮質の構造，および骨密度などが計測できるためRAの末梢関節評価に有用である[2]．

- HR-pQCTを用いた研究で，ACPA陽性の健常者ではRA発症前から骨構造の異常を認めることが示された[3]．
- 従来のCTは1種類のエネルギーを持ったX線を照射するが，異なる2種類のエネルギーを持ったX線を照射し，より高い空間分解能で画像が得られるdual-energy CT（DECT）が利用され始めている[4]．骨と尿酸結晶の区別などが可能である（図3）．

● 文献

1) Dohn UM, et al : No overall progression and occasional repair of erosions despite persistent inflammation in adalimumab-treated rheumatoid arthritis patients : results from a longitudinal comparative MRI, ultrasonography, CT and radiography study. Ann Rheum Dis 70 : 252-258, 2011
2) Srikhum W, et al : Quantitative and semiquantitative bone erosion assessment on high-resolution peripheral quantitative computed tomography in rheumatoid arthritis. J Rheumatol 40 : 408-416, 2013
3) Kleyer A, et al : Bone loss before the clinical onset of rheumatoid arthritis in subjects with anticitrullinated protein antibodies. Ann Rheum Dis 73 : 854-860, 2014
4) 町田治彦ほか：痛風のためのdual-energy CTの基本原理と臨床応用．高尿酸血症と痛風 21：149-154, 2013

5　画像診断の見方とピットフォール

5) PET

岡邨興一（群馬大学整形外科）

まとめ

- 陽電子放出断層撮影 positron emission tomography（PET）は fluorodeoxy glucose（FDG）を代表とする少量の放射性薬剤を生体内に投与し，放出される放射線を画像化する機能・代謝画像である．
- RA 診療において，PET 画像は全身の罹患関節の一期的な評価が可能である．
- RA 患者に投与された FDG は罹患関節の滑膜へ集積する．
- RA の滑膜炎が高度になると関節内への FDG 集積量が増加するため，FDG 集積量を測定することで治療効果を判定することができる．
- FDG 集積量の測定には standardized uptake value（SUV）が使用され，半定量的な客観的評価が可能である．
- PET 画像は，RA 診療において「イメージングバイオマーカー」としての役割を果たす．

はじめに

PET は悪性腫瘍領域では保険適応がある検査であるが，RA や関節炎への保険適応は認められていない．しかしながら，fluorodeoxy glucose（FDG）-PET を中心に，PET 画像を利用することで関節炎をより正確に評価しようとする試みは盛んに行われている．PET 画像は細胞の代謝の状態を画像として表現できる「機能・代謝画像」であり，RA のように疾患活動性を評価する必要がある場合には，その有用性が発揮できるモダリティーである．本項では RA 診療における「イメージングバイオマーカー」としての PET 検査の実際を紹介する．

1　FDG 集積部位と集積する理由

- FDG は，癌細胞のようなグルコース代謝が亢進した細胞に集積する．
- RA 関節炎では FDG は滑膜に集積する．
- 滑膜内では FDG は，線維芽細胞やマクロファージに集積する．
- 炎症性サイトカイン刺激や低酸素条件下で FDG 集積量が有意に増加する．

マウスを使用した実験において，FDG 集積量が多い部分にはパンヌス増生が生じており，パンヌスの重症度と FDG 集積量に相関を認めたという報告もある．

2　リウマチ診療での PET の使い方

- リウマチ診療では，鑑別診断と治療評価に使用できる．
- 鑑別診断では PET の集積パターンを疾患の鑑別に利用することができる．
- 治療評価では，関節炎の程度により関節に集積する FDG 量が変化することを利用する．

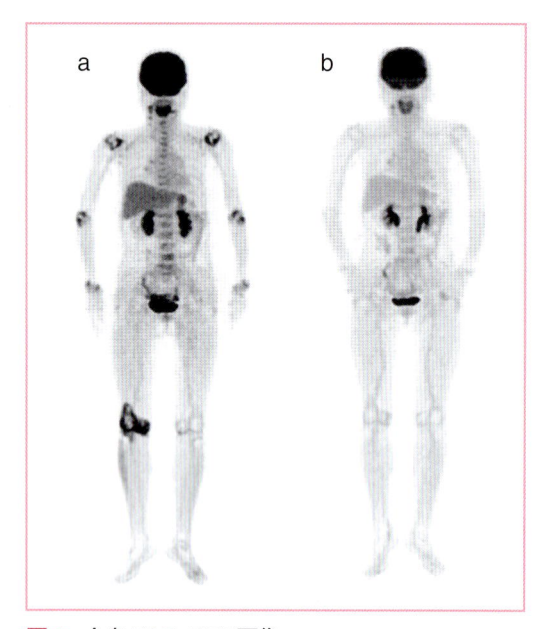

図1 全身FDG-PET画像
RA患者の治療開始前（a）および治療開始後6ヵ月時（b）の全身FDG-PET画像である.

表1 図1の症例における治療開始前後の各関節の最大SUVの推移

	治療開始前		治療後6ヵ月	
	右	左	右	左
肩	5.63	5.78	1.56	1.80
肘	4.11	4.17	1.19	1.24
手	2.71	2.42	1.36	1.55
股	1.76	1.73	1.94	2.76
膝	8.45	1.80	1.92	1.57
足	0.82	0.91	1.66	1.07

治療開始前後の罹患関節の最大SUV（SUVmax）の変化である．多くの関節でSUVmaxが減少しているが，左股関節や足関節ではSUVmaxが増加している．2年後の各関節の単純X線撮影で，右足関節に関節裂隙の狭小化を認めた．SUV：standardized uptake value

- 滑膜炎が強い罹患関節に高度にFDGが集積する．
- 治療効果がある場合には，罹患関節のFDG集積は治療前より低下する（**図1**）．
- 既存の関節破壊による関節変形だけでは，FDG集積量は増加しない．
- 治療を行っているにも関わらずにFDG集積が増加している関節は，将来的な関節破壊を生じる危険性が高い[1]．

3 FDG-PETを使った疾患活動性の測定方法

- 関節へのFDG集積量は視覚スコアもしくはstandardized uptake value（SUV）を使用した半定量的な数値で評価する．
- 視覚スコアは，各関節へのFDG集積を肝臓への集積量と比較して4～5段階に分けてスコアリングする．
- SUVはワークステーション（読影装置）上で関心領域を設定すれば，自動計算することができる．
- 平均SUV（SUVmean）もしくは最大SUV（SUVmax）が利用され，疾患活動性の評価が行える（**表1**）．

全身PET画像の使用法としては，罹患関節のSUVmaxを利用し関節ごとの継時的な比較[2～3]を実施することができる．一方で，測定した各関節のSUVmaxを合計して各患者の疾患活動性の評価を行うこともできる[2～5]．

4 鑑別診断での利用法

- FDG-PETを利用することで，全身の炎症部位を同定することができる．
- 疾患によりFDG集積部位に特徴がある．

RAの診断は，問診から始まり，さまざまな要素を検討しなければならず，PETの撮影のみで鑑別診断を実施することは不可能と考える．しかし，鑑別診断を実施する際にはPET画像を参考にすることが可能である．

5 RAと脊椎関節炎

脊椎関節炎（SpA）はリウマチ専門医でも診療経験が少ないが，RAの鑑別疾患として重要である．RAとの鑑別時に，PET画像は有用な情報を提供できる．

- SpAではFDGは腱付着部へ集積する．

図2　脊椎関節炎患者へのFDG集積
全身FDG-PET画像（a）および膝関節へのFDG集積（b），仙腸関節へのFDG集積（c）を示す．FDG-PET/CT装置では，CTとの融合画像により関節内へのFDG集積部位が正確に把握できる．仙腸関節および左膝関節へ高度の集積を認める．

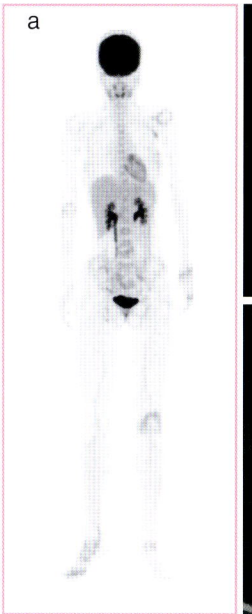

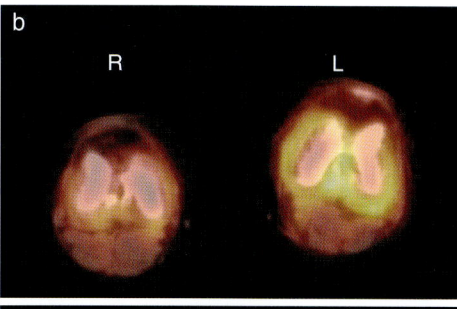

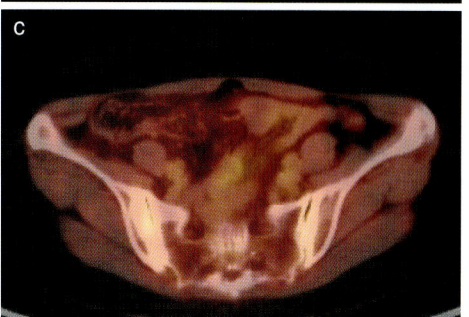

- SpAでは胸鎖関節，仙腸関節，恥骨結節，腰椎棘突起周囲にFDG集積を認める（図2）．

疾患活動性が高いRA患者では腱付着部への集積を認めることがあるので注意が必要である．また，SpA患者でも関節炎による滑膜増生がある症例ではRA同様に滑膜へのFDG集積が認められる（図2b）ので，仙腸関節へのFDG集積（図2c）や血液検査所見など他の所見と合わせて慎重に診断する必要がある．

6　PETの被曝量はどのくらいなのか？

- 1回のPET検査での被曝量は2.2〜2.4ミリシーベルト（mSV）である．
  ただし，以下の点に注意する必要がある．
- 検査装置がPET/CTの場合は，CTの被曝量を加算しなくてはならない．
- PET/CTのCTは，診断用CTの設定とは異なり，放射線の吸収補正やPET画像の位置同定目的に撮影するため，スライス幅も厚く，全身CTの被曝量は，診断用に撮影された胸部（腹部）単純CTと同程度である．

7　これからのPET

- PETとMRIを融合させたPET/MRIが開発されている．
- RA患者にPET/MRIを応用できれば，より低被曝で全身評価が可能となる．

文献

1) Yonemoto Y, et al：［18F］fluorodeoxyglucose uptake as a predictor of large joint destruction in patients with rheumatoid arthritis. Rheumatol Int 2015［Epub ahead of print］
2) Okamura K, et al：Evaluation of tocilizumab therapy in patients with rheumatoid arthritis based on FDG-PET/CT. BMC Musculoskelet Disord 15：393, 2014
3) Okamura K, et al：The assessment of biological treatment in patients with rheumatoid arthritis using FDG-PET/CT. Rheumatology（Oxford）51：1484-1491, 2012
4) 岡邨興一ほか：関節リウマチ患者評価におけるFDG-PET/CTの応用．映像情報Medical 45：415-420, 2013
5) 岡邨興一ほか：PETによる画像診断．日本臨牀 72（増刊号）：266-269, 2014

One point lesson：RA診療における胸部X線，胸部CT読影のコツ

はじめに

RA患者における呼吸器合併症として想定されるのは，原疾患に伴う間質性肺炎，リウマチ性血管炎（悪性RAに伴う）による胸膜炎・心膜炎，薬剤に伴う肺炎，感染症などである．

RAの臨床経過に応じて，評価・鑑別すべき呼吸器疾患は少しずつ異なってくる．RA診療における呼吸器病変は，概して胸部画像所見のみで確定診断を行うことは困難であり，患者個々の背景因子や疾患活動性，使用薬剤，臨床経過などの情報から可能性のある疾患を予測し，胸部X線・胸部CTなどの画像所見を参考に診断することとなる．

本項ではRAの臨床経過の各段階において，臨床的背景から起こりうる呼吸器疾患について予測し，参考となる胸部画像所見を解説する．

1 RA診断時における胸部画像診断のポイント

RAを診断し治療の開始を検討する際には，間質性肺炎の存在や，結核・非結核性抗酸菌症などの慢性感染症の存在の評価が重要である．胸部X線では，間質性肺炎は下肺野の網状影，結核では上肺野の粒状影，非結核性抗酸菌症では下肺野の粒状影を認める．これらの肺野病変は軽度であればX線写真のみでは同定することは困難なため，KL-6高値例やインターフェロン-γ遊離試験（クオンティフェロン®，T-SPOT®）などの結核スクリーニングの検査が陽性であれば胸部CTでの精査も行う．

間質性肺炎の存在はMTXを開始する上で注意しておく必要があるが，胸部X線で同定できない程度の軽度の間質性肺炎であれば通常問題となることは少ない．

2 bDMARDを開始する際の胸部画像診断のポイント

bDMARDを開始する際には胸部画像の評価は必須であり，その目的は主として亜急性〜慢性感染症の評価をすることである．評価をするにあたってはそれまでの検査結果や治療経過が重要となる．

診断と同時にbDMARDの開始を検討する際は，先述の診断時におけるポイントと同様となる．特にここでもインターフェロン-γ遊離試験（クオンティフェロン®，T-SPOT®）が陽性の症例では胸部X線のみでの評価ではなく胸部CTで結核菌感染に関する精査を行っておくことが望ましい．肺結核は，教科書的には若年者では結節影や空洞影，高齢者では浸潤影をとることが多いとされており，さまざまな画像所見を呈すると考えておく．このため肺野に浸潤影や結節影を認めた場合は呼吸器専門医に相談し，積極的な結核の鑑別を進める．

現在は必ずしもbDMARD投与の禁忌とはなっていないが，非結核性抗酸菌症感染について評価しておくことも重要である．好発部位は右肺では中葉，左肺では舌区で，両側性に認めることが多い．CTでは，胸膜直下の肺野末梢に存在する小結節や結節の集簇，浸潤影などを認める（図1）．

すでにMTXやタクロリムス，副腎皮質ステロイド薬などの薬剤で免疫抑制治療を行っている患者では，さらに慢性感染巣の存在に注意をする必要がある．特に深在性真菌感染に伴う空洞病変や結節性病変については，血液検査でのβ-Dグルカンの値などと共に慎重に判断する．

3 急性呼吸器症状を伴った際の胸部画像診断のポイント

RA診療の経過中に，出現した急性の呼吸器症状では，薬剤性肺炎や感染性肺炎の鑑別が必要となる．

細菌感染については図2のように区域性の浸潤影を呈することが多く，また臨床的にも発熱，湿性咳嗽や喀痰などの症状があり，白血球上昇やCRPの上昇を伴うため診断は比較的容易である．細菌感染を疑えば抗菌薬投与前の喀痰検査を行っておけば適切な抗菌薬の選択に有用である．

胸部X線にて肺野にスリガラス影を認める場合や，呼吸器症状が強いにも関わらず喀痰の排出もなく胸部X線で肺野に明らかな異常を認めない場合は，見逃してはならない緊急を要する重要な疾患が

図1 非結核性抗酸菌症の胸部X線とCT
右肺の中葉および左肺の舌区に気管支拡張を伴う粒状影を認める.

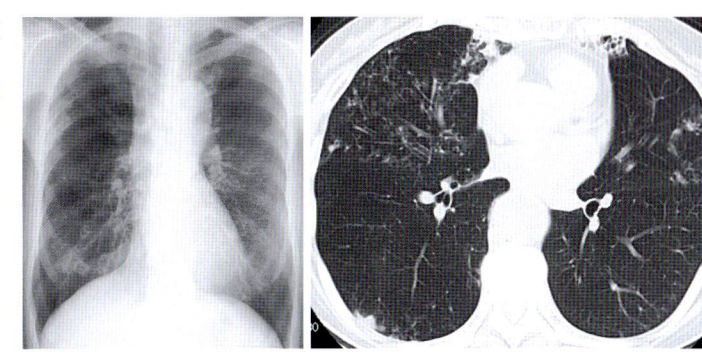

図2 細菌性肺炎の胸部X線とCT
左下葉に濃厚影および周囲に平滑なスリガラス影を認め,air bronchogramも伴っている.

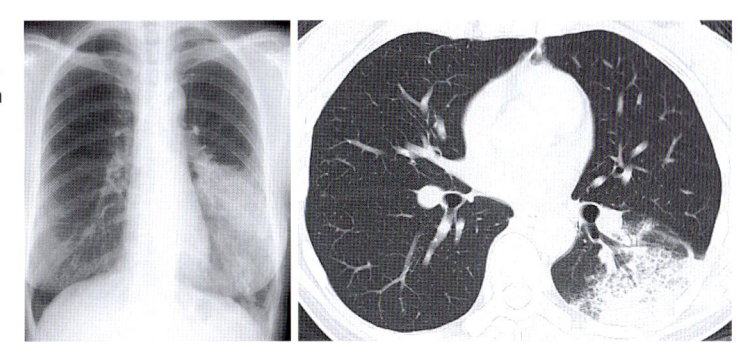

図3 ニューモシスチス肺炎の胸部X線とCT
両肺にびまん性すりガラス影を認める.

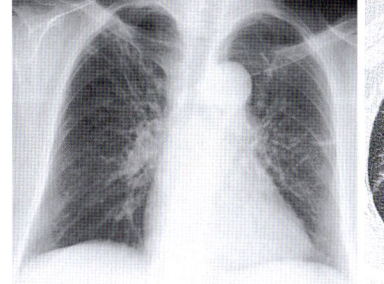

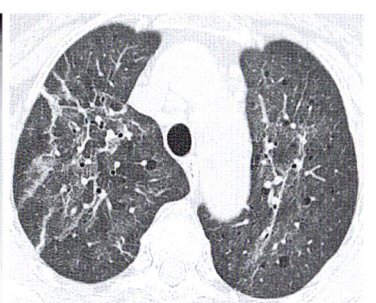

いくつかあげられる.MTX内服中の患者ではまず鑑別すべきはMTXに対する過敏反応として起こる薬剤性肺炎である.比較的進行が早く対応が遅れれば予後不良となる.特に,「既存のリウマチ性肺障害」,「高齢」,「糖尿病」,「低アルブミン血症」,「過去のDMARDs使用歴」などの危険因子を持つ患者では注意が必要である.

薬剤性肺炎の次に鑑別が必要な疾患はニューモシスチス肺炎である.bDMARD投与中の患者で特に注意が必要であるが,bDMARDを使用していない患者でも起こりうることに留意しておく.危険因子としては,「既存の肺障害」や「副腎皮質ステロイドの内服」,「高齢」などが知られている.ST合剤の予防内服の効果が高いので,ST合剤内服中の患者ではニューモシスチス肺炎の可能性は大きく低下する(図3).

緊急性はこれらほど高くはないが,疾患活動性が十分にコントロールできていない患者で,胸部X線で胸水貯留や(心囊液貯留に伴う)心拡大を認める場合にはリウマチ性血管炎(悪性RA)の合併を疑う.これらでは肺野の病変を認めることは少なく,CTでも胸水貯留と心囊液貯留が主体となる.血液検査ではリウマトイド因子が著明高値になることや補体の低下を認めることが診断の参考となる.

〔佐田憲映〕

疾患活動性の評価
(DAS, SDAI, CDAI, ACR, VAS)

那須義久（岡山大学大学院医歯薬学総合研究科運動器医療材料開発講座）
西田圭一郎（岡山大学大学院医歯薬学総合研究科人体構成学）

まとめ

- RAではさまざまな指標から総合的に疾患活動性を評価する(図1).
- 各指数は,主にCRP,血沈,腫脹・圧痛関節数,患者・医師主観評価などからなり,複数の指標がある.
- DAS28が最も頻用され,活動性評価,効果判定に用いられている.
- 臨床研究においてはACRコアセットも用いられる.
- SDAIはDASをより簡略化したものであり複雑な計算を要しない.
- CDAIは血液検査結果を含まず,診察室ですぐに算出できる.
- 寛解基準は徐々に厳しくなりつつあるが,Boolean寛解が最も厳しい基準であり,腫脹・圧痛各1個ずつ,CRP 1 mg/dl以下,VAS 1 cm以下のすべてを満たす必要がある.
- 機能評価にはHAQ-DI(アンケート)が最も一般的に用いられる.
- 臨床的寛解,画像的寛解,機能的寛解のすべての寛解基準を満たした状態をcomprehensive disease controlという.

はじめに

近年,さまざまな疾患で複数の指標(component)から計算して疾患活動性を評価する総合評価(composite measure)が用いられる傾向にある.RAでも,血液検査所見や,医師の診察による他覚所見,あるいは患者の自覚症状など,必ずしも併行して変化するわけではない複数の指標を組み合わせることで,疾患活動性の評価を定量的に行う試みが行われてきた.薬物療法の進化とT2Tの概念の浸透により,このような評価法は急速に普及し,すでに実臨床における評価から臨床研究に至るまで浸透している.本項ではRAの診療と,臨床研究・臨床試験を理解するために必須のこれらの総合評価について説明する.

1 RAの総合評価に用いられるcomponent

1) CRP(15頁参照)

- あらゆる炎症性変化を反映し,IL-6の作用により肝臓で産生される.
- 本邦ではmg/dlの単位が用いられているが,海外では通常mgl/lで表記され,数値が一桁異なって記載される.後述の各総合評価の計算式でも数値の単位に注意が必要である.
- 炎症性変化に対して数時間で変化する.

2) ESR(15頁参照)

- CRPと同じく炎症性変化を評価できる.数値は通常1時間の沈降距離で表す(mm/hr).
- 施設を選ばず即時に検査結果が得られ,わずかな炎症状態も捉えられる鋭敏な検査である.

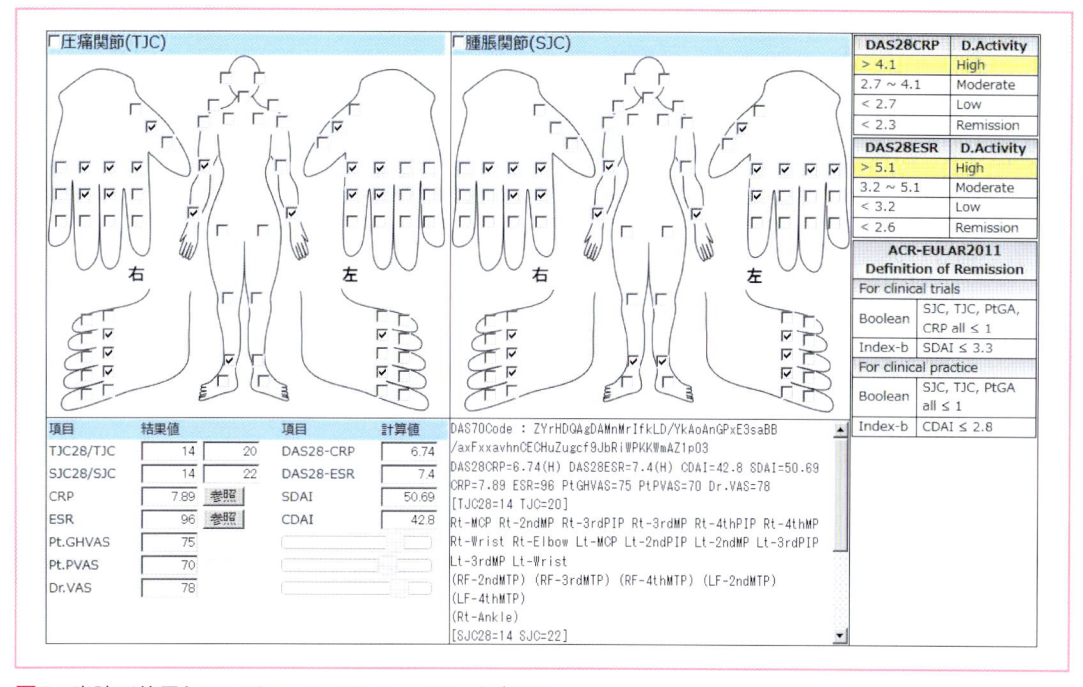

図1 当院で使用している DAS, SDAI, CDAI 入力画面
疼痛関節, 圧痛関節などを入力すると DAS28, SDAI, CDAI が自動計算される.

- 炎症性変化からの反応時間は CRP よりやや遅れるが, その分過去数日間の平均的な状態を表していると考えてよい.
- 低ヘマトクリット, 高凝固因子, 高グロブリン, 高アルブミンなど, 炎症に限らずさまざまな変化を受けるため結果は慎重に評価する.
- 高齢者では高値になる傾向がある.

3) VAS

- 患者による疼痛および全般評価と, 医師による全般評価を VAS スケールにより評価する (**図2**).
- 10 cm の直線の左端を「悪いところがない」とし, 右端を「これまでに経験した最も悪い状態」とする.
- 患者自身がスケール内に1本の縦線を引き, 左端からの距離を計測して得られた数値を用いる.
- 疼痛のみを評価した VAS ではないことに注意. 疼痛 VAS と全般 VAS を厳密に区別するならば両者のスケールを並べて別々に評価してもらうと理解されやすい.

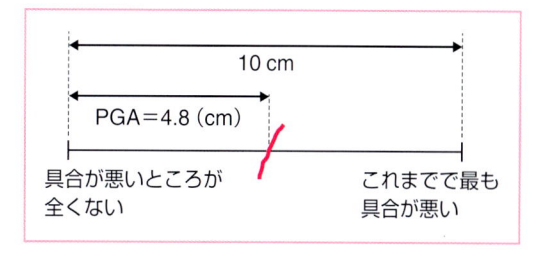

図2 VAS による patient global assessment
左端を最も良い状態, 右端を最も悪い状態として患者・医師による全般評価, 疼痛評価などに用いる. 得られた結果を計算に用いる場合は単位に注意する.

- DAS28 においては patient global health : PtGH と表記され, 単位は mm で計算式に記載されているが, SDAI, CDAI においては patient global assessment : PGA と表記され, 単位は cm であることに注意する.

4) 腫脹関節数・圧痛関節数

- 患者自身に記載させることもあるが, これは参考程度とする. 関節症性変化による荷重時痛や浮腫, こわばりなどを圧痛や腫脹として記入し

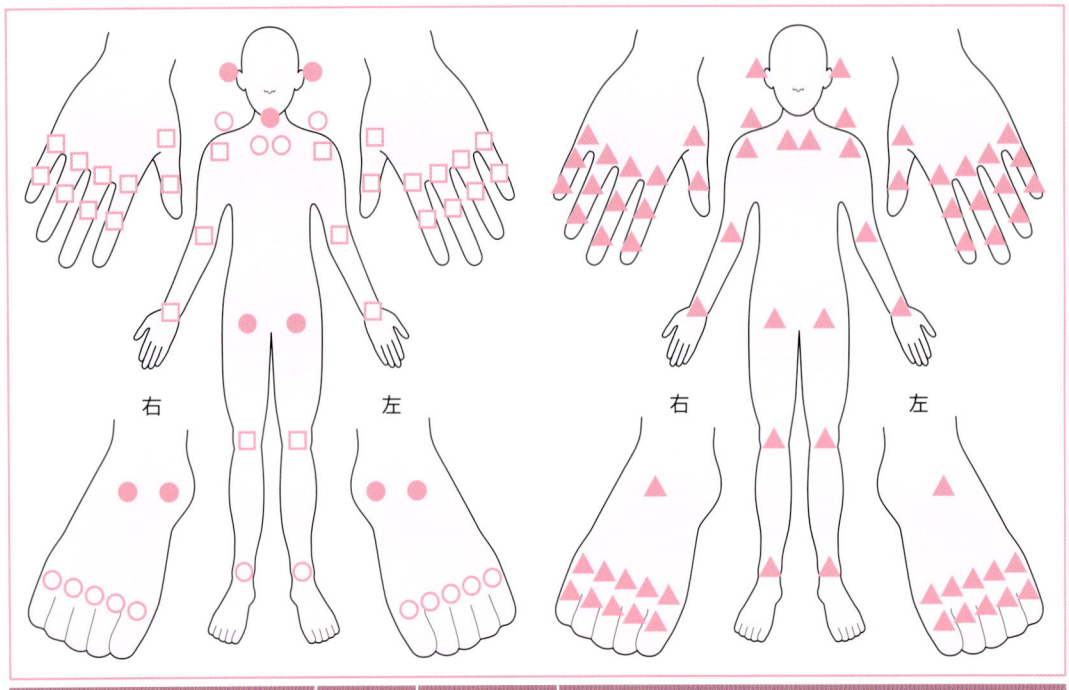

	評価法	関節数		評価関節
	DAS28	28	□	関節＋肘関節＋手関節＋手MCP関節＋手PIP関節＋膝
DAS	腫脹関節	44	□＋○	28関節＋胸鎖関節＋肩鎖関節＋足MTP関節＋足関節
	圧痛関節 (Ritchie articular index)	53	□＋○＋●	44関節＋顎関節＋頚椎＋距踵関節＋横足根関節
	ACRコアセット	68	▲	44関節＋手DIP関節＋股関節(腫脹のみ)＋足根骨部＋足PIP関節＋顎関節

図3 DAS28，DAS，ACRコアセットで評価が必要な関節
最低限28関節の評価が必要であり，臨床研究に用いられるデータを得るためには68関節の診察が必要である．68関節では股関節は疼痛のみ評価し，腫脹は評価しない．

たり，軽度の腫脹が無視されることがあるためである．
- 臨床研究に利用できる所見を得るためには28関節あるいは68関節の評価が必須である(図3)．
- これらの評価に含まれない関節の滑膜炎も，実臨床上は何ら重要性は変わらず，患者の訴えなどにより適宜評価されなければならない．

5）機能評価（212頁参照）
- それぞれに特徴のあるアンケート方式の評価方法があるが，現在RAの臨床研究ではHAQ-DIが最も用いられる[1]．
- HAQ-DIでは「食事」「歩行」など8つの項目につ

表1 DAS28改善度

ベースラインのDAS28/ESR	DAS28/ESRの改善量		
	1.2より大きく改善	1.2以下の改善	0.6以下の改善
3.2以下	good	moderate	no
5.1以下	moderate	moderate	no
5.1より高値	moderate	no	no

ベースラインのDAS28の値と，改善量によって定義される．

いていくつかの動作の困難さを0〜3点で表し，各項目で最も高かった点の平均をHAQ-DIスコアとする(図4)．

6. 疾患活動性の評価（DAS, SDAI, CDAI, ACR, VAS）

疾患活動性の評価（HAQ）

この質問票はあなたの病気があなたの日常生活にどのくらい影響しているかを問うものです。

以下のそれぞれの質問について、この1週間のあなたの状態を一番よく当てはまるものに✓印をつけてください。

質　問	何の困難もない（0点）	いくらか困難である（1点）	かなり困難である（2点）	できない（3点）
衣服着脱・身支度				
・靴ひもを結び、ボタン掛けも含め自分で身支度できますか	□0	□1	□2	□3
・自分で洗髪できますか	□0	□1	□2	□3
起立				
・背もたれの垂直な椅子から立ち上がれますか	□0	□1	□2	□3
・就寝、起床の動作ができますか	□0	□1	□2	□3
食事				
・皿の肉を切ることができますか	□0	□1	□2	□3
・いっぱい水が入っているお茶碗やコップを口元まで運べますか	□0	□1	□2	□3
・新しい牛乳のパックの口をあけられますか	□0	□1	□2	□3
歩行				
・戸外で平坦な地面を歩けますか	□0	□1	□2	□3
・階段を5段上がれますか	□0	□1	□2	□3

以下のそれぞれの補助用品や補助器具について、これまでに質問した事項のいずれかで使用しているものがある場合に、✓印をつけてください。

□ 杖やステッキ　□ 車椅子　□ 調理用の補助器具
□ 歩行器　□ 身支度する時の補助器具　□ 椅子から立ち上がるための補助器具
□ 松葉杖　（ボタン掛け、ジッパー上げ、　□ その他（　　　）
　　　　　長い靴べらなど）

これまでに質問した事項のいずれかで、あなたが日常生活において誰かに手伝ってもらっているものがある場合に、✓印をつけてください。

□ 衣服の着脱、身支度　□ 食事
□ 起立　□ 歩行

質　問	何の困難もない（0点）	いくらか困難である（1点）	かなり困難である（2点）	できない（3点）
衛生				
・身体全体を洗い、タオルで拭くことができますか	□0	□1	□2	□3
・浴槽につかることができますか	□0	□1	□2	□3
・トイレに座ったり立ったりできますか	□0	□1	□2	□3
伸展				
・頭上にある約2kg程度の米袋などに手を伸ばしてつかみ、下におろせますか	□0	□1	□2	□3
・腰を曲げ床にある衣類を拾い上げられますか	□0	□1	□2	□3
握力				
・自動車のドアを開けられますか	□0	□1	□2	□3
・広口のビンの蓋を開けられますか	□0	□1	□2	□3
・蛇口の開閉ができますか	□0	□1	□2	□3
活動				
・用事や買い物で出かけることができますか	□0	□1	□2	□3
・車の乗り降りができますか	□0	□1	□2	□3
・掃除機を掛けたり、庭掃除などの家事ができますか	□0	□1	□2	□3

以下のそれぞれの補助用品や補助器具について、これまでに質問した事項のいずれかで使用しているものがある場合に✓印をつけてください。

□ 動く（持ち上がり）便座　□ 手を伸ばしたり、腰を曲げなくても遠くにあるものを取れる補助用具
□ 浴槽用の椅子　□ 補助用具
□ ビンの蓋を開ける補助用品　□ 浴槽用の長い状のついた器具
□ 浴槽用の手すり　□ その他

これまでに質問した事項のいずれかで、あなたが日常生活において誰かに手伝ってもらっているものがある場合に、✓印をつけてください。

□ 衛生　□ 握力
□ とどく範囲　□ 活動

アンケートは以上です。御協力ありがとうございました。

図4　当院で用いているHAQ質問票

表2 DAS, SDAI, CDAI計算式

	高疾患活動性	中疾患活動性	低疾患活動性	寛解
DAS28/ESR	≧5.1	5.1＞	3.2＞	2.6＞
DAS28/CRP	≧4.1	4.1＞	2.7＞	2.3＞
SDAI	≧22	22＞	10＞	2.8≧
CDAI	≧26	26＞	11＞	3.3≧

DAS28/ESR	$0.56\sqrt{TJC}+0.28\sqrt{SJC}+0.70\ln\sqrt{ESR}+0.014\times PtGH$
DAS28/CRP	$0.56\sqrt{TJC}+0.28\sqrt{SJC}+0.36\ln\sqrt{(CRP\times 10+1)}+0.0142\times ptGH+0.96$
SDAI	TJC+SJC+CRP+PGA+PhGA
CDAI	TJC+SJC+PGA+PhGA

TJC：圧痛関節, SJC：腫脹関節, ln：自然対数, ptGH：patient general health（0〜100 mm）, PGA：patient global assessment（0〜10 cm）, いずれも患者による全般評価であるが, 単位に注意.
PhGA：physician global assessment of disease activity, 医師による全般評価（0〜10 cm）.
腫脹・圧痛関節は28関節評価を用いる.

表3 ACRコアセット

腫脹関節数	68関節
圧痛関節数	66関節（股関節を除く）
患者による疼痛評価	VAS
患者による全般評価	VAS
医師による全般評価	VAS
身体機能評価	HAQなど
血沈またはCRP	

7項目中5項目（腫脹関節・圧痛関節は必須）において20％の改善が得られたことをACR20改善と表記する.

- 内容を日本人に合わせたJ-HAQ[2]や, より評価項目を絞ったmHAQなど数多くのmodification[3]があり, 目的に合わせて使い分けられる.
- HAQスコア0.5以下がHAQ寛解（機能的寛解）とされている.

6）画像評価（62頁参照）

- mTSSなどで関節破壊を定量的に評価する[4].
- 1年間あたりのmTSSの増加量が0.5以下（mTSS/年≦0.5）を構造的寛解とする.

2 DAS28, SDAI, CDAI

- 1990年に発表されたオリジナルのDASは53関節の疼痛と44関節の腫脹を評価する必要があった.
- 現在最も基本的なcomposite measureはDAS28/ESRおよびDAS28/CRPである[5]. 評価に用いる腫脹および圧痛関節は28関節となっている（表1）.
- ただしDAS28は暗算不能な計算が必要であり, この問題点を解消するためにsimplified disease activity index（SDAI）が使用され, CRPが即時に把握できない実臨床ではclinical disease activity index（CDAI）が用いられる（表2）.
- IL-6阻害薬使用例などCRPやESRが疾患活動性と乖離する恐れがあるときにもCDAIによる評価が有用である.
- 臨床研究からのフィードバックによりこれらの基準値は変更されることがあり, 常に最新の情報を確認する.

3 ACRコアセット

- また, 臨床研究では患者集団の治療反応性をACRコアセットを用いて評価する[6]（表3）.
- 顎関節, 胸鎖関節, 肩鎖関節, 肩関節, 肘関節, 手関節, 手指, 股関節, 膝関節, 足関節, 足部, 足趾の計68関節を評価する.
- 疼痛, 全般評価はVASにより行う.
- 機能評価ではHAQなどを用いる.
- コアセットのうち, 5項目（腫脹・圧痛関節数

は必須)において50％以上の改善がみられたときにACR50改善とする(図5).
- さらに患者集団ではACR20，ACR50，ACR70の達成割合を調査することが多い．ACR20改善をもって治療が有効であったとされ，ACR50では著効，ACR70は寛解達成に準じた評価とされる．

4 寛解基準

- 何をもって臨床的寛解とするか，その基準値については未だ研究の途上にあり，これまでは徐々に厳しい基準，深い寛解が求められる傾向にある[7](表4).
- DAS寛解よりもSDAI，CDAI寛解，さらにBoolean寛解の方が厳しい基準であり，特にPGA＜1cmの達成できない症例が多い．
- 機能的寛解，構造的寛解，画像的寛解をすべて達成した状態をcomprehensive disease control(CDC)という[8].

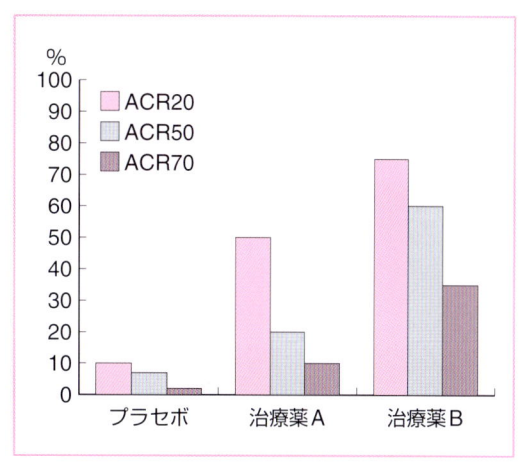

図5 ACR改善率の臨床研究における表記例
「治療薬A群よりもB群の方が改善率が高く，ACR20改善は80％に迫る．ACR70改善も30％を超えている」と読む．

表4 寛解基準

臨床研究における寛解基準(以下のいずれか)

Boolean寛解	SJC≦1，TJC≦1，CRP≦1，PGA≦1をすべて満たす
SDAI寛解	TJC+SJC+CRP+PGA+PhGA≦3.3

実臨床における寛解基準(以下のいずれか)

Boolean寛解	SJC≦1，TJC≦1，PGA≦1をすべて満たす
CDAI寛解	TJC+SJC+PGA+PhGA≦2.8

comprehensive disease control(以下のすべてを満たす)

臨床的寛解	DAS28/CRP＜2.6　など
構造的寛解	⊿mTSS≦0.5/年
機能的寛解	HAQ-DI＜0.5

文献

1) Fries JF, et al : Measurement of patient outcome in arthritis. Arthritis Rheum 23 : 137-145, 1980
2) Matsuda Y, et al : Validation of a Japanese version of the Stanford Health Assessment Questionnaire in 3,763 patients with rheumatoid arthritis. Arthritis Rheum 49 : 784-788, 2003
3) Bruce B, et al : The Health Assessment Questionnaire (HAQ). Clin Exp Rheumatol 23 : S14-S18, 2005
4) van der Heijde D : How to read radiographs according to the Sharp/van der Heijde method. J Rheumatol 27 : 261-263, 2000
5) Prevoo ML, et al : Modified disease activity scores that include twenty-eight-joint counts. Development and validation in a prospective longitudinal study of patients with rheumatoid arthritis. Arthritis Rheum 38 : 44-48, 1995
6) Felson DT, et al : The American College of Rheumatology preliminary core set of disease activity measures for rheumatoid arthritis clinical trials. The Committee on Outcome Measures in Rheumatoid Arthritis Clinical Trials. Arthritis Rheum 36 : 729-740, 1993
7) Felson DT, et al : American College of Rheumatology/European League against Rheumatism provisional definition of remission in rheumatoid arthritis for clinical trials. Ann Rheum Dis 70 : 404-413, 2011
8) Emery P, et al : Comprehensive disease control(CDC) : what does achieving CDC mean for patients with rheumatoid arthritis? Ann Rheum Dis 74 : 2165-2174, 2015

治療方針決定までのプロセス

西田圭一郎（岡山大学大学院医歯薬学総合研究科人体構成学）

まとめ

- RAの診断が確定した後に，「目標達成に向けた治療（T2T）」の方針決定のプロセスに入る．
- インフォームドコンセントの本質は「情報の共有と合意」である．
- 説明の内容は文書で明示し，繰り返し検討できるようにわかりやすくするとともにカルテに記載する．
- リウマチ診療における戦略的意思決定は目的，目標，選択，リスク対策，そして効果的な治療の実践からなる．
- 治療選択に患者の意向が反映されていることが必要である．

はじめに

治療方針決定は診断直後の治療，その後の疾患活動性や合併症に応じた薬剤選択，手術療法，リハビリテーションなどあらゆる段階で必要となる．RA患者においては，「目標達成に向けた治療（T2T）」の基本原則が重要である．

T2Tに関するEULAR勧告（2010）の4つの基本原則（overarching principles）[1]

A. RAの治療は，患者とリウマチ医の合意に基づいて行われるべきである．
B. RAの主要な治療ゴールは，症状のコントロール，関節破壊などの構造的変化の抑制，身体機能の正常化，社会活動への参加を通じて，患者の長期的QOLを最大限まで改善することである（薬剤の選択，治療戦略の適用，疾患のフォローアップを含む治療手順のあらゆる側面に関連する）．
C. 炎症を取り除くことが，治療ゴールを達成するために最も重要である．
D. 疾患活動性の評価とそれに基づく治療の適正化によるT2Tは，RAのアウトカム改善に最も効果的である．

1 最も重要なプロセスは？

- 患者中心のリウマチ医療を実践するうえで最も重要なプロセスがAであり，今日のリウマチ医療には欠かせない．
- 各治療法に対する知識，医師としてのコミュニケーションスキルに加えて，看護師，MSW（医療ソーシャルワーカー）の介入も必要となる場面である．わが国の医療には権威主義（paternalism）的な部分や考え方が一部に残っているが，現代医療では患者は治療の選択肢や特定の治療法が推奨される理由を知るだけでなく，どの治療法を用いるべきかの決定に関与することが必須である．
- 一般にインフォームドコンセントは「十分な説明を受けた上での同意」と訳されるが，その本質は「情報の共有と合意」であり[2]，次の3つのステップからなる（shared decision making：SDM）．

① 医師は疾患の状態，治療方針の選択肢に対する説明だけでなく，これらを患者が理解し，自己決定できるようサポートする．
② 自己決定の基礎となる情報を共有したうえで，患者は十分理解・納得して医療方針を選択し，双方が合意する．
③ 合意した内容に基づき患者が医療者に治療を行うことを許諾する．

2 医師による具体的な説明内容とは？

- 文書で明示し，繰り返し検討できるようにわかりやすくすると同時に，カルテに記録すべき説明内容(提供した情報)は大きく以下の4つである．
① 医療行為の必要性(病名，病状)：なぜリウマチになったのか？（例えばリスク因子があったか，遺伝的素因があるか，など），リウマチの病状はどの程度か？（炎症が非常に強い状態か，関節破壊はすでにどの程度まで進んでいるか，など）
② 医療行為の内容とそれによってもたらされる危険性・副作用，予測される結果：現在何が問題なのか，その治療法は何を改善するのか，将来どのような問題が起こりうるか，など
③ 代替可能な医療行為の有無と内容：手術ではなく，薬剤で現在の状態を改善可能か，装具療法で経過をみることはできないか，など
④ これらを実施しなかった場合に予測される結果

3 意思決定のプロセスとは？

リウマチ診療における戦略的意思決定は5つの段階，すなわち目的，目標，選択，リスク対策，そして効果的な治療の実践からなる．

1) 目的

T2Tに関するEULAR勧告(2010)の4つの基本原則(overarching principles)のB，Cである．

2) 目標

エビデンスと専門家の意見に基づく「目標達成に向けた治療」のEULAR勧告のうち，特に目標に関する項目は以下の5つである．
① RA治療の目標は，まず臨床的寛解を達成することである．
② 臨床的寛解とは，疾患活動性による臨床症状・徴候が消失した状態と定義する．
③ 寛解を明確な治療目標とすべきであるが，現時点では，進行した患者や長期罹患患者は，低疾患活動性が当面の目標となりうる．
④ 治療目標が達成されるまで，薬物治療は少なくとも3ヵ月ごとに見直すべきである．
⑤ 設定した治療目標は，疾病の全経過を通じて維持すべきである．

3) 選択

必要な利益を得ることができる選択肢の中で，最も害が少ないものを選ぶというproportionality(相応性原則)に基づいて選択する．情報の共有においては，医学的判断と患者の意向(preference)を加味した複数の選択肢の呈示が求められる．

a) 医学的な判断の背景

エビデンスと専門家の意見に基づくT2Tに関するEULAR勧告のうち，特に治療法の選択に関する項目は以下の4つである．
① 日常診療における治療方針の決定には，関節所見を含む総合的疾患活動性指標を用いて評価する必要がある．
エビデンス：RAを評価するためのコアセット項目の定義を総合的指標の作成により，高い信頼度で疾患活動性を評価することが可能である．
② 治療方針の決定には，総合的疾患活動性の評価に加えて関節破壊などの構造的変化および身体機能障害もあわせて考慮すべきである．
エビデンス：DMARDをより早期に開始するほど，関節破壊は少なく，身体機能も良好である．
③ 疾患活動性指標の選択や治療目標値の設定には，合併症，患者要因，薬剤関連リスクなどを考慮する．
エビデンス：すでに承認された薬剤，特に生物学的製剤によってこれまでにないほどの治

		単純X線上RAに典型的な骨びらんがない			単純X線上RAに典型的な骨びらんがある		
		SJC<14	14≦SJC<20	SJC≧20	SJC<14	14≦SJC<20	SJC≧20
ACPA陽性	CRP≧3.5	0.12	0.16	0.33	0.34	0.40	0.64
	0.4≦CRP<3.5	0.12	0.16	0.32	0.33	0.40	0.64
	CRP<0.4	0.6	0.7	0.17	0.18	0.20	0.43
ACPA陰性	CRP≧3.5	0.4	0.6	0.14	0.15	0.18	0.37
	0.4≦CRP<3.5	0.4	0.6	0.14	0.14	0.18	0.37
	CRP<0.4	0.2	0.3	0.07	0.07	0.08	0.20

≧50%　25≦<50%　10≦<25%　<10%

図1　RRPのリスク
RRP：rapid radiographic progression (change in vSHS≧5 points at 1 year), SJC：腫脹関節数, vSHS：van der Heijde-modified Sharp score
（文献3）より引用改変）

療効果達成が可能となっているが，一方で感染症をはじめとする有害事象の発生頻度は比較的高く，適切な薬剤適応，厳密な患者管理が必要とされる．
④ 患者は，リウマチ医の指導のもとに，T2Tについて適切に説明を受けるべきである．
エビデンス：治療目標を目指す体系化された患者管理により従来のフォローアップ法よりも優れた治療効果が得られている．

b）積極的な薬物治療を必要とする患者の選別は？

- RAの予後不良因子はRF/ACPA陽性（特に高値），高疾患活動性，早期の関節破壊などであり，多くは積極的な薬剤治療介入が必要であるとされる（2015年ACRの薬物治療ガイドラインでは早期RA，進行期～晩期RAのいずれに対しても予後不良因子の有無による治療法の選別は削除された）．
- 短期間で関節破壊が進行するRRP（rapid radiographic progression）を呈する患者（年間にvan der Heijde-modified Sharp scoreが5ポイント以上進行する患者）では，将来的な機能障害の防止の観点から厳密なモニタリングのもとでの強力な治療法の選択が望まれる．
- 破壊進行前のRRPの正確な判定は困難であるが，Fautrelらは単純X線上の骨びらんの有無，ACPA陽性の有無，腫脹関節数，CRP値によっ

て患者をクラスター分類し，RRP進行への確度を予測する試みを報告している（図1）[3]．

c）治療選択に患者の意向（preference）は反映されているか？

- 患者の意向のみに従うと，有効かつ一定期間で治療が終了し（完治），副作用や合併症がない治療を求められることになる．現実的にはそのような治療はなく，治療には有益性（ベネフィット）に加えて，有害な結果を招くリスクが必ずあることをまず理解してもらう．
- 治療選択にあたって，あらかじめ知っておくべき患者の基本的情報の中には，家族歴・既往歴，合併症，薬剤使用状況に加えて，1）職業，趣味，スポーツ活動，宗教，2）家族構成，家族の理解度・支援体制，3）医療費に対する考え方や経済的余裕，4）居住地（通院がどの程度可能か）があり，しばしば治療法選択に影響を与える．

d）患者との合意形成が難しい場合とその対応

- 医療側が呈示した選択肢に，頭ごなしの拒否感を訴える患者もいる．例えば「ステロイドは副作用がいっぱいあるから絶対に使いたくありません」「メトトレキサートは抗癌剤と聞いて恐ろしくなった，そんなきつい薬は使いません」「歩けなくなっても，麻痺しても手術だけは絶対にいやです」「人工関節をしても曲がらないし，10年でだめになると聞いた」など枚挙にいとまがな

い．多くの場合は，治療が上手くいかなかった少数の患者・友人からの情報であり，「正確な医療情報を理解しているか？」「単に情報不足が原因となっていないか？」という観点から十分時間をかけて説明することが肝要であるし，逆に怠れば患者は治療機会の窓を失うことになる．

- 必要であれば，同様の背景をもってすでに治療が進んでいる・あるいは手術が終了した患者を紹介したり，家族・キーパーソンの同席を求めることは有効であり，迷いの多い患者（自分で決定することができない患者）に対しては，決定を後押ししてくれることがよくある．
- bDMARDのような高額な治療薬を必要とする場合に，経済的心配のある患者にはMSWにより年間治療費の概算や，使用可能な医療資源の説明を行う．
- 治療により得られるQALY（生活の質を調整した生存年）と治療に関わる増分費用対効果（ICER：QALYを1年延長するために必要な追加費用）の情報も最近増えてきており，特に就労者においては今後活用していくべきである．

4）リスク対策

患者にとって不利益な結果が生じる確率は，報告されたエビデンス，当該施設の経験から何％としか答えられないこと，患者当人においては，どのような理由でその確率が一般より低いか高いか，について説明する．また，個々の患者において予想されるリスクの具体例，それらリスクを極力回避するための対策について説明する．これらは予防，早期治療の観点からも患者の協力なしでは進められず，非常に重要である．

a）薬物治療のリスク対策

各種薬剤使用ガイドラインを参考に，慎重投与，投与禁忌に該当しないかチェックする．一般に高齢・肺疾患・糖尿病・ステロイド使用はbDMARD使用のリスクファクターとされる．一般採血結果に加えて，スクリーニングを行う（102, 110頁参照）．

b）外科的治療のリスク対策

(1) 手術に関する一般的注意点

- 手術関節以外の全身多関節に変形・拘縮，全身性・局所性の骨粗鬆症の合併：わずかな強制位が骨折や皮膚・軟部損傷を引き起こす可能性がある．
- 圧迫による皮膚・血管・神経損傷を受けやすい：駆血帯使用にあたっては圧を最小限にとどめ，駆血時間も90分以内とする必要がある．
- 貧血・出血：炎症のみならず薬剤関連の骨髄抑制によるもの，長期NSAID使用に基づく消化管出血の可能性，抗凝固薬を使用している可能性．
- 深部静脈血栓症，脂肪塞栓症，骨セメントに対する全身反応．
- 易感染性

(2) 麻酔に関する一般的注意点と対応

- 静脈確保困難：外頚静脈，内頚静脈の確保，同意．
- 脊椎穿刺体位がとりにくい：穿刺回数を少なくする，術前評価．
- 輪状披裂軟骨関節炎による声帯の狭小化，顎関節症による開口障害，頚椎病変による喉頭展開不能などによる挿管困難：気管支ファイバー下の挿管，ラリンジアルマスク使用．
- 肺機能障害，全身麻酔後の低酸素血症，覚醒遅延：可能であれば全身麻酔を避ける．
- 腎機能障害：腎臓病食，周術期の補液量の調節，疼痛対策におけるNSAIDの制限．

● 文献

1) Smolen JS, et al : Treating rheumatoid arthritis to target : recommendations of an international task force. Ann Rheum Dis 69 : 631-637, 2010
2) 清水哲郎：医療現場における意思決定のプロセス―生死に関わる方針選択をめぐって．思想 976：4-22, 2005
3) Fautrel B, et al : Matrix to predict rapid radiographic progression of early rheumatoid arthritis patients from the community treated with methotrexate or leflunomide : results from the ESPOIR cohort. Arthritis Res Ther 14 : R249, 2012
4) 日本肝臓学会：免疫抑制・化学療法により発症するB型肝炎対策ガイドライン　https://www.jsh.or.jp/medical/guidelines/（2015年5月 第2・1版）

第2章

知っておくべき薬物治療のエッセンス

1 チャートで見る薬物療法

1) 薬物療法の目標とは？ 限界は？

岸本勇二（鳥取赤十字病院リウマチ科・整形外科）

まとめ

① 目標
　RAの薬物療法の長期的な目標は，関節破壊の進行を抑制し，身体機能を保つことによって，生活の質を維持することにある．この長期目標を達成するために，疾患活動性の評価とそれに基づく治療の適正化をはかる「目標達成に向けた治療 treat to target (T2T)」を実践する[1]．

② 目標達成に向けた治療 (T2T)
　T2Tでは，臨床的寛解の達成と維持が第一の治療目標であり，臨床的寛解とは関節炎による症状・徴候が消失した状態と定義される．寛解の達成が困難と思われる長期罹患患者などでは，低疾患活動性を代替的な治療目標としても良い．

③ 臨床的寛解
　SDAI 3.3以下，CDAI 2.8以下，あるいはBoolean基準を臨床的寛解の基準とする[2]．またDAS28-CRP 2.3未満，DAS28-ESR 2.6未満も寛解基準として広く用いられている．

④ 薬物療法の限界
　bDMARDの登場によって劇的に進歩した薬物療法ではあるが，効果不十分例も存在する．また既存の関節破壊が薬物療法によって完全に修復することはない．関節破壊による機能障害に対しては，理学療法・作業療法などのリハビリテーションや整形外科的手術による機能回復の可能性を検討する．

はじめに

　RAの薬物療法の目標は，関節破壊の進行を抑制し，QOLを長期間に渡って保つことにある．そのためには，関節炎による症状・徴候が消失した状態，すなわち臨床的寛解に到達し，これを維持することが望ましい．疾患活動性の評価とそれに基づく治療の適正化をはかる「目標達成に向けた治療 (T2T)」を実践し，臨床的寛解の達成と維持を目指す（図1）．一方で既存の関節破壊や，それに伴うQOLの低下を薬物療法のみで改善することは不可能であり，リハビリテーションによる機能回復や残存機能の有効利用，あるいは整形外科的手術による関節機能再建も考慮する必要がある．

1 RAの病態と薬物療法の位置付け

- RAでは，まず関節炎が起こり，この関節炎が遷延することで関節破壊を生じる．
- 関節炎と関節破壊の両者により日常生活活動が制限され，QOLが低下する．
- 関節炎は可逆的であるが，関節破壊は不可逆的である．
- 薬物療法により速やかに，かつ効果的に関節炎を制御することで，関節破壊の進行を予防する．

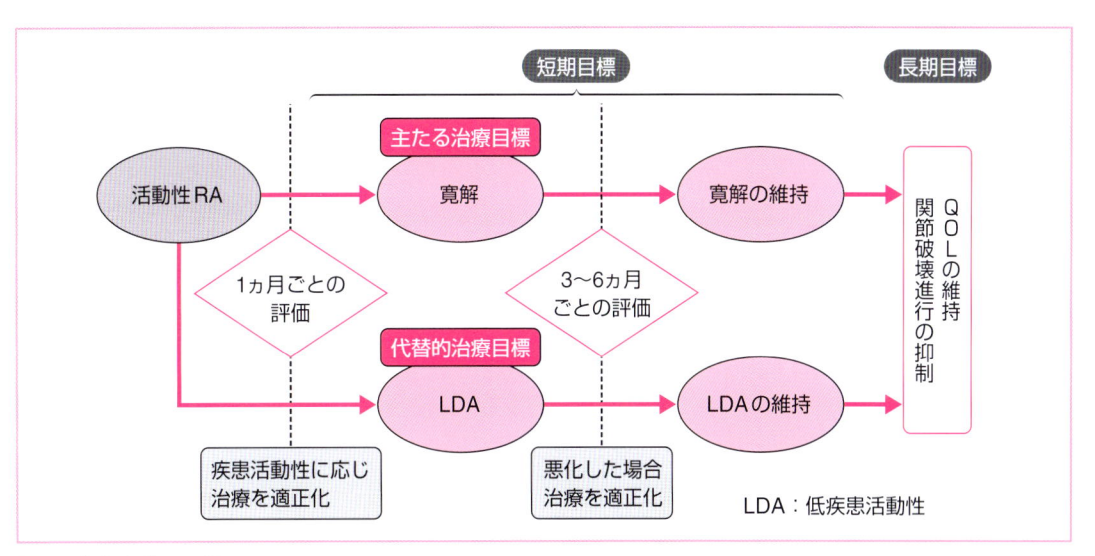

図1 薬物療法の目標
(文献1）より引用改変)

2 薬物療法の長期目標と短期目標

- RAの薬物療法の目標は，かつては「疼痛の軽減」であったが，薬物療法の進歩に伴い，「長期に渡るQOLの維持」が現実的な目標となった．
- この長期目標を達成するための，短期的な治療目標が「臨床的寛解の達成と維持」である．
- 臨床的寛解とは，炎症による症状・徴候が消失した状態である．
- 臨床的寛解を達成するための治療戦略が「目標達成に向けた治療（T2T）」である．

3 T2Tの概要（図2）

- まず第一に臨床的寛解の達成を目標とする．
- 長期罹患例などで寛解の達成が現実的に困難な場合は，低疾患活動性を代替的な治療目標とする．
- 治療目標に到達するまで，月1回程度の間隔で疾患活動性評価を行い，必要に応じ3ヵ月程度のスパンで薬物療法の適正化（強化）をはかる．
- 治療目標に到達したのちも3〜6ヵ月に1回程

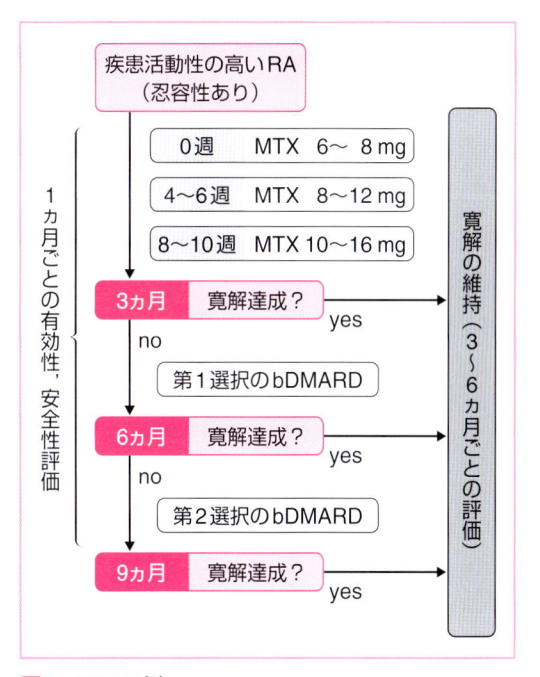

図2 T2Tの例

度は疾患活動性を評価し，臨床的寛解あるいは低疾患活動性の維持に努める．

表1 疾患活動性評価と寛解基準

	寛解	低疾患活動性	中疾患活動性	高疾患活動性
SDAI	≦3.3	3.3<, ≦11	11<, ≦26	26<
CDAI	2.8	2.8<, ≦10	10<, ≦22	22<
DAS28-CRP	2.3	2.3≦, <2.7	2.7≦, ≦4.1	4.1<
DAS28-ESR	<2.6	2.6≦, <3.2	3.2≦, ≦5.1	5.1<
Boolean寛解	圧痛関節数，腫脹関節数，患者全般評価，CRP すべて1以下			

図3 EULAR改善基準

DAS28による EULAR改善基準		治療前のDAS28からの改善		
		改善>1.2	0.6<改善≦1.2	改善≦0.6
治療後のDAS28	<3.2	good response（著効）	moderate response（有効）	no response（無効）
	3.2～5.1			
	>5.1			

4 疾患活動性評価と寛解判定（表1）

- 疾患活動性評価には，圧痛・腫脹関節数による身体所見，CRP・赤沈などの炎症マーカー，患者あるいは医師による全般評価などを組み合わせた総合的疾患活動性指標を用いる．
- 代表的な総合的疾患活動性指標として，SDAI，CDAI，DAS28（CRP/ESR）がある．
- SDAI 3.3以下，CDAI 2.8以下，あるいはBoolean基準（圧痛関節数，腫脹関節数，CRP，および患者全般評価がすべて1以下）が臨床的寛解の基準とされる．
- DAS28-CRP 2.3未満，DAS28-ESR 2.6未満も寛解基準として広く用いられている．
- この中でBoolean基準が最も厳しい基準とされる．
- 疾患活動性評価には相対的評価である「反応性の評価」もある（図3，次項参照）．

5 薬物療法の限界

- 診断や治療開始の遅れ，薬物療法の効果不十分，併存症や経済的事情による薬物療法の制限などにより，関節破壊が進行する例は少なからず存在する．
- bDMARDなどにより，骨びらんの修復がみられることはあるが，関節破壊が完全に修復することはない．
- 関節破壊による機能障害を認める場合，リハビリテーションによる機能回復や残存機能の有効利用，あるいは人工関節置換術・関節形成術・関節固定術などの整形外科的機能再建手術の適応を検討する．

● 文献

1) Smolen JS, et al : Treating rheumatoid arthritis to target : 2014 update of the recommendations of an international task force. Ann Rheum Dis 75 : 3-15, 2016
2) Felson DT, et al : American College of Rheumatology/European League Against Rheumatism provisional definition of remission in rheumatoid arthritis for clinical trials. Arthritis Rheum 63 : 573-586, 2011

2) 薬効評価の方法

岸本勇二（鳥取赤十字病院リウマチ科・整形外科）

まとめ

① 薬効評価の目的

薬効評価の目的は，薬物療法の有効性と安全性を評価することにある．特に薬物療法を開始，変更，あるいは追加した際にはこまめな評価を心がけ，一方で病状が安定したのちも定期的な評価を怠らないようにする．

② 有効性評価

有効性の評価では，疾患活動性，関節破壊の進行，身体機能障害などを評価する．疾患活動性評価では，ベースライン（薬物療法開始前）との相対的変化をみる「反応性の評価」と，薬物療法後の疾患活動性の絶対値をみる「状態の評価」がある．また関節破壊評価には単純X線，身体機能障害評価にはHAQが広く用いられる．

③ 安全性評価

抗リウマチ薬の多くに共通してみられる胃腸障害，肝機能障害，皮膚障害などのほか，各薬剤に比較的特徴的な副作用や，致死的となりうる重篤な副作用を把握し，評価する．

④ 薬効評価のタイミング

薬物療法変更時は，4週間後，可能であれば2週間後に忍容性の確認（副作用の評価）を行い，その後も4週間隔程度で有効性と安全性の評価を継続する．3ヵ月時点で治療目標に到達していない場合は治療変更を検討する．治療目標に到達した場合も，3〜6ヵ月に1回程度は有効性と安全性の評価を継続する．

はじめに

RAの薬物療法の薬効評価においては，「有効性」と「安全性」の評価を行う．有効性評価では，疾患活動性，関節破壊の進行，身体機能障害などを評価する[1]．なかでも疾患活動性の評価が有効性評価の中核であり，薬物療法前後の相対的な比較や，薬物療法後の疾患活動性評価によって薬効を判定する．安全性評価では，抗リウマチ薬による有害事象を，頻度の高いもの，各薬剤に特徴的なもの，重篤なものに分けて把握し，評価する．

1 有効性の評価：疾患活動性(図1)

- 疾患活動性による有効性評価には，相対的評価である「反応性の評価」と，絶対的評価である「状態の評価」がある．
- 反応性の評価は，薬物療法開始前後の疾患活動性を比較し，ベースラインとの相対的変化を評価するもので，代表的な評価法がACR改善基準である．
- 状態の評価は，薬物療法開始前の疾患活動性にかかわらず，開始後の疾患活動性の絶対値を評価するもので，SDAI，CDAI，DAS28などの総合的疾患活動性指標が用いられる．

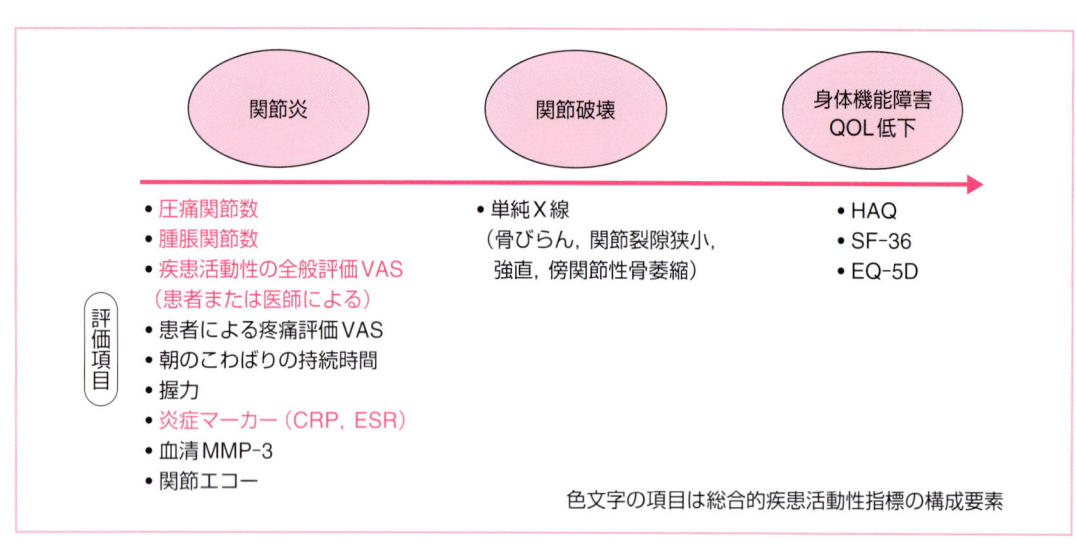

図1 有効性評価の評価項目

```
       関節炎           関節破壊         身体機能障害
                                         QOL低下
```

評価項目：
- 圧痛関節数
- 腫脹関節数
- 疾患活動性の全般評価VAS（患者または医師による）
- 患者による疼痛評価VAS
- 朝のこわばりの持続時間
- 握力
- 炎症マーカー（CRP, ESR）
- 血清MMP-3
- 関節エコー

関節破壊：
- 単純X線（骨びらん，関節裂隙狭小，強直，傍関節性骨萎縮）

身体機能障害 QOL低下：
- HAQ
- SF-36
- EQ-5D

色文字の項目は総合的疾患活動性指標の構成要素

- 状態と反応性の両者を組み合わせた評価法として，EULAR改善基準がある（98頁の図3参照）．
- 近年は，治療前の疾患活動性にかかわらず，臨床的寛解の達成が治療目標として掲げられていることもあり，状態の評価がより重要視される．
- そのほか，朝のこわばりの持続時間，握力，血清MMP-3値，関節エコーによる関節炎（滑膜炎）評価なども参考になる．

2 有効性の評価：その他（図1）

- 関節破壊の評価には，主に単純X線が用いられる．評価部位は，手・足は必須とし，それに加えて身体診察で関節炎を認める関節を評価する．
- 単純X線による定量的評価法として，手・足のX線を用いたmTSSなどがあるが，日常臨床に用いるには煩雑であるため，Larsen gradeによる半定量的評価法も広く用いられる．
- 過去のX線所見と比較し，関節破壊進行の有無を経時的に評価することが重要である．
- RAにおける身体機能障害評価法としては，HAQが汎用される．
- 身体機能障害のほか社会生活機能や心の健康などを加味した包括的尺度として，SF-36やEQ-5Dなどが用いられることもある．

3 安全性の評価（表1, 2）

- 胃腸障害，肝機能障害，皮膚障害など，多くの抗リウマチ薬に共通して見られる副作用を評価する．
- 各薬剤に比較的特徴的な副作用（MTXのリンパ増殖性疾患，タクロリムスの耐糖能異常など）を把握しておく．
- MTXの骨髄抑制，薬剤性肺障害，感染症など，各薬剤の重篤，致死的となりうる有害事象を把握しておく．
- 一般に有害事象の発生は投与開始後早期（6ヵ月以内，特に3ヵ月以内）に多い．
- 身体診察に加え，血液・尿検査（表2），胸部X線検査などによる評価を適宜行う．
- 呼吸器疾患のスクリーニングとして，経皮的酸素分圧の測定が有用である．

4 薬効評価のタイミング

- 薬物療法変更時は，2週間後，遅くとも4週間後には忍容性の確認（有害事象の評価）を行い，

表1 抗リウマチ薬の有害事象

	胃腸障害	肝機能障害	腎機能障害	皮膚障害	血液障害	呼吸器障害	感染症	特徴的な有害事象
メトトレキサート	◎	◎		○[*1]	●	●	●	リンパ増殖性疾患
サラゾスルファピリジン	◎	○		◎	○			
ブシラミン	○	○	◎[*2]	◎				
レフルノミド	◎	◎		○[*1]	●	●	●	
タクロリムス	◎		◎				●	耐糖能異常，血圧上昇
イグラチモド	○	◎		○	○			ワルファリン作用増強
生物学的製剤				◎[*3]		●	●	Infusion reaction

[*1]：脱毛，[*2]：蛋白尿，[*3]：注射部位反応を含む，◎：頻度の高いもの（5％以上の報告が多い），○：比較的頻度の高いもの（1〜5％の報告が多い），●：重篤化の危険度が高いもの

表2 有害事象と検査値異常

検査項目	異常値	疑わしい有害事象	原因薬剤の例
赤血球，Hb，Ht	低下（MCV低下） 低下（MCV上昇）	消化管傷害 巨赤芽球性貧血	NSAID，ステロイド MTX
白血球	好中球（汎血球）減少	骨髄抑制	MTX，LFM
血小板	減少	骨髄抑制	MTX，LFM
尿検査	蛋白尿 BMG，NAG上昇	糸球体障害 尿細管障害	BUC NSAID
便検査	潜血反応	消化管傷害	NSAID，ステロイド
AST，ALT	上昇	肝機能障害	MTX，LFM，SSZ
BUN，Cr	上昇	腎機能障害	TAC，NSAID
随時血糖，HbA1c	上昇	耐糖能異常	TAC，ステロイド

BMG：β_2-ミクログロブリン，NAG：N-アセチル-β-グルコサミニダーゼ，LFM：レフルノミド，BUC：ブシラミン，SSZ：サラゾスルファピリジン，TAC：タクロリムス

その後も4週間隔程度で疾患活動性と有害事象の評価を継続する．
- 3ヵ月時点で治療目標に到達していない場合は治療変更（強化）を検討する．
- 治療目標に到達した場合も，3〜6ヵ月に1回程度は疾患活動性，有害事象の評価を継続する．
- 半年，あるいは1年に1回程度は，関節破壊や身体機能障害の評価を行う．

●文献

1) Smolen JS, et al : The assessment of disease activity in rheumatoid arthritis. Clin Exp Rheumatol 28 : 18-27, 2010

3) 開始前のチェックポイント

岸本勇二（鳥取赤十字病院リウマチ科・整形外科）

まとめ

① チェックポイントの概要

治療開始前の疾患活動性を評価し，治療後の薬効評価のベースラインデータを得る．年齢や妊娠など薬物療法を行ううえで配慮が必要な患者情報，併存症・既往症の存在や，その治療薬を確認し，抗リウマチ薬の禁忌・慎重投与に該当するものがないか，薬物相互作用の問題がないかをチェックする．MTXやbDMARDなどの免疫抑制能を有する薬剤を投与する前には，結核や肝炎ウイルスのスクリーニングが必要である．

② 患者情報や併存症のチェックポイント

薬物療法による有害事象の頻度と重篤度が増す高齢者や，多くの抗リウマチ薬で安全性が確立していない妊娠，授乳といった患者情報を確認する．間質性肺炎その他の呼吸器疾患，肝・腎機能障害，糖尿病などは抗リウマチ薬の副作用の発現率を高めるため注意を要する．各薬剤の禁忌や慎重投与に該当する併存症・既往症の有無をチェックする．TNF阻害薬ではうっ血性心不全や脱髄疾患が，MTXでは慢性腎不全が禁忌に該当する．

③ 薬物相互作用のチェックポイント

イグラチモドはワルファリンの作用を増強するため両剤の併用は禁忌であり，そのほか，タクロリムスとシクロスポリン，ボセンタンなども併用禁忌である．またタクロリムスなど一部の抗リウマチ薬は，特定の薬剤と併用すると血中濃度が上昇あるいは低下することが知られており，特に複数の常用薬を抱えている高齢者では注意を要する．

④ 免疫抑制薬投与前のチェックポイント

免疫抑制作用を有する薬剤を投与する際には，結核，肝炎ウイルスなどのスクリーニングを行い，免疫抑制薬投与後の感染の顕在化，重症化の予防に努める．さらにbDMARD導入時には，末梢血白血球数・リンパ球数，β-D-グルカン，胸部CTなども併せてチェックすることが望まれる．

はじめに

薬物療法を開始する前には，疾患活動性を十分に評価し，今後の薬効評価のベースラインデータを得る．さらに安全管理の面から，患者情報や併存症・既往症の確認，抗リウマチ薬との相互作用が問題となりうる常用薬の有無をチェックする．さらにMTXなどの免疫抑制薬を投与する際には，結核や肝炎ウイルスのスクリーニングが必須である．

1 疾患活動性のチェックポイント

1) チェックしておくべき項目

● 総合的疾患活動性指標（SDAI，CDAI，DAS28など）：圧痛関節数，腫脹関節数，患者/医師全

チェックポイントの概要

	有効性評価	安全性評価
必須項目	・疾患活動性評価（SDAI, DAS28など） ・一般検査 ・手・足X線 ・身体機能障害評価（HAQなど）	・患者情報 ・併存症・既往症 ・常用薬
参考項目	・予後不良因子 ・朝のこわばり ・血清MMP-3値 ・関節の単純X線 ・関節エコー ・両手造影MRI	・胸部X線 ・経皮的酸素分圧 ・肺線維化マーカー
MTX投与前		・結核関連検査（ツ反, IGRAなど） ・肝炎ウイルス検査（HBs抗原など）
Bio投与前		・末梢血白血球数（4,000/mm³以上） ・末梢血リンパ球数（1,000/mm³以上） ・β-D-グルカン ・胸部CT

般評価，CRP/ESR
- 一般検査：末梢血検査，生化学検査（AST, ALT, ALP, LDH, Cr, BUNなど），尿一般検査
- 両手・両足の単純X線正面像
- HAQ-DIなどの身体機能障害評価尺度

2) チェックしておくと有用な項目
- 予後不良因子（RF/ACPA陽性，高疾患活動性，早期からの関節破壊）
- 朝のこわばりの持続時間
- 血清MMP-3値
- 炎症を認める関節の単純X線
- 関節エコー
- 両手（造影）MRI

- SF-36，EQ-5DなどのQOL評価尺度

2 患者情報や併存症のチェックポイント

　注意を要する患者情報や併存症のチェックリストを図1に示す．

1) 注意を要する患者情報
- 高齢者：抗リウマチ薬による有害事象の頻度と重症度が上がるため，通常より少なめの用量から開始することを検討する．
- 妊婦・授乳婦・妊娠希望者：MTXは禁忌である．少量ステロイドは安全とされるが，その他ほとんどの抗リウマチ薬が禁忌あるいは慎重投与となる．

図1 薬物療法開始前のチェックリスト

性別：男・女，年齢：(　　　　)歳
身長：(　　　　)cm，体重：(　　　　)kg，BMI：(　　　　)kg/m²
喫煙：有・無　(　　　　)本/日×(　　　　)年
飲酒：有・無　種類：(　　　　　　　　)，量：(　　　　　　　　)
職業：
妊娠（希望を含む）・授乳：有・無
併存症・既往症：

疾患名，症候群名		治療中	既往
感染症	帯状疱疹	□	□
	結核	□	□
悪性腫瘍	疾患名：	□	□
心血管系疾患	心不全	□	□
	心筋梗塞	□	□
肺障害	間質性肺炎	□	□
胃腸障害	消化性潰瘍	□	□
肝機能障害	肝炎（B型，C型，その他）	□	□
腎機能障害	疾患名：	□	□
代謝異常	糖尿病	□	□
骨代謝疾患	骨粗鬆症	□	□
脱髄疾患	疾患名：	□	□
膠原病	疾患名：	□	□
その他	疾患名：	□	□

常用薬：

- 小児：若年性特発性関節炎の一部の病型では，成人RAに準じた治療が行われるが，一般に小児ではMTXに対する忍容性が高く，一方でステロイドにより成長障害がもたらされる可能性がある点に注意を要する．
- 喫煙：RA発症の危険因子であると同時に，MTXやbDMARDの効果を減弱させるとの報告がある．
- 飲酒：MTX服用者では，肝機能障害が問題となることがあり，節度ある飲酒を指導する．

2）注意を要する併存症・既往症と抗リウマチ薬投与に伴う問題点

- 呼吸器疾患：既存の肺疾患の増悪，薬剤性肺障害のリスク増大，細菌性肺炎・ニューモシスチス肺炎・結核再燃などのリスク増大
- 腎機能障害：MTXなど腎排泄性薬剤の排泄低下による体内蓄積とそれに伴う副作用のリスク増大，腎機能の増悪（ブシラミン，タクロリムス，金製剤，NSAID）
- 肝機能障害：肝機能の増悪（MTXなど），免疫抑制薬による肝炎ウイルス再活性化
- 糖尿病：既存の糖尿病の悪化（タクロリムス，ステロイド），感染症リスクの増大（MTX，bDMARD）
- 消化性潰瘍：イグラチモドは投与禁忌
- 心不全，脱髄疾患：TNF阻害薬は投与禁忌
- 悪性腫瘍：TNF阻害薬は慎重投与

表1 抗リウマチ薬との併用に注意を要する薬剤・食品

併用禁忌	TAC	シクロスポリン，ボセンタン，スピロノラクトン，生ワクチン
	IGU	ワルファリン
併用注意*	MTX	「MTXの使い方の実際」参照
	TAC	血中濃度上昇　　カルシウム拮抗薬，オメプラゾール，ランソプラゾールなど
		血中濃度低下　　リファンピシン，抗てんかん薬など
		腎毒性増強　　　NSAIDs，アムホテリシンB，ST合剤など
	SSZ	併用薬の作用増強　スルホニルウレア，ワルファリン
		併用薬の吸収低下　葉酸，ジゴキシン
	LFM	ワルファリン(PT延長)，MTXなど抗リウマチ薬(骨髄抑制)，リファンピシン(血中濃度上昇)，コレスチラミン(血中濃度低下)
	IGU	NSAIDs(胃腸障害)，シメチジン(血中濃度上昇)，フェノバルビタール(血中濃度低下)
注意したい食品	MTX	葉酸を大量に含むサプリメント(効果減弱)
	TAC	グレープフルーツジュース(血中濃度上昇)

*：長期投与が必要となる可能性が高い薬剤をあげた．TAC：タクロリムス，IGU：イグラチモド，SSZ：スルファサラゾピリジン，LFM：レフルノミド

3 薬物相互作用のチェックポイント

抗リウマチ薬との相互作用を有する薬剤リストを**表1**に示す．

1) 併用が禁忌であるもの
- タクロリムス：生ワクチン，シクロスポリン，ボセンタン，カリウム保持性利尿薬
- イグラチモド：ワルファリン

4 MTXなど免疫抑制薬投与前のチェックポイント

1) 画像検査
- 胸部X線(正面，側面)
- 胸部X線で異常を認めた場合，胸部CT，肺線維化マーカー(KL-6，SP-D)を追加．

2) 結核のスクリーニング
- 問診，胸部X線検査に加え，以下のいずれかを行う．
  - ツベルクリン反応
  - インターフェロン-γ遊離試験(T-SPOT TB®，クオンティフェロン®)
- 活動性結核に対しては投与禁忌であり，結核の治療を優先する．
- 結核の再燃のリスクがある場合，イソニアジド(300 mg/日)による先行治療を考慮する．

3) 肝炎ウイルスのスクリーニング
- 必須項目：HBs抗原，HCV抗体
- B型肝炎ウイルスのスクリーニングは，「B型肝炎ウイルス感染リウマチ性疾患患者への免疫抑制療法に関する提言」に従い，必要に応じて以下の検査を追加する(**図2**)．
  - HBs抗体，HBc抗体
  - HBV-DNA
- HBs抗原陽性，HCV抗体陽性，あるいは核酸アナログによる治療対象に該当する場合は，肝臓専門医にコンサルトすることが望ましい．

65歳以上の高齢者では肺炎球菌ワクチンを接種する．

インフルエンザワクチンを毎年接種する．

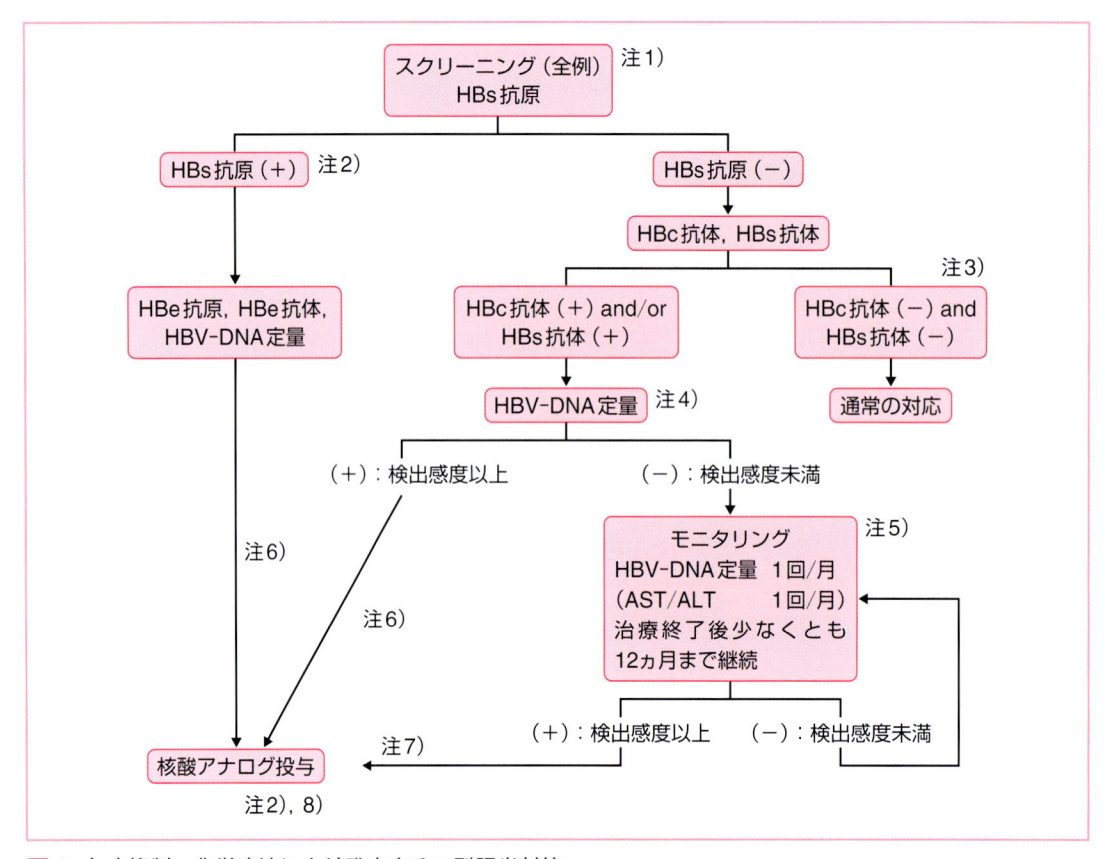

図2 免疫抑制・化学療法により発症するB型肝炎対策

注1）まずHBs抗原を測定して，HBVキャリアかどうか確認する．HBs抗原陰性の場合には，HBc抗体およびHBs抗体を測定して，既感染者かどうか確認する．
注2）HBs抗原陽性例は肝臓専門医にコンサルトする．
注3）初回治療時にHBc抗体，HBs抗体未測定の再治療例では抗体価が低下している場合があり，HBV-DNA定量検査などによる精査が望ましい．
注4）PCR法およびリアルタイムPCR法により実施する．
注5）リツキシマブ・ステロイド使用例はHBV再活性化の高リスクであり，注意が必要である．
注6）免疫抑制・化学療法を開始する前，できるだけ早期に投与を開始することが望ましい．
注7）免疫抑制・化学療法中はHBV-DNA定量検査が検出感度以上になった時点で直ちに投与を開始する．
注8）核酸アナログはエンテカビルの使用を推奨する．核酸アナログ投与中は原則として1〜3ヵ月に1回，HBV-DNA定量検査を行う．
（日本肝臓学会：B型肝炎治療ガイドライン．https://www.jsh.or.jp/medical/guidelines/jsh_guidlines/hepatitis_b より引用，脚注は一部抜粋）

5 bDMARD投与前のチェックポイント

bDMARD投与前のチェックリストを図3に示す．

免疫抑制薬投与前のチェックポイントに加えて，以下の項目をチェックする．
- 可能であれば胸部CT
- 日和見感染症のリスク管理
  - 末梢血白血球数≧4,000/mm^3
  - 末梢血リンパ球数≧1,000/mm^3
  - 血中β-Dグルカン陰性

bDMARDによる重篤な有害事象で最も多いのが感染症であり，本邦の市販後全例調査では以下のリスク因子があげられている[1,2]．
- 高齢

氏名：		年齢（　　　）歳，体重（　　　）kg		
評価日：　年　月　日		投与開始日：　年　月　日		

圧痛関節数	（　　）	SDAI	（　　）
腫脹関節数	（　　）	CDAI	（　　）
CRP	（　　）mg/dl	DAS28	
ESR	（　　）mm/hr	-CRP	（　　）
患者全般評価	（　　）	-ESR	（　　）
患者疼痛評価	（　　）		
医師全般評価	（　　）	投与薬剤：	
HAQ-DI	（　　）		

血液検査	白血球数	/mm³	（　月　日）
	リンパ球数	/mm³	（　月　日）
	β-D-グルカン	□（　月　日）	
	KL-6, SP-D	□（　月　日）	
結核関連	ツ反	□（　月　日）	
	IGRA	□（　月　日）	
	INH予防投与	□要　□不要	開始（　月　日）
画像検査	胸部X線	□（　月　日）	
	胸部CT	□（　月　日）	
	手・足X線	□（　月　日）	
	その他のX線	□（　月　日）	部位：
肝炎ウイルス	HBs抗原, HCV抗体	□（　月　日）	
	HBs抗体, HBc抗体	□（　月　日）	
	HBV-DNA	□（　月　日）	
ワクチン	肺炎球菌	□（　月　日）	
	インフルエンザ	□（　月　日）	
禁忌	感染症　□無	心不全　□無	脱髄疾患　□無
慎重投与	悪性腫瘍　□無	非結核性抗酸菌症　□無	

図3　bDMARD投与前のチェックリスト

- 既存の肺疾患
- ステロイド薬の併用
- Steinbrockerの機能分類 class Ⅲ以上

● 文献

1) Takeuchi T, et al : Postmarketing surveillance of the safety profile of infliximab in 5000 Japanese patients with rheumatoid arthritis. Ann Rheum Dis 67 : 189-194, 2008

2) Koike T, et al : Safety and effectiveness of adalimumab in Japanese rheumatoid arthritis patients : post-marketing surveillance report of the first 3,000 patients. Mod Rheumatol 22 : 498-508, 2012

私のヒヤリハット 生物学的製剤導入時のスクリーニング

症例：55歳，女性，RA（罹病歴7年）

主訴：両手関節痛，左中指PIP関節痛，右第2〜4指痛，左母趾MTP関節痛，両足趾変形．

現病歴：近医でフォローされていたが，約4ヵ月前から疾患活動性が増悪したため生物学的製剤導入目的で当科紹介となった．現在の治療はMTX 10 mg/w，PSL 5 mg/day，SASP 1,000 mg/dayであった．

初診時所見：圧痛関節5，腫脹関節10，CRP 3.7 mg/d*l*，VAS 91 mm，DAS28-CRP 5.7，KL-6，β-Dグルカン陰性．

胸部X線異常なし，ツ反陰性であり，生物学的製剤導入予定とした．

ヒヤリハット：胸部CTで右肺上葉に結節影を指摘された（図1）．呼吸器内科を受診し，リウマチ結節など良性結節疑いで併診，半年ごとのCTフォローとなった．RAの追加治療として念のため生物学的製剤は避け，プログラフ1 mg/dayを開始．コントロール良好となった．1年半後の胸部CTで結節影が急に増大（図2）し，PETで同部位に集積を認めた（図3）．右肺腺癌の診断で呼吸器外科により右肺上葉切除が行われたが，2ヵ月後のPETでは肺癌の多発転移を認め，化学療法にも関わらず半年後永眠された．

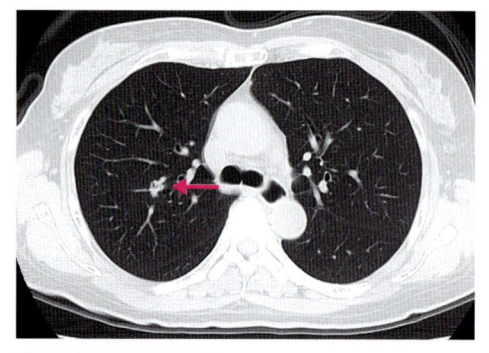

（西田圭一郎）

図1 初診時胸部CT
放射線科により指摘された結節影（矢印）．

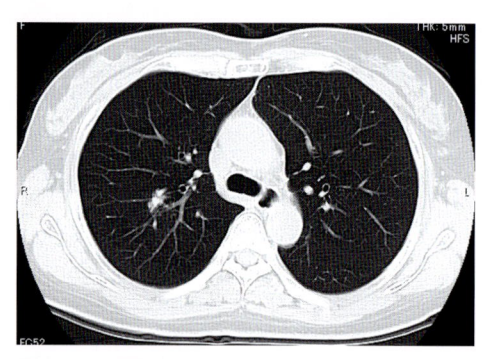

図2 1年半後胸部CT
初診時から変化のなかった結節影が増大している．

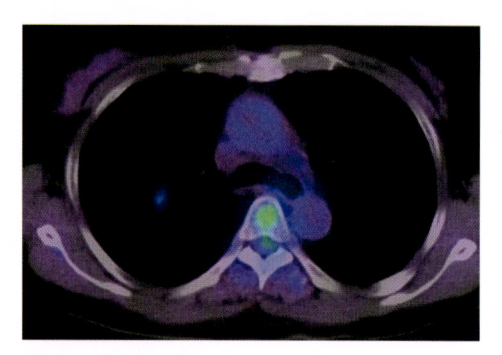

図3 PET-CT像
同部位に集積を認める．

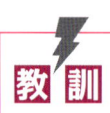

教訓 生物学的製剤導入の条件として，「悪性腫瘍がないこと」が含まれる．本症例を経験した後，生物学的製剤導入時には胸部X線検査だけでなく，胸部CTを必ず撮像することにした．また，肺野の結節影が認められる場合には呼吸器専門医に紹介し，経時的なフォローをしていただいている．

私のヒヤリハット 無症状でも副作用が潜んでいることがある

症例：59歳，女性，RA（1996年発症）

ヒヤリハット：私が外来を引き継いだ時点ではMTX 6.0 mgで加療されていた．その後腎機能に注意しながらMTXの増量，タクロリムスを追加し，現在はMTX 10 mg/week，タクロリムス2.0 mg，フォリアミン5.0 mg/weekでコントロールしていた．前回の外来受診時は腫脹関節9カ所，圧痛関節2カ所，CRP 0.3 mg/dl，general VAS 38 mmでDAS28-CRP 3.62であった．

この度外来受診時に特に腫脹関節数，圧痛関節数，general VASに変わりはなく，主訴も変わりないですとのことであった．採血の表を見て我が目を疑った（表1）．

急いで胸部CTを行った（図1）．

CTを見てPCP（ニューモシスチス肺炎）やMTXによる薬剤性肺炎を疑い，呼吸器内科の先生に連絡して診察を頼み込んだ．その後呼吸器内科でトリコスポロンアサヒによる夏型過敏性肺臓炎と診断され加療された．現在は以前の治療を再開できて，大事には至らなかった．

本症例では特に呼吸に関する訴えもなく，血液生化学所見でシアル化糖鎖抗原KL-6（以下KL-6）

表1 血液生化学所見の推移

	2015/2/3	2015/3/10	2015/5/12	2015/6/16
白血球数	3,700	3,300	3,400	3,300
LDH	245	196	237	341
CRP	0.51	0.13	0.3	0.05
MMP-3	15.8	34	30.8	28.2
KL-6	257	261	360	1,097

が急激に上昇しているのみであった．現在，私が勤務している愛知県ではKL-6は毎受診時ごとの検査は，保険診療では認められないとのことである．

最近致し方なくKL-6を省いた項目を採血している．しかしその後同様に自覚症状がなく，血液生化学検査上KL-6の急激な上昇を認めたMTXによる薬剤性肺炎を経験した．

日本の国家財政が逼迫し，医療費の削減が必要なことは理解しているつもりである．乳酸脱水素酵素（LDH）も上昇しているから気付くのではというご指摘もあろう．しかしKL-6ほどの感度，特異度はなくRA患者でのKL-6は必要な検査と考える．

（三井裕人）

図1 胸部単純X線像（左）と胸部単純CT像（右）

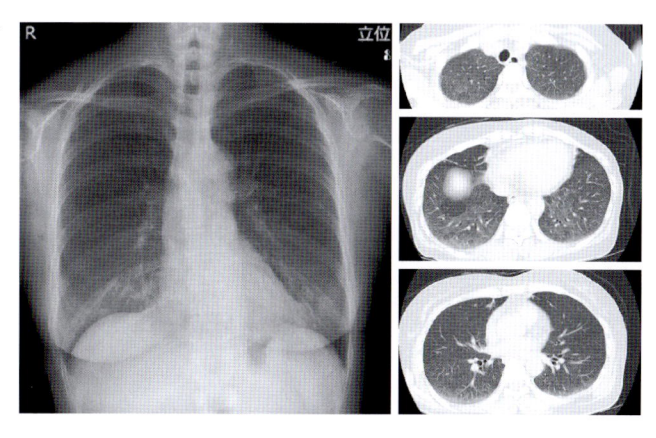

教訓 正直に言ってこれといったものはない．bDMARDやMTXを使用している患者にはそのような社会的な事情を説明し，これから肺炎が初期には発見されず見逃されるケースが考えられること．自分自身で気づいたことがあれば必ず教えて頂くよう説明している．定期的な画像検査の徹底，症状がなくてもSPO$_2$を測定するようにしているところである．

4) ステロイドとcsDMARDの上手な使い方とピットフォール

川人 豊（京都府立医科大学膠原病・リウマチ・アレルギー科）

まとめ

csDMARDはRAの治療の基本薬剤で，bDMARDとの併用効果も高い．日常臨床では，高齢化しているRA患者の治療やcsDMARDの併用療法を考慮した薬剤選択のため，csDMARD各薬剤の副作用を中心とした特徴をよく理解しておく必要がある．ステロイドも有用性が高い薬剤であるが，その副作用に留意して，できるだけ短期的な使用に留めることが望ましい．いずれにしても，リスク，ベネフィット，患者の意見やコストを考慮し，注意深い観察を行いながら，いかに薬剤を使いこなすかが最も重要な点であり，本項を参考にして頂きたい．

はじめに

RA治療は臨床的寛解をめざす概念が浸透しつつあり，bDMARDの登場により治療の目標が大きく変わったことは間違いないが，薬物治療のアルゴリズムの中で，csDMARDは診断後に最初に用いられる薬剤であり，日常臨床でいかにうまく使いこなすかがリウマチ診療の鍵である．また，ステロイドは，長期使用でその副作用が問題となるが，疾患活動性が高くADLの低下が認められる早期や抗リウマチ薬の使用が難しい場合に応用を考慮する薬剤である．本項では，csDMARDとステロイドに焦点をあて，安全で有用性の高い上手な使い方とピットフォールについて概説する．

1 RAのcsDMARDによる治療戦略（図1）

- RAの診断・治療前には，必要な検査を実施し合併症の有無を確認する（表1）．
- RAの最初の薬物治療として，診断が下ればできるだけ早くcsDMARDの投与を開始する．
- 使用禁忌がなければまずMTXの単独療法から開始し，MTXが禁忌で使用できないか，MTX不応性の場合は他のcsDMARDを単剤で開始する．
- 単剤で効果十分でない場合は他剤を併用するが，多剤併用で効果が増強する反面，副作用が増加することを念頭おく必要がある．この意味では，各種薬剤の副作用や薬物代謝などの特徴を知っておくと安全性が高い治療法を実践することができる．
- 低用量ステロイドは，csDMARDと併用していれば，最初の治療手段の1つとして治療開始後6ヵ月までは考慮して良い．ただし，長期に使用すると副作用の出現と医療経済面でもデメリットが多くなり，減量や中止が難しくなるため，臨床的に可能な限り早期に減量する．
- RAの薬物治療は，関節リウマチ診療ガイドライン2014[1]にも示されているように，3～6ヵ月ごとに効果判定し治療の変更を検討する．

```
                    早期診断
                       │
                       ▼
    少量ステロイド ± DMARDs単剤療法*1 ┄┄┐
              │         │              ┊
              ▼         ▼              ┊*2
       予後不良因子なし  予後不良因子あり ┊
              │         │              ┊
              ▼         ▼              ┊
       DMARDs併用療法 → bDMARD併用療法 ┄┘
```

治療目標
"寛解あるいは低疾患活動性"

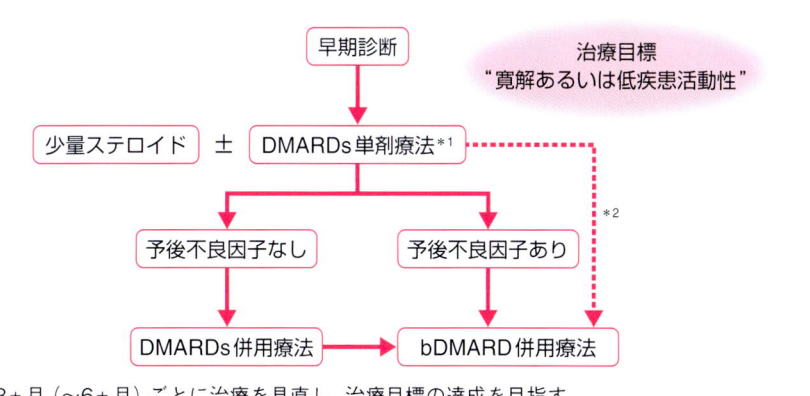

注）3ヵ月（～6ヵ月）ごとに治療を見直し，治療目標の達成を目指す．
　　予後不良因子：RF／ACPA陽性で特に高値，非常に疾患活動性が高い，早期からの関節破壊
*1 MTXを中心とするが，MTXが使用できない場合や低疾患活動性で予後不良因子がなければ，他の
　　DMARDsの単剤療法より開始
*2 MTX単独治療で効果不十分な場合も検討

図1 csDMARDによる治療戦略

表1 RAの治療前に必要な検査

診断と抗リウマチ薬投与前に必須の検査

血液検査（CSC，炎症反応，肝腎機能を含めた生化学検査），一般尿検査
免疫学的検査（RF，ACPA，他にMMP-3）
感染症検査：喀痰があれば培養検査，ASOなど
X線検査：罹患関節のX線検査（手足は必須で，2方向からの撮影），胸部X線
関節液検査：関節液が採取可能な場合，色調，混濁度，白血球数（好中球分画）

関節炎の鑑別診断が難しい場合

1. 触診で関節炎の判断が難しい（例：早期RA）
   関節超音波や造影MRI検査で，滑膜炎や骨びらんを検索
2. 膠原病に伴う皮疹が疑われ，関節外の臓器病変が存在する（例：SLE）
   抗核抗体，補体（C3，C4，CH50）検査を実施し，皮膚科，膠原病専門医に一度コンサルト

2 csDMARD（表2，3）

1）csDMARDの種類

- csDMARDには，大きく分けると免疫調節薬と免疫抑制薬の2種類がある．
- 免疫調節薬は正常の免疫機能には影響せずに異常な免疫機能を正常化する薬剤で，免疫抑制薬は免疫系の活動を抑制ないし阻害する薬剤であるが，個々のcsDMARDの作用機序は不明な点が多い．
- 免疫抑制薬系のcsDMARDとして，MTX（リウマトレックス®），タクロリムス水和物（タクロリムス®），レフルノミド（アラバ®），ミゾリビン（ブレディニン®），免疫調節薬系のcsDMARDとして，注射金製剤（シオゾール®），サラゾスルファピリジン（アザルフィジンEN®），ブシラミン（リマチル®），イグラチモド（ケアラム®，コルベット®）などがあり，これら薬剤の使用法と特徴的な副作用を表2，3に示す．

2）csDMARDの効果（表4）

- csDMARDの特徴は，遅効性で効果発現まで平均で2～3ヵ月程度かかり，各薬剤によって

表2 主なcsDMARDの種類と特徴
免疫調整薬

薬剤	使用法	特徴的な副作用[*]
金チオリンゴ酸ナトリウム	骨破壊抑制効果はMTXと同等とされ，軽症〜中疾患活動性の症例が良い適応．効果発現は遅いが，感染性心内膜炎や抗結核薬として使用された歴史があり，感染症合併例にも使用しやすい	皮疹，口内炎，蛋白尿，血球減少など
サラゾスルファピリジン	比較的早期で低〜中疾患活動性の症例が良い適応．日本での承認用量は1g/日と海外と比較し低用量であるため，効果はさほど強くない	皮疹，肝障害，下痢，血球減少，日光過敏症，尿やコンタクトレンズの着色
ブシラミン	本邦で開発されたSH基製剤．比較的早期で低〜中疾患活動性の症例が良い適応．副作用の関係で100〜200 mg/日以下で使用されることが多い	蛋白尿，肝障害，血球減少，黄色爪，味覚障害など
イグラチモド	近年承認された薬剤で，サラゾスルファピリジンと同等の効果があり，MTXとの併用効果のエビデンスが存在する	肝機能障害，リンパ球減少，ワルファリンの併用で出血傾向の増強に注意

[*] csDMARDの一般的な共通の副作用として，皮疹，消化管障害がある．頻度の差はあるが，間質性肺炎の出現にはどの薬剤も注意が必要である．

表3 主なcsDMARDの種類と特徴
免疫抑制薬

薬剤	使用法	特徴的な副作用[*]
MTX	予後不良因子の有無にかかわらず推奨され，疾患活動性の高い症例が良い適応である．csDMARDの中での第一選択薬	口内炎，消化管障害，肝機能障害，間質性肺炎，骨髄抑制など
タクロリムス	単独では3 mg/日で，比較的早期で低〜中疾患活動性の症例が適応と考えられる．MTXなど他剤との少量併用療法（1〜1.5 mg/日）での有用性が高い	腎機能障害，糖代謝異常，血圧上昇など
レフルノミド	予後不良因子の有無にかかわらず有効性は高いが，日本人には副作用（特に間質性肺炎）が多く，loading doseを用いずに，10 mg/日の低用量で使用する方が安全である	皮疹・脱毛，肝機能障害，消化管障害，間質性肺炎など
ミゾリビン	効果はマイルドだが，副作用も少ない．比較的軽症例が良い適応となる．高齢者や他剤との併用で使用する．1回投与で血中濃度を上昇させると有効性が増す	皮疹，消化管障害，高尿酸血症など

[*] csDMARDの一般的な共通の副作用として，皮疹，消化管障害がある．頻度の差はあるが，間質性肺炎の出現にはどの薬剤も注意が必要である．

も個体によっても効果発現時間が異なる．
- 効果のある患者（responder）とない患者（non-responder）が存在し，効果のある患者でも長期使用で効果が減弱する（エスケープ現象）ことである．
- エスケープ現象は，サラゾスルファピリジンやブシラミンで2〜3年，MTXで5年前後で，半数の患者で効果が減弱する[2]．

3）csDMARDの副作用
- 一般的に多い副作用として，皮疹と消化管障害

表4 csDMARDの特徴
- 免疫調節薬と免疫抑制薬の2種類がある
- 効果発現まで平均で2〜3ヵ月程度の時間がかかる
- 各薬剤によっても個体によっても効果発現時間が異なる
- 効果のある患者（responder）とない患者（non-responder）が存在する
- 長期使用で効果が減弱する（エスケープ現象）
- 各薬剤で特徴的な副作用がある

> **投与前スクリーニング**
> 一般血液検査（血球減少，肝腎機能障害など）　B・C型肝炎スクリーニング（HBsAg, HBcAb, HBsAb, HCVAb）
> 胸部X線　結核スクリーニング（ツベルクリン反応もしくはγインターフェロン遊離試験）
>
> **投与開始時**
> 開始量　通常は6mg/週（＋葉酸）
> 　　　　高齢者，低体重者，副作用リスク*が多数存在する場合，4mg/週で開始
> 　腎機能障害例　　GFR 60 ml/分以下で減量
> 　　　　　　　　　GFR 45 ml/分以下で半量以下で中止も考慮（特に高齢者）
> 　　　　　　　　　高齢者では，GFR≒80×1/シスタチンC
> 葉酸量の投与量と方法
> 　　MTX投与24～48時間後，MTX投与量の1/2～1/3量
> 　　投与回数：2～3回，12時間ごとの分割投与（消化管障害を避け生体利用率を上げる）
>
> **増量法**
> 目標投与量として，体重（kg）×0.2（～0.25 mg）/週に設定
> 初回2週間で必ず忍容性を確認し，2週間ごとに2 mg/週 or 4週間毎に4 mg/週程度増量する
> 効果不十分であれば，16 mg/週までの増量も考慮可能
>
> **有効性評価**
> 目標投与量後最低6週間程度で効果判定し，他の経口抗リウマチ薬やbDMARDの併用を考慮する

図2　MTXの投与方法
*MTXの副作用の発現因子：高齢，男性，腎機能低下例，胸膜・肺疾患の既往歴，喫煙者，低アルブミン血症，糖尿病，アルコール多飲

で，これに各薬剤による特徴的な副作用が存在するため，患者に適切な説明を行う．
- 基本的にはどの薬剤も投与開始3ヵ月間は2週間ごとに診察，血液・尿検査をすることが推奨される．特に投与後1～2週間でのアレルギー反応や肝障害，血球減少などを見逃さないことが重要である．
- 過去に他のcsDMARDで副作用歴のある場合や高齢者で肝腎機能低下が予測される症例では，投与量を減量するなどの工夫が必要である．

4）csDMARDの併用療法
- 日常臨床では，どの組み合わせが有効かは個人によっても異なるが，出現しやすいと予測される副作用も考慮し，組み合わせを検討する．
- 併用療法での注意点は，効果も増すが副作用も増すことである．このため，併用する各薬剤の副作用を熟知し念頭に置きながら，経過を観察

することが最重要ポイントである．
- 日本独自のcsDMARDの併用療法の有用性の高い組み合わせとしては，MTX＋ブシラミン，MTX＋イグラチモド，MTX＋1～1.5 mg/日程度の少量のタクロリムス水和物（他剤の薬剤耐性を解除するとされる）などがあり，日常臨床での使用頻度が高い．
- MTX＋サラゾスルファピリジン＋ヒドロキシクロロキンの効果は，bDMARDとほぼ同等の疾患活動性抑制効果があることも指摘されているが，ヒドロキシクロロキンは現在わが国で使用承認はされていないため，その代わりにブシラミンを用いる3剤併用療法の有用性が報告されている[3]．

3　MTXの使用法（図2）

- 核酸代謝の主にピリミジン代謝経路阻害によるリンパ球増殖抑制が主作用で，葉酸代謝を阻害

する．骨破壊抑制効果は他のcsDMARDに比較し高く，エスケープ現象csDMARDの中で最も少ない．
- すべての罹病期間・疾患活動性の患者で，予後不良因子の有無にかかわらず推奨され，csDMARDとして第一選択薬的位置づけにある．

1）MTX投与前のスクリーニング検査
- 投与前に，まず禁忌と慎重投与の有無をチェックする．妊婦，本剤成分に対する過敏症，胸・腹水を認める患者や，重大な感染症や血液・リンパ系・肝・腎・呼吸器障害を有する患者は投与禁忌である．
- インターフェロン-γ遊離試験やツベルクリン反応検査も必須チェック項目で，これらが陽性で潜在性結核が強く疑われる場合，抗結核薬イソニアジド（イスコチン®）の予防投与を行う．
- B型肝炎については，MTXによる再活性化で劇症化も考慮されるため，モニタリングを行う（106頁図2参照）．

2）MTXの投与量と投与方法
- 通常の開始量は6 mg/週前後で，最大目標投与量は体重と血中濃度の相関を考慮し，体重（kg）×0.2～0.25 mg/週とする．
- 腎排泄主体の薬剤のため，腎機能低下がある場合は減量する．高齢では，クレアチニン値が筋肉量の低下で目安とならないため，eGFRの代わりにシスタチンCを参考値とするのが良い．
- MTXの小腸からの吸収には，トランスポーターが必要で，これが飽和されると吸収力が低下するため，週2～3回分割投与が望まれる．

3）MTXの副作用
- MTXの副作用の発現因子として，高齢者，男性，腎機能低下例，胸膜・肺疾患の既往歴，喫煙者，低アルブミン血症，糖尿病，アルコール多飲があるが，これらを有する場合は，慎重に判断する．
- MTXの副作用としては，口内炎や消化管障害，肝機能異常は比較的良くみられるもので，葉酸代謝拮抗薬であるため，葉酸を投与することでこれら副作用は軽減する．
- 骨髄抑制を認めた場合は，その程度にもよるが減量やいったん中止を考慮する．
- 間質性肺炎の発症率は約1％程度あり，禁煙を促し，咳を伴わない乾性咳嗽があれば，MTXを中止し再診するように促す．過去の間質性肺炎の既往がある場合は発症リスクが増すため，投与を避けた方が安全である．
- 1日1 mg程度の低用量の葉酸ではMTXの効果減弱は認められず，また，MTXの使用量を増量できるため，葉酸の併用はほぼ必須と考えて良い[1]．
- B型肝炎の既往感染者では，HBV DNAが陽性となった場合（HBV再活性化），急激なMTXの中止は，肝炎の重症化，劇症化をもたらす可能性があるため，肝臓専門医のコンサルトの下で核酸アナログ製剤投与下にMTXの使用を継続する．
- C型肝炎についてはまだ一定の見解はなく，通常はウイルス量の増加がみられることが多いとは言えないが，MTX投与により劇症化による死亡例もあり，HCV RNAが増加する場合，肝臓専門医にコンサルトすることを推奨する．

4 ステロイド

1）ステロイドの使用法
- ステロイドは安価で，強力な抗炎症効果や抗関節炎効果を有しており，RAでの使用法を表5に示す．
- 現在では，欧州や本邦のガイドラインで，低用量ステロイド（日本人ではPSLで0.1 mg/kg/日程度）は，最初の補助的な治療手段の1つとして治療開始後6ヵ月までは使用可能であるとされている．
- 骨粗鬆症や感染症，心血管イベントなどの副作用を考慮すると，臨床的に可能な限り早期に減量すべきであることも指摘されており，短期使用にとどめるのが良い．
- 減量時（特に2～3 mg/日未満）は離脱症候群に注意して，投与量に差をつけて隔日投与し，副

腎に刺激を与えながら少量ずつ減量する．
- ステロイドの関節内注射は，急激な関節腫脹と疼痛が出現した場合や残存滑膜炎に有効性が高い．
- トリアムシノロンアセトニド（ケナコルト-A®）は局所親和性がすぐれ，結晶を作りにくいためよく使用されるが，投与量として小関節で1～2 mg，大関節で10～20 mg程度を目安にする．

2）ステロイドの副作用とその対策

- ステロイドの副作用には，頻度の多い順に，感染症，消化管合併症，精神・神経障害，糖尿病，骨粗鬆症，白内障・緑内障，ミオパチーなどがある．
- RA がステロイドと同様に骨粗鬆症の骨折因子であり，傍関節性骨粗鬆症から骨関節破壊に進展するRAの病態を考慮し，ステロイド性骨粗鬆症はガイドラインに沿い，ビスホスホネートなどの予防薬を適切に使用する．
- RA治療薬による重篤な感染症の発症を観察した研究では，bDMARDを含めたすべての抗リウマチ薬との比較で，PSLが5 mg/日未満の投与量でも他剤に比較し感染の危険率は高く，PSL投与量に依存して感染率が上昇する[4]．
- ステロイドは肉芽形成抑制作用があり組織修復が遅延するため，比較的少量のPSL使用時にも特にNSAIDを併用する場合は注意が必要である．
- 高齢者，消化性潰瘍の既往歴のある患者に，NSAIDと併用する際は，プロトンポンプ阻害

表5　RA治療でのステロイド使用法

適応
(1) 抗リウマチ薬の効果発現までの急激な関節破壊を抑制目的
(2) 間質性肺炎の合併やcsDMARDが使用できない症例
(3) 妊娠中・授乳中患者での使用

使用量と注意点
(1) PSLで0.1 mg/kg/日程度の少量で開始し，活動性が低下し始めた時点でできる限り速やかに減量する
(2) 合併症として，感染症，骨粗鬆症，非ステロイド性抗炎症薬との併用での上部消化管潰瘍に注意する

薬やPG製剤の併用も考慮し，セレコキシブを中心としたCOX-2選択性の高いNSAIDを使用するのが安全である．

● 文献
1) 日本リウマチ学会編：関節リウマチ診療ガイドライン 2014，メディカルレビュー社，東京，2014
2) Pincus T, et al : Long-term drug therapy for rheumatoid arthritis in seven rheumatology private practices : II. Second line drugs and prednisolone. J Rheumatol 19 : 1885-1894, 1992
3) Matsuno H, et al : The usefulness of a new triple combination treatment utilizing methotrexate, salazosulfapyridine, and bucillamine in Rheumatoid Arthritis. Mod Rheumatol 8 : 1-20, 2015
4) Wolfe F, et al : Treatment for rheumatoid arthritis and the risk of hospitalization for pneumonia : associations with prednisone, disease-modifying antirheumatic drugs, and anti-tumor necrosis factor therapy. Arthritis Rheum 54 : 628-634, 2006

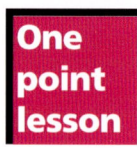

One point lesson 分子標的型DMARD

　分子標的型DMARD（targeted synthetic DMARD）は，これまでの生物学的製剤の特徴である標的依存性や免疫原性，注射時反応などを克服することが期待される低分子化合物である．RAの病態にはTNFα，IL-6のみならず，多くのサイトカインが複雑に関与しているが，細胞内シグナル伝達にJAK/STAT経路の活性化が関与するものとしてIFNα，IFNβ，IL-6, 7, 10, 12, 15, 21, 23などがあげられる．

　JAKファミリーにはJAK1, 2, 3, Tyk2の4種類があり，サイトカイン受容体ごとに細胞内で会合しているJAKの組み合わせが異なり，組み合わせに応じたSTATを活性化してシグナル伝達が行われる（図1）．例えば，JAK1/JAK3の阻害によりIL-7, IL-15, IL-21などが，JAS1/JAK2の阻害によりIL-6などが，JAK1/Tyk2の阻害によりIFNαなどのシグナル伝達が阻害される．

　現在，わが国で認可されているJAK阻害薬はトファシチニブ（ゼルヤンツ®）のみであり，JAKファミリーのすべてを極めて特異的に阻害することで，RA病態にかかわる多くのサイトカインシグナルを部分的・可逆的に抑制する．これまでDMARD効果不十分例に対する単独投与試験（ORAL Solo試験）[1]，MTX効果不十分例に対するMTX併用試験（ORAL Scan試験）[2]，TNF阻害薬効果不十分例に対するMTX併用試験（ORAL Step試験）[3]などにより，優れた臨床症状改善効果，関節破壊抑制効果が示されている．一方で有害事象として悪性腫瘍，日和見感染症，リンパ腫の報告があり，アジア人では帯状疱疹の頻度が少なくないなどの注意点がある．投与にあたって注意すべき副作用を表1に示す．

　日本リウマチ学会の使用ガイドライン[4]では，トファシチニブの投与対象はMTX 8 mg/週を超える用量を3ヵ月以上継続して使用してもコントロール不良のRA患者とし，安全性の観点からMTXを投与できない患者は原則として対象としないことが望ましいとしている．通常，トファシチニブとして1回5 mgを1日2回経口投与するが，中等度異常の腎機能障害を有する患者には5 mgを1日1回経口投与し，また感染症リスクへの懸念から生物学的製剤やタクロリムス，アザチオプリン，シクロスポリン，ミゾリビンなどの免疫抑制薬との併用はできない．また，CYP3A4，および一部CYP2C19により代謝されるため，代謝阻害作用のある薬剤では

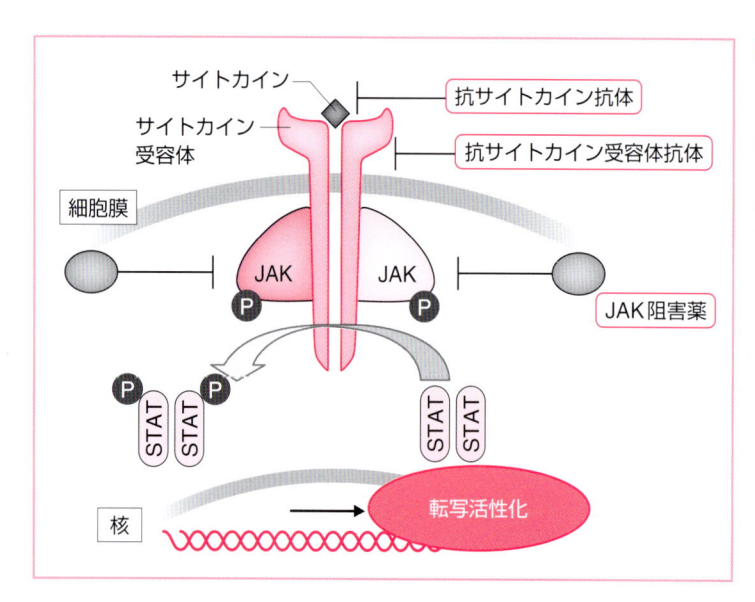

図1　サイトカインの細胞内シグナル伝達とJAK阻害薬
サイトカインが細胞膜上の受容体に結合するとこれに会合するJAKのリン酸化が起こり，次いでリン酸化されたSTATは核内に移行して転写を活性化する．

用量を調節する．

2015年のACRではトファシチニブを含めた治療アルゴリズムが発表された[5]．エビデンスレベルはlow～very lowではあるが，① established RAに対して，抗TNF製剤を他剤投与しても中等度～高疾患活動性が持続し，非抗TNF製剤が選択肢とならない場合にトファシチニブ+/- MTXの投与を他の抗TNF製剤+/- MTXより優先すること，② 抗TNF製剤と非抗TNF製剤を少なくとも1剤ずつ投与しても中等度～高疾患活動性が持続する場合，まず他の非抗TNF製剤+/- MTXの投与をトファシチニブより優先し，中等度～高疾患活動性が持続する場合にはトファシチニブ+/- MTXの投与を他の抗TNF製剤+/- MTXより優先すること，が盛り込まれた（図2）．

今後も選択性の異なるJAK阻害薬やSyK阻害薬など他のシグナル伝達経路を阻害する低分子化合物が次々と登場してくると思われるが，添付文書，ガイドラインなどを参考に適正使用を遵守することが肝要である．

略語
JAK：janus kinase
STAT：signal transducer and activator of transcription

● 文献

1) Fleischmann R, et al : Placebo-controlled trial of tofacitinib monotherapy in rheumatoid arthritis. N Engl J Med 367 : 495-507, 2012
2) van der Heijde D, et al : Tofacitinib(CP-690,550) in patients with rheumatoid arthritis receiving methotrexate : twelve-month data from a twenty-four-month phase III randomized radiographic study. Arthritis Rheum 65 : 559-570, 2013
3) Burmester GR, et al : Tofacitinib(CP-690,550) in combination with methotrexate in patients with active rheumatoid arthritis with an inadequate response to tumour necrosis factor inhibitors : a randomised phase 3 trial. Lancet 381 : 451-460, 2013
4) 日本リウマチ学会：全例市販後調査のためのトファシチニブ使用ガイドライン．http://www.ryumachi-jp.com/info/guideline_tofacitinib_130524.pdf#search='トファシチニブ使用ガイドライン（2013年6・3版）
5) Singh JA, et al : 2015 American College of Rheumatology Guideline for the Treatment of Rheumatoid Arthritis. Arthritis Care Res 68 : 1-25, 2016

（西田圭一郎）

表1 トファシチニブ投与にあたって注意すべき副作用

感染症（結核，ニューモシスティス肺炎，帯状疱疹などのウイルス感染症）
消化管穿孔
血液障害（好中球減少，リンパ球減少，ヘモグロビン減少）
肝障害
間質性肺炎
脂質代謝異常
心血管リスク・血圧上昇
悪性腫瘍（悪性リンパ腫，固形癌など）
B型肝炎ウイルスの再活性化

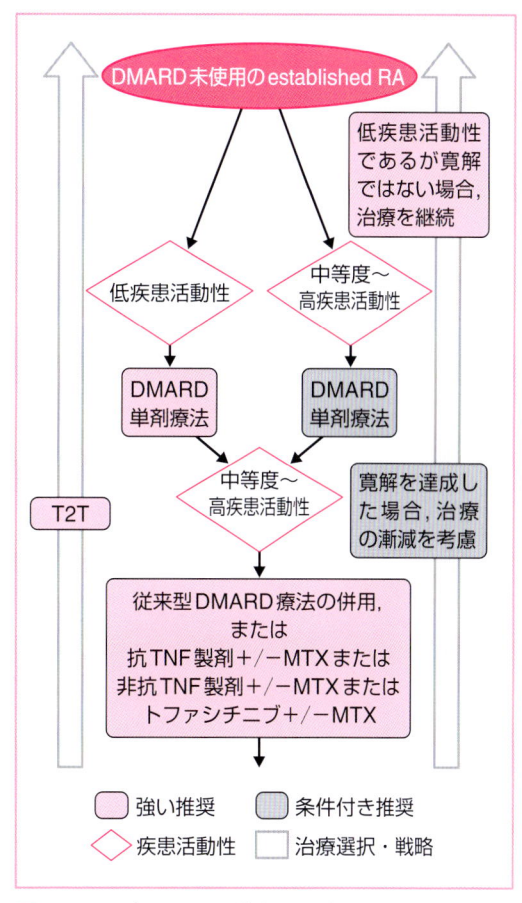

図2 2015年ACRのガイドライン

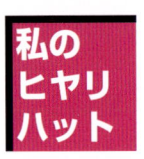

私のヒヤリハット MTXの過量投与に要注意

症例：72歳，女性．RA（罹病期間 20年）
　Steinbrocker分類 Stage Ⅲ，Class 2
既往症：脂肪肝，高血圧症，脂質異常症．
経過：3年前，前任の主治医より引継ぎ，MTX 4 mg/週で低疾患活動性が維持されていた．夫に先立たれてから一人暮らしで，夕食後のお酒をこよなく愛されていたため，軽度肝機能検査異常が出現してはMTXを休薬していた．

1年前に，肝機能検査異常（AST 109 U/l，ALT 95 U/l）が再び出現し，ウルソデオキシコール酸の投与とともにMTXを休薬．2ヵ月後にトランスアミナーゼが正常化したため，MTXの再開を提案したが，関節症状の再燃がなく，MTXの再開を希望されなかった．その5ヵ月後，ご主人の7回忌後より，関節症状が再燃し，自己判断でMTXを再開．患者の話によると，再開した日から6日間，連日MTX 4 mg（計24 mg/6日間）を内服した後に，当科外来を定期受診した．

定期採血を行ったところ，白血球 2,500/mm³，赤血球 280万/mm³，血小板 6万/mm³と3系統の血球減少を認めた．MTXを休薬とし，ホリーナートカルシウムの投与と葉酸を連日投与したが，白血球 1,210/μlと血球数の改善はみられず，全身の発疹も認めたため，当科入院．血液内科に紹介し，G-CSF（granulocyte-colony stimulating factor）投与で，血球細胞数の改善をみた（図1）．長谷川式簡易知能評価スケールは，24点と正常範囲内であった．

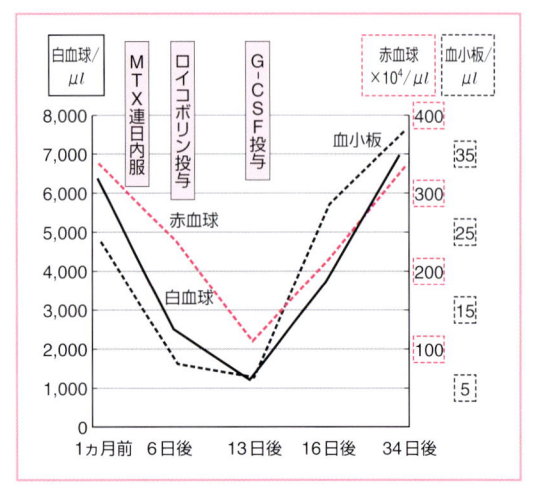

図1 血球3系統の推移

文献
1) 医療事故情報収集等事業 第41回報告書，「抗リウマチ剤（メトトレキサート）の過剰投与に伴う骨髄抑制」について．医療安全情報 No. 2, 45：160-170, 2015
2) Waimann CA, et al：Electronic monitoring of oral therapies in ethnically diverse and economically disadvantaged patients with rheumatoid arthritis：consequences of low adherence. Arthritis Rheum 65：1421-1429, 2013

（髙窪祐弥）

教訓　長期に抗リウマチ薬を内服している人でも，休薬後の再開時には服薬方法を誤認する可能性がある．また，他科入院などでMTXに不慣れな医師が処方を担当した場合に，連日処方と入力し過剰投与となる報告が続いている[1]．

アメリカ合衆国の前向き研究では，3年間に処方した抗リウマチ薬を8割以上開封した患者の割合は，たったの21%であったとする報告もみられる[2]．患者を信頼しなければ医療は成り立たないが，日常診療において残薬の確認や担当薬剤師との連携など，服薬指導の重要性を改めて痛感したケースであった．

私のヒヤリハット　MTX使用中の発熱・体重減少

症例：68歳，男性，RA

主訴：両手関節，複数の手指小関節，両肩関節，両膝関節に腫脹と疼痛．

現病歴：3ヵ月前より上記主訴を認め，血液検査にてCRP 4.02 mg/dl，赤沈 45 mm/時，ACPA 463.7 U/mlであり，RAと診断された．サラゾスルファピリジン 1,000 mg/日とPSL 5 mg/日を2ヵ月間投与したが改善に乏しく，それらに加えてMTX 4 mg/週を追加した．さらに1ヵ月後にMTXを8 mg/週まで増量し，葉酸5 mg/週を併用して加療を続けたところ臨床症状は改善し，半年後のDAS28は2.99となり，低疾患活動性となった．

ヒヤリハット：その後経過良好で推移したが，MTXを開始した20ヵ月後ころに発熱，盗汗，背部痛が出現し，3ヵ月で3 kgの体重減少が出現した．血清CRPは症状発現前の0.48 mg/dlから16.95 mg/dlへと急激な上昇を認めたが，MMP-3の値に著明な変化は認められなかった．白血球数は12,000/μlに増加したが，赤血球数や血小板数に著明な変化は認められなかった．呼吸器の症状はなく，胸部単純X線像も異常を認めなかった．頚部や腋窩のリンパ節の腫大を触知した．可溶性IL-2受容体を測定したところ，3,742 IU/ml（正常域206〜713）と著明に上昇していた．腹部造影CT検査を行ったところ，腹部大動脈周囲に腫大したリンパ節を多数認めた（図1）．MTX関連リンパ増殖症と診断した．

直ちに血液内科を受診させ，MTX中止にて経過観察された．血液内科では，リンパ節生検，EBウイルスやHTLV-1，サイトメガロウイルスなどの検査が行われた．本症例ではMTX中止のみでは改善が得られず，悪性リンパ腫に対する化学療法が行われた．治療の効果が得られず，半年後に永眠された．

（岡崎　賢）

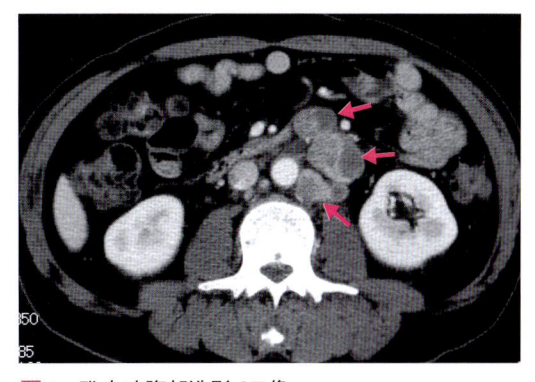

図1　発症時腹部造影CT像
大動脈周囲のリンパ節の腫大が認められる．

教訓　MTX関連リンパ増殖症は，必ず想定しておかなければならない合併症の一つであり，ガイドラインや各種教科書に明記されているが，MTXに関連する合併症としては間質性肺炎や骨髄障害に比較して認知度はやや低いかもしれない．感染症状のない発熱や盗汗，倦怠感や体重減少，関節炎症状の悪化やMMP-3の上昇がない，原因不明のCRPの上昇には要注意である．疑ったら可溶性IL-2受容体の測定や，画像検査，血液内科へのコンサルトを行う．MTX使用前の患者へのリスク説明も必要である．

5) 生物学的製剤選択の実際

石井克志（横浜市立大学附属市民総合医療センターリウマチ・膠原病センター）

まとめ

　生物学的製剤の登場により，RA薬物療法は大きく進歩した．現在本邦では7種類の生物学的製剤が使用可能であり，いずれの製剤もその高い有効性が報告されている．しかし実際にどの製剤を選択するかは主治医の判断にゆだねられており，統一された指標がないのが現状である．選択する場合には薬剤の作用機序，MTXの併用の有無などに加えて，患者背景や経済性，利便性などを加味して行うことが多い．また，女性患者の場合は，妊娠出産を考慮することも重要である．速やかな効果発現のためには，最初から患者個人に適した製剤が選択されることが重要であり，そのため遺伝子解析による研究が現在行われており，結果が期待される．

はじめに

　RAにおける生物学的製剤の有効性は，さまざまな臨床試験や市販後調査などから明らかである．現在本邦で使用可能な生物学的製剤は7製剤あり，いずれも高い奏効率や寛解率が示されているが，製剤間の有効性に大きな差はない．臨床の現場でどの製剤を選択すべきかの明確な基準がないのが現状である．生物学的製剤の導入に当たっては，まず十分に各製剤の投与方法（皮下注射または点滴），投与間隔などの特徴を理解しておくことが重要である（表1）．これら各製剤の特徴を理解したうえで，臨床試験や市販後調査の結果を加味し，投与予定の患者背景に照らし合わせて選択すると良い．患者に対しては，導入時にその製剤を選択した根拠などについて十分な説明をするとよい．

　各製剤の選択は「有効性」や「安全性」などを考慮して行うが，実臨床においては「経済性」や「利便性」，「妊娠出産」などを加味する必要がある．

1 有効性の面から

- MTXの併用が可能な場合，各製剤間での有効性を直接比較した報告はないが，有効性に大きな差はないとされる．
- infliximab（IFX）は本法で最初に承認された生物学的製剤であり，数多くの臨床的知見がある．本邦では最も汎用されている薬剤であり，使い慣れた医療者が多い．臨床的寛解達成後の休薬に関するエビデンスも豊富であり，BeSt study[1] での寛解中止率は50％にも及ぶ．なお2015年よりIFXのバイオシミラーとしてインフリキシマブBS®が使用可能となった．
- adalimumab（ADA）の有効性は非常に高く，本邦のみならず欧米でのエビデンスが豊富な薬剤である．生物学的製剤間の薬効比較では標準薬となっている．関節の構造的破壊の進展が早いと予想される患者に対して，csDMARDによる治療歴がなくても使用できる，本邦唯一の生物学的製剤である．
- 一方，ADAは完全ヒト型蛋白製剤ではあるも

表1 各生物学的製剤の特徴

一般名	infliximab	adalimumab	golimumab	certolizumab pegol	etanercept	tocilizumab	abatacept
商品名	レミケード® インフリキシマブBS®	ヒュミラ®	シンポニー®	シムジア®	エンブレル®	アクテムラ®	オレンシア®
標的	TNFα	TNFα	TNFα	TNFα	TNFα/β	IL-6	T細胞
蛋白の種類	抗TNF抗体	抗TNF抗体	抗TNF抗体	抗TNF抗体	可溶性TNF受容体融合蛋白	抗IL6受容体抗体	T細胞選択的共刺激調整剤(CTLA4-IgG1融合蛋白)
半減期	8〜10日	10〜14日	12〜13日	10〜13日	3〜5.5日	5.5〜10日	12〜13日
投与法	点滴	皮下注射	皮下注射（自己注射不可）	皮下注射	皮下注射	点滴または皮下注射	点滴または皮下注射
投与量	3〜10 mg/kg	40/80 mg	50/100 mg	200/400 mg	25〜50 mg	点滴8 mg/kg 皮下注射162 mg	体重<60 kg：500 mg 60〜100 kg：750 mg >100 kg：1,000 mg
投与間隔	0, 2, 6週後、8週ごと（4週まで短縮可）	2週ごと	4週ごと	400 mgを0, 2, 4週後、200 mgを2週ごとまたは400 mgを4週ごと	週1〜2回（最大50 mg/週）	点滴は4週ごと 皮下注射は2週ごと	点滴は2回目まで2週ごと、その後は4週ごと 初回のみ点滴
MTX併用	必須			推奨されるが必須ではない			

2015年現在、わが国で承認されているRAに対する生物学的製剤である。抗腫瘍壊死（TNF）抗体製剤であるIFX，ADA，GLM，CZP，可溶性TNF受容体融合蛋白であるETN，抗インターロイキン6受容体抗体であるTCZ，T細胞選択的共刺激調整製剤であるABTの7剤がある。

ののの，MTX非併用または低用量のMTX併用では高率に抗ADA抗体（AAA）の産生が確認されており，十分量のMTX併用が望ましい．
- MTXはRA薬物治療におけるアンカードラッグであるが，合併症や副作用でMTXの併用が困難な症例も多い．そのような症例では，MTXの併用の有無にかかわらず，同等の効果が認められているtocilizumab（TCZ）やabatacept（ABT）の投与を考慮する．
- TCZはヒト化製剤であることとB細胞の活性化を抑制することで，抗体産生を抑制し，その結果TCZに対する抗体産生が極めて少ない抗体製剤である．そのため一時無効，二次無効が少なく，効果の維持率と投与継続率が高い．
- 導入後から効果が発現しない（一時無効）場合，別の標的分子製剤または作用機序の異なる製剤への変更を考慮する．TNF阻害薬（IFX，etanercept：ETN，ADA，golimumab：GLM，certolizumab pegol：CZP）であればIL6やT細胞を標的としたTCZやABTに，抗TNF抗体製剤（IFX，ADA，GLM，CZP）であれば受容体製剤のETNへの薬剤変更を考慮する．もちろん，逆の薬剤変更パターンでも有効性は期待できる．
- いったんは効果を認めたがその後効果減弱する（二次無効）場合，増量により有効性が維持できることが多い．したがって増量の認められているIFX，ADA，GLM投与例の場合は薬剤変更の前にまず増量を試みるのが良い．
- 2剤までのTNF阻害薬無効例に対してもCZPの有効性はあまり変わらないとの報告[2]があり，少なくとも2剤の生物学的製剤が二次無効となった症例でも良い適応と考えられる．
- 一般にRFやACPA陽性例では生物学的製剤の有効性が劣るとされる．しかしABTは特定のサイトカインをブロックせずT細胞の活性を抑制するため，逆に自己抗体陽性例での有効性

表2 各生物学的製剤の主な長所と短所

	長所	短所
レミケード® BS	・早い効果発現 ・病勢に応じて増量や期間調整が可能	・MTX併用が必須である ・皮下注射製剤がない
ヒュミラ®	・予後不良RAにはDMARDs使用歴がない場合も投与可能である ・完全ヒト型製剤のためアナフィラキシーがほとんどない	・抗ADA抗体産生率が高く，MTX非併用で効果が落ちる ・ペン型製剤がない
シンポニー®	・病勢に応じて増量が可能 ・皮下注射時の痛みや投与部位反応が少ない ・薬剤に対する抗体産生率が低い	・50 mg/週の投与では次回投与前に効果が切れることが多い ・医療施設での注射が必須（自己注射ができない）
シムジア®	・皮下注製剤の中では半減期が長く，4週ごとの投与が可能 ・効果発現が早く，炎症部位への集積が高いとされる ・胎盤移行性がないため，挙児希望者に使いやすい	・ペン型製剤がない ・Fc領域を持たないため寛解後の休薬をしにくい可能性がある
エンブレル®	・病勢に応じて用量の調整が可能（ペン型製剤あり） ・半減期が短く，周術期や副作用発現時の休薬がしやすい ・胎児への移行性が低く，挙児希望者に使いやすい	・注射回数が多い ・半減期が短いため，周術期中止後の病勢再燃が起きやすい
アクテムラ®	・現時点でIL-6を標的にした唯一の製剤である（ペン型製剤あり） ・MTX非併用でも併用例と同様の高い効果が得られる ・皮下注射製剤と点滴製剤があり，利便性を考慮して選択できる	・CRPや発熱など感染症合併時の症状や所見がマスクされやすい ・好中球血小板減少，脂質代謝異常に注意が必要
オレンシア®	・RF，ACPA陽性例の有効性が高い ・感染症の合併率が他の製剤より低い ・MTX非併用でも併用例と同様の高い効果が得られる	・T細胞の活性化抑制という抗サイトカイン療法のより上流に働くため，効果発現が若干緩徐な印象がある

各製剤の有効性は大きなマスで見た時に差はない．標的分子や分子製剤の構造，薬物投与方法，薬物動態などの違いにより，さまざまな長所や短所がある．

が高いことがわかっている[3]．
- ETNはTNF阻害薬の中で唯一の受容体製剤であるため，免疫原性が低く中和抗体ができにくいとされる．そのため高い継続率や投与量の減量，寛解中止後の再燃時再投与の有効性が報告されている．

2 安全性の面から

- ETNやABTの皮下注射製剤は半減期が短いため，有害事象の発症時に対処しやすい．
- 感染症の合併発症リスクはいずれの生物学的製剤を選択しても上昇するが，ABTは比較的その中ではリスクが低いとされる．
- 潜在性結核の再燃率は生物学的製剤投与で12.2倍と報告されるが，TNF抗体製剤での高いリスクが報告されている．
- ETNはTNF受容体製剤であり，TNF産生細胞に対する抗体依存性細胞障害（ADCC）活性は有するが，補体を介する補体依存性細胞障害（CDC）活性は示さないため，他のTNF阻害薬と比べて結核や悪性リンパ腫の発症リスクが低い可能性がある．
- 結核発症の高リスク群ではisoniazid（INH）の予防内服（300 mg/日）が必要だが，副作用で内服できない症例へのTNF阻害薬の投与は控える．

表3 体重50 kgの患者に対する負担額（維持期）

薬剤名	剤形	薬価	用法・用量	1ヵ月薬価	3割負担
レミケード®	100 mg/V	100,539	150 mg/8 w	100,539	30,162
エンブレル®	25 mgシリンジ	15,309	25 mg/w×2	122,472	36,742
	50 mgシリンジ	30,206	50 mg/w	120,824	36,247
	50 mgペン型	30,384	50 mg/w	121,536	36,461
ヒュミラ®	40 mg	71,097	40 mg/2 w	142,194	42,659
アクテムラ®	80 mg/V	18,076	8 mg/kg 400 mg/4 w	88,094	26,428
	200 mg/V	44,535			
	400 mg/V	88,094			
	SC 162 mgシリンジ	38,056	162 mg/2 w	76,112	22,834
	SC 162 mgオートインジェクター	38,200	162 mg/2 w	76,400	22,920
オレンシア®	250 mg/V	53,467	500 mg/4 w	106,934	32,080
	125 mgシリンジ	27,171	125 mg/w	108,684	32,605
シンポニー®	50 mgシリンジ	142,184	50 mg/4 w	142,184	42,655
シムジア®	200 mgシリンジ	71,297	200 mg/2 w	142,594	42,778

レミケード®は3 mg/kg, 150 mgの場合2 V（200 mg）開封するため1 V/月で計算.
導入時期には製剤によってはローディングする場合があり負担額にばらつきが出るため, 維持期での負担額の算出を行った. TCZの負担額が最も少ないが, ETNを半量投与する場合は負担額も半分になる. また, TCZの皮下注射製剤は点滴製剤の体重40 kgの症例相当量となっており, 体重50 kgの患者では皮下注製剤の方が安いが投与量は少なくなる.

（2015年）

- 非結核性抗酸菌症（NTM）では結核に準じて考えるべきだが, 結核のINHのような有効な予防薬がないためTNF阻害薬の選択は難しい.
- そのためNTMには非TNF阻害薬が選択されることが多いが, NTMの有効な抗菌薬がない現状では十分な注意を払う必要があり, 原則使うべきではない.
- 生物学的製剤投与後の新規感染症に関して2012年のCochrane overview[4]では, ABTで最もリスクが低く, 抗TNF抗体製剤, 特にCZPのリスクが高いと報告されているが, 矛盾する報告も多い.
- TCZはIL6の働きを阻害するため, 感染を生じた際の発熱やCRPの上昇がマスクされる. その結果, 感染の発見が遅れ, 重篤化する可能性がある. 感染症の早期発見には咳嗽や局所所見に注意を払い, 白血球の上昇や分画の左方移動に注意が必要である. 疑わしい症状がある場合は, 胸部X線やCT検査などを積極的に実施する.

3 経済性・利便性の面から

- 国の医療費抑制の観点から考えると, TCZが最も優れている.
- 患者個人の負担額は, 高額医療費制度の適応になるかどうかで大きく異なる. 制度を利用できるかは加入保険や収入などにより異なるため, 投与前に医療事務などでシミュレーションすると良い.
- 就業中や就学中に医療機関を受診することは経済的な負担にもなる. 患者背景を考慮した上で, 長期的にQOLが改善される投与法の製剤を考慮することも重要である.

4 妊娠出産の面から

- 妊娠を考えた場合, アンカードラッグであるMTXは使えないため, MTX非併用でも十分効果が発揮される薬剤を考慮する.

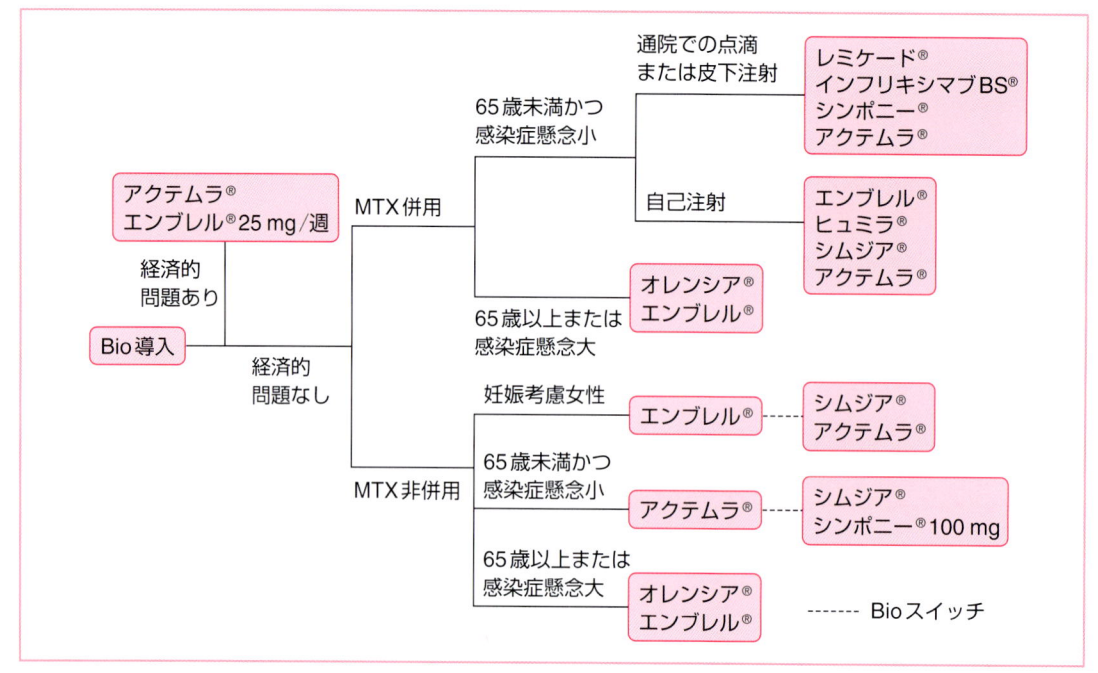

参考　生物学的製剤の選択の一例

「有効性」，「安全性」，「経済性」，「利便性」を考慮した生物学的製剤の選択基準をフローチャートに示した．あくまで1例であるが，選択時の参考とされたい．また同じ枠内の製剤は，選択時の優先順位は同じと考えていただきたい．

- ETNは妊娠期の投与報告例が散見され，非投与群と安全性に差がないとされる．
- CZPはFc部分がないため，胎盤通過性が低いと考えられる．

おわりに

疾患活動性の高いRA患者に対して生物学的製剤は非常に有効な薬剤であり，どの製剤を選択しても高い確率で疾患活動性のコントロールが可能である．しかし，製剤によってその特徴は異なり，長所や短所について主治医は熟知しておくことが大切である．その上で，各症例の患者背景と前述した「有効性」，「安全性」，「経済性」，「利便性」を照らし合わせ，適切な製剤選択をすることが望ましい．また妊娠可能女性患者の場合も，慎重な薬剤選択が必要である．また生物学的製剤投与中の感染症は特に気をつけなければならない合併症の一つであり，常に念頭に置いて診療にあたるべきである．もちろん主治医だけでなく患者自身の合併症に対する意識を高めることも重症化を未然に防ぐために有効である．日頃から呼吸器科や消化器科などとの連携体制を整えておくことも，患者のQOLの維持には大切である．

文献

1) van der Bijl AE, et al : Infliximab and methotrexate as induction therapy in patients with early rheumatoid arthritis. Arthritis Rheum 56 : 2129-2134, 2007
2) Weinblatt ME, et al : Efficacy and safety of certolizumab pegol in a broad population of patients with active rheumatoid arthritis : results from the REALISTIC phase IIIb study. Rheumatology (Oxford) 51 : 2204-2214, 2012
3) Gottenberg JE, et al : Positivity for anti-cyclic citrullinated peptide is associated with a better response to abatacept : data from the 'Orencia and Rheumatoid Arthritis' registry. Ann Rheum Dis 71 : 1815-1819, 2012
4) Singh JA, et al : Adverse effects of biologics : a network meta-analysis and Cochrane overview. Cochrane Database Syst Rev(2) : CD008794, 2011
5) Gisbert JP : Safety of immunomodulators and biologics for the treatment of inflammatory bowel disease during pregnancy and breast-feeding. Inflamm Bowel Dis 16 : 881-895, 2010

私のヒヤリハット 生物学的製剤使用中の皮膚潰瘍

症例：62歳，男性，RA（罹病歴9年）
職業：魚卸売業．
主訴：手掌から前腕掌側，肘屈側の皮膚病変．
現病歴：当院にてフォロー中であった．MTX服薬にて咳嗽を認めるため，アダリムマブ単剤にて経過観察，5年にわたり寛解を維持していた．右手掌から前腕掌側の皮膚病変を認めるようになったとの訴えあり（図1）．
発症時所見：右母指掌側に軽度の腫脹，右手関節掌側に皮膚病変，右前腕掌側に径5～10 mmの軽度の発赤を伴う多数の皮下硬結，肘屈側では一部自潰していた．
ヒヤリハット：自潰した皮疹の滲出液を培養に提出，抗菌薬を使用し経過観察を行った．培養は陰性，その後も改善が得られないため，皮膚科紹介したところ，非結核性抗酸菌である *Mycobacterium marinum* による皮膚病変であることが判明した（図2）．アダリムマブの投与を中止，リファンピシン，エタンブトール，クラリスロマイシンの内服により皮膚病変は改善した．RA症状の再燃をきたしたため，抗菌薬を内服しつつアダリムマブを再開した．その後も皮膚病変の再燃なく，3ヵ月間で内服加療終了となった．

（徳重厚典）

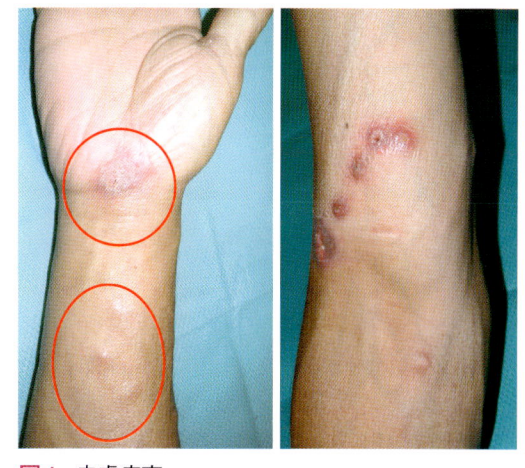

図1 皮膚病変
右母指IP関節掌側に硬結を認め，手関節掌側に浅い潰瘍様の病変を認めた．前腕から上腕屈側に径5～10 mm程度の赤紫色を帯びた多発する小結節を認めた．肘掌側の結節は一部自潰している．

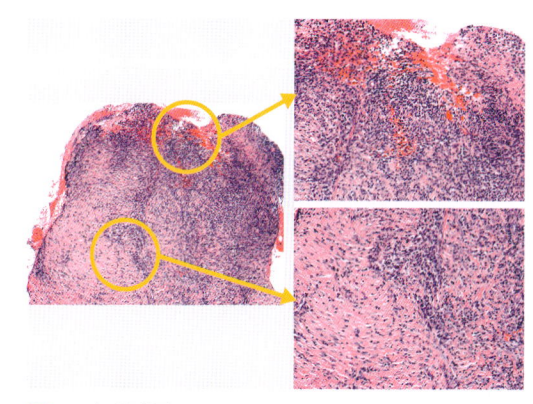

図2 病理所見
鏡検にて炎症細胞浸潤の目立つgranulationを認め，組織培養で *Mycobacterium marinum* を認めた．

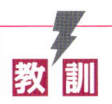

教訓 *Mycobacterium marinum* は自然界に広く存在し，魚類のひれや咬傷，水槽の水の交換やプールでの感染が多い．37℃以上では発育できないため手指，皮膚に好発するが，ときに腱滑膜炎や感染性関節炎をきたし，RA症状との鑑別を要する場合がある．免疫抑制薬使用下には深部に波及し重症化する場合があるため注意を要する．
　またこの菌は37℃以上では発育できないため，まず疑って培養を行う必要がある．
　また生物学的製剤の再開については，薬理作用上，TNF阻害薬よりアバタセプトのほうが適当かもしれない．

6）合併症のある患者に対する薬物療法

石井克志（横浜市立大学附属市民総合医療センターリウマチ・膠原病センター）

まとめ

　RA患者に対する薬物療法を開始する際に重要な点として，既存合併症の有無について把握しておくことが重要であり，主に考慮すべき合併症としては肺障害，肝障害，腎障害などがあげられる．これら既存合併症の有無について薬剤導入時にスクリーニング検査を十分に行っておくことで，安全で適切な薬物療法を行うことができる．また合併症ではないが，挙児希望患者に対してもいくつかの配慮すべき点があり，各薬剤の特徴について把握しておく必要がある．

はじめに

　RAは関節炎，関節破壊が病態の中心であるが，関節以外にも全身のさまざまな臓器に病変が生じる可能性がある．特に関節炎が重度な患者では臓器障害を起こしやすいとされており，より早期の積極的な治療が望まれる．しかしながら，既存合併症のため推奨される薬剤が使えず，十分な治療が行えないことも多い．比較的頻度の高い合併症に肺障害，肝障害，腎障害などがある．また，近年MTXや生物学的製剤など免疫を抑制する治療薬の使用頻度が増え，臓器障害にもつながる潜在感染症のスクリーニングの重要性が増している（表1）．

　RA治療において速やかな寛解または低疾患活動性の導入と維持は最も重要な治療目標の一つである．これは合併症を有する患者も含めすべてのRA患者に当てはまるものであり，経過中の合併症悪化はQOL維持のためにも避けなければならない．RA治療薬には少なからず肺障害，肝障害，腎障害への影響があることがわかっている．したがって合併症を有する患者に対して薬物療法を行う際には，各薬剤の特性を理解し既存の合併症に応じて使用することが大切である．この項では肺，肝，腎障害を有する患者に加え，挙児希望患者に対する薬物療法について概説する．

1　肺障害がある場合のRA治療

- RAに合併する肺障害は気管支炎，間質性肺炎，リウマトイド結節，アミロイドーシス，肺血管病変，胸膜病変と多種多様であり，肺障害はRAの死因のうち10〜20％を占めている．
- 薬物治療の第一選択薬はMTXであるが，薬剤性間質性肺炎（MTX肺臓炎）の合併が1〜7％と比較的多く報告されているため，投与開始前には必ず胸部単純X線を撮影する．
- MTX使用時の薬剤性肺障害と感染性肺炎の発症リスクは，既存の肺病変がある場合に高くなることがわかっている．したがって，特に間質性肺炎や気管支拡張症を有する患者では，胸部単純X線検査に加え胸部CTで肺野の変化を確認することが望ましい．日本リウマチ学会MTX診療ガイドラインでは以下の項目がある場合MTXの使用を禁忌としている．

表1 潜在感染症のスクリーニング

感染症の種類	検査や問診内容	陽性時の対応，予防
結核	結核の既往，家族歴の調査，ツベルクリン反応，クオンティフェロン，胸部X線・CT検査	抗結核薬（isoniazid；300 mg/日）の予防内服
非結核性抗酸菌症	胸部X線・CT検査	非結核性抗酸菌症の管理を優先
B型肝炎ウイルス	HBs抗原，HBs抗体，HBc抗体，HBV DNA	定期的にHVB DNA測定，肝臓専門医へ相談（核酸アナログ製剤投与）
C型肝炎ウイルス	HCV抗体，HCV RNA	一定の見解はない，肝臓専門医へ相談
真菌症	β-Dグルカン，真菌ごとの抗体・抗原検査	真菌感染症の治療
ニューモシスチス	β-Dグルカン，KL-6	ニューモシスチス感染症（肺炎）の治療，ST合剤の予防内服を考慮

MTXや生物学的製剤による治療で免疫抑制状態となることで，治療開始前には問題なかった潜在性の感染症が顕在化することがある．したがって，MTXや生物学的製剤を導入する前には必ずこれらの感染症のスクリーニングをする．
（大阪大学医学部免疫アレルギー内科ホームページ http://www.med.osaka-u.ac.jp/pub/imed3/lab_2/page4/biologics.html より引用改変）

1. 低酸素血症の存在：$PaO_2<70$ Torr（room air）
2. 呼吸機能検査で％VC＜80％の拘束性障害
3. 胸部画像検査での高度の肺線維症の存在

- 息切れや乾性咳嗽などの呼吸器症状を認める場合は胸部CTを撮影し，必要に応じて内科医（呼吸器専門医）へ相談する．
- 日常診療ではスクリーニングとしてパルスオキシメーターによる血中酸素飽和度の測定が簡便で有用である．平常値より3～4％の低下を認める場合は何らかの急性呼吸不全の合併を疑い，画像検査を行い肺野の異常を確認する．呼吸器専門医でなくとも聴診器で呼吸音を確認することも大事である．
- MTX以外のcsDMARDsでも少なからず間質性肺炎や肺線維症の報告があるため，必要性を患者に説明し，定期的な胸部単純X線検査（6ヵ月～1年に1度または症状発症時）を行う．

2 肝障害がある場合のRA治療

- RA患者の肝合併症として，① 肝炎ウイルス関連疾患（C型慢性肝炎，肝炎ウイルスキャリア，肝炎ウイルス既往感染），② 自己免疫性肝炎，③ 薬剤性肝炎などがある．
- MTXやtacrolimus，mizoribineなどの免疫抑制作用のあるcsDMARDsや生物学的製剤を開始する場合，投与前にHBs抗原を測定する（表2）．
- 治療開始または治療法変更後6ヵ月間は1ヵ月ごとにモニタリングし，その後は主治医の判断で3ヵ月ごとまで延長は可能であるが，治療内容を考慮して間隔および期間を検討する[1]（106頁図2参照）．
- HBV DNA量が2.1 log copies/m*l* 以上の場合は直ちに核酸アナログ（entecavir）を投与する必要があり，肝臓専門医に治療を依頼する．
- C型慢性肝炎患者の場合，経過が緩徐であることが多く，血液検査や画像所見だけではリスクを測ることが難しい．DMARDsによる治療の利益が危険性を上回ると判断された場合に限って慎重に経過観察のもと投与する．
- MTXによる肝障害は用量依存性であり，治療中に肝酵素（ALT/AST）の上昇がみられた場合は以下のように対処すると良い[2]．
  - ALT/ASTが正常上限の3倍未満の場合：MTXを減量する，あるいは葉酸を開始または増量する．
  - ALT/ASTが正常上限の3倍以上の場合：MTXを中止または減量し，葉酸を増量または活性型葉酸を投与する．

  上記にて肝機能が改善しない場合は，腹部エコー検査などにてほかの原因を検索するとともに必要に応じて消化器内科専門医に相談する．
- igratimodは投与開始4週間後までは25 mg/日

表2 添付文書上B型肝炎ウイルス再燃の注意喚起のある薬剤（RA治療関連薬剤を抜粋）

薬効分類	一般名	商品名
免疫抑制薬	tacrolimus	プログラフ®
	mizoribine	ブレディニン®
抗リウマチ薬	methotrexate	リウマトレックス®，メトレート®など
	salazosulfapyridine	アザルフィジンEN®
	bucillamine	リマチル®
	igratimod	コルベット®／ケアラム®
	leflunomide	アラバ®
	tofacitinib	ゼルヤンツ®
	infliximab	レミケード®
	etanercept	エンブレル®
	adalimumab	ヒュミラ®
	tocilizumab	アクテムラ®
	abatacept	オレンシア®
	golimumab	シンポニー®
	certolizumab pegol	シムジア®
副腎皮質ホルモン薬	dexamethasone palmitate	リメタゾン®
	prednisolone	プレドニン®，プレドニゾロン®など

何らかの免疫抑制作用のあるDMARDsではB型肝炎ウイルス再燃に留意する． （文献1）より引用）

とし，肝酵素の上昇がみられなければRAの疾患活動性に応じて50 mg/日に増量する．ただし，重篤な肝障害患者では禁忌である．

- tofacitinib（TOF）は重度の肝障害患者では禁忌であり，中等度の肝機能障害患者では5 mg/日に減量して投与する．HBV感染者（キャリアおよび既感染者）に対しては，日本リウマチ学会による「B型肝炎ウイルス感染リウマチ性疾患患者への免疫抑制療法に関する提言」および日本肝臓学会「免疫抑制・化学療法により発症するB型肝炎対策ガイドライン」を参考にし対処する．
- 生物学的製剤もTOF同様，肝炎ウイルス感染者に対しては慎重な経過観察とモニタリングが必要である．

3 腎障害がある場合のRA治療

- RA患者における腎合併症としては薬剤性腎障害，腎アミロイドーシスの頻度が高く，血管炎などを合併した際に腎炎をきたすことがある．

- RAでは筋肉量の少ない患者が多く，血清クレアチニンが腎機能の指標とならない．すなわち，実際の腎機能がクレアチニンや体表面積で補正しない糸球体濾過量（glomerular filtration rate：GFR）値以上に低下していると考えたほうが良い．筋肉量の極端に少ない場合には血清シスタチンCの推算式（eGFRcys）がより適切である．
- 日本腎臓学会による「日本人のGFR推算式」（体表面製での補正GFR）を用いると，比較的正確なGFRの推定が可能となる[3]．
- 腎障害を有するRA患者に対して特に腎排泄性のcsDMARDsを使用する場合は，腎機能に応じた減量や投与間隔の延長が必要である（表3）．
- MTXはRA薬物治療におけるアンカードラッグであるが，腎排泄性薬物であり腎機能障害患者では使い難い．また高齢者では血清クレアチニンが正常範囲内であっても，潜在的な腎機能障害を有する場合があり慎重な投与が必要である．
- 生物学的製剤は添付文書上，腎機能障害患者への投与は禁忌ではないとされているが，免疫を

表3 腎機能障害RA患者における主な薬剤投与量

薬効分類	一般名	商品名	Ccr（ml/分） >50	Ccr（ml/分） 10～50	Ccr（ml/分） <10	透析（HD）
免疫抑制薬	tacrolimus	プログラフ®	添付文書参照	腎機能正常者と同じ		
	mizoribine	ブレディニン®	2～3 mg/kg/日（初回），1～3 mg/kg/日（維持）	60～100％に減量	25～60％に減量	10～25％に減量
抗リウマチ薬	methotrexate	リウマトレックス®	専門医に相談	禁忌		
	salazosulfapyridine	アザルフィジンEN®	1,000 mg 分2，高齢者ではその1/2から開始	腎機能正常者と同じ		
	bucillamine	リマチル®	200mg 分2	重篤な腎障害が現れることがあり禁忌		1回200 mg 週3回 HD日はHD後
	igratimod	コルベット®/ケアラム®	腎機能正常者と同じだが，慎重投与する			
	leflunomide	アラバ®	肝排泄であり腎障害患者でも使用可能だが，慎重に経過観察する			
	tofacitinib	ゼルヤンツ®	10 mg 分2	5 mg 分1に減量		
	infliximab	レミケード®				
	etanercept	エンブレル®	添付文書参照			
	adalimumab	ヒュミラ®		腎機能正常者と同じ ただし，一般的に腎機能障害患者では感染症をはじめとした合併症のリスクが高いと考えられ，投与量の減量を考慮することもある		
	tocilizumab	アクテムラ®	1回 8 mg/kg			
	abatacept	オレンシア®				
	golimumab	シンポニー®	添付文書参照			
	certolizumab pegol	シムジア®				

DMARDsには腎障害をきたす薬剤が多い．腎障害の程度により，禁忌あるいは慎重投与となっている．

（日本腎臓学会：CKD診療ガイドライン2012より引用一部改変）

抑制されるため，感染症などの合併症に十分気をつける．ただし，合併症発症を考慮すると，半減期の短いetanerceptが有利な可能性がある．
- tocilizumabはMTX非併用でも有効性が高く腎機能障害患者にも使いやすいが，感染症発症時の症状がマスクされるため慎重に経過観察する．
- TOFは中等度～高度の腎障害を有する場合，慎重投与が望ましく5 mg/日に減量することが勧められる．

4 挙児希望患者のRA治療

- 妊娠を急がない場合，速やかにRAの寛解を目指す治療を行う．
- 挙児希望患者には，流産と先天異常の自然発生率がそれぞれ15％，3％程度あることを説明し理解を得ることが大切である．
- 「all or none」の理論（生理予定日に妊娠検査を行い，陽性の場合はただちにDMARDsの服用を中止すればDMARDs曝露が最小限ですむ）を応用し患者に説明しておく．
- 主なDMARDsの妊娠時の取り扱いについて**表4**にまとめた．これをもとに，十分注意しながら治療を行う．
- 妊娠時には疾患活動性は改善することが多いが，症状の悪化時には何らかの対応が必要になる．時期に応じて使用可能な薬剤から選択し治療する．単～少関節炎であれば，ステロイド関節注射などを考慮する．
- 出産後は胎児への影響や疾患再燃時の患者予後を考慮しながら，授乳や人工乳の選択をする．疾患活動性の高い場合を除いて，妊娠や授乳期

表4 妊娠と授乳期の主な抗リウマチ薬の注意事項

薬剤または一般名	商品名	FDAカテゴリー	添付文書	妊娠への対応	授乳中の使用
tacrolimus	プログラフ®	C	禁忌	妊娠判明まで使用可	可能
mizoribine	ブレディニン®	NA	禁忌	中止してから妊娠	不可
methotrexate	リウマトレックス®	X	禁忌	中止してから妊娠	不可
sarazosulfapyridine	アザルフィジンEN®	B	有益性投与	妊娠中も使用可	可能
bucillamine	リマチル®	NA	有益性投与	妊娠判明まで使用可	根拠なし
igratimod	コルベット®/ケアラム®	NA	禁忌	中止してから妊娠	根拠なし
leflinomide	アラバ®	X	禁忌	中止してから妊娠	不可
tofacitinib	ゼルヤンツ®	C	禁忌	中止してから妊娠	不可
TNF inhibitors	レミケード®，エンブレル®，ヒュミラ®，シンポニー®，シムジア®	B	有益性投与	妊娠判明まで使用可 妊娠中にやむをえず使用する場合はETN，CZPを考慮	可能
tocilizumab	アクテムラ®	C	有益性投与	妊娠判明まで使用可	可能
abatacept	オレンシア®	C	有益性投与	中止してから妊娠	根拠なし
PSL	プレドニン®	C	有益性投与	妊娠中も使用可	可能
NSAIDs		B C	有益性投与 妊娠末期は禁忌	妊娠32週以降は中止	乳汁移行性を考え短時間作用型製剤が勧められる
acetaminophen	カロナール®	B	有益性投与	妊娠中も使用可	可能

A：対照試験で危険なし，B：ヒトにおける危険の事実なし，C：危険は除外できない，D：危険の可能性あり，X：妊娠中は禁忌，NA：not applicable，ETN：エンブレル®，CZP：シムジア®
妊娠および授乳期のDMARDsの選択，投与は慎重にするべきであり，日本の添付文書では多くの薬剤で投与禁忌となっている．したがって，妊娠可能患者に薬物治療を開始する際には，各薬剤の有効性と妊娠への影響についても情報提供する必要がある．

（舟久保ゆう：関節リウマチの治療と妊娠の両立．日臨免疫会誌 38：45-56, 2015 より引用改変）

の積極的な薬物療法は控えるべきである．

おわりに

RA治療の目標は寛解または低疾患活動性の維持である．積極的なMTXや生物学的製剤の導入が有効であるが，既存合併症によっては安易に投与できないことも多い．そのような場合に，疾患活動性を改善させることも重要であるが，既存合併症の悪化や再燃に十分な注意が必要である．各薬剤の特性を理解し，患者個人々に合った治療法を的確に選択していく必要がある．

● 文献
1) 日本肝臓学会：B型肝炎治療ガイドライン．https://www.jsh.or.jp/medical/guidelines/jsh_guidlines/hepatitis_b
2) Visser K, et al：Multinational evidence-based recommendations for the use of methotrexate in rheumatic disorders with a focus on rheumatoid arthritis: integrating systematic literature research and expert opinion of a broad international panel of rheumatologists in the 3E Initiative. Ann Rheum Dis 68：1086-1093, 2009
3) 堀尾　勝：腎機能の評価法．日内会誌 101：1259-1265, 2012
4) 岸本暢将ほか：関節リウマチの診かた，考えかた ver. 2，中外医学社，東京，299, 2015

私のヒヤリハット　本当に風邪？

症例：46歳，女性，RA（罹病歴7年）
主訴：発熱，全身倦怠感．
現病歴：7年前にRAと診断され，疾患活動性が高かったために1年ほど前からMTX，タクロリムスおよびゴリムマブの投与が行われていた．約1週間前より発熱および全身倦怠感があったが，風邪だと思い自宅で様子をみていた．症状の改善がないために当科受診となった．
診察時所見：体温38.6℃，血圧113/70 mgHg，脈拍87/分，SpO_2 97％(room air)．下腹部に圧痛および反跳痛あり．
ヒヤリハット：本症例は当科にて生物学的製剤を含む抗リウマチ薬の併用療法にて加療していた症例である．ある日の午後「風邪が長引いている」という理由で時間外受診した．受診に先立って，外来を通じて電話連絡をしてくれたのだが，「風邪が長引いているがどうしたら良いか？熱とだるさ以外に症状はない」と相談された．遠方の患者だったので，一瞬「近くで診てもらって」という言葉が頭をよぎったが，「長引いている」という訴えがあり，何か変だなと考えて，すぐ来院して頂くことにした．実は翌日から憂いなく国際学会に行きたいという深層心理もあったかもしれない．来院して頂くと，いつもの元気な姿がない．歩行も何となく前傾姿勢である．抗リウマチ薬を使用中には何が起こってもおかしくないことを念頭に置きながら，身体所見をとると下腹部に反跳痛を認める．腹痛はなかったかとの質問には「そう言えば，何となくあったかも」との返答である．「まさか腹膜炎？」と思いながら検査を進めたが，CRP 13.25mg/dl，WBC 15,300/μlである．放射線部から電話があり「骨盤内に異物がある」とのこと

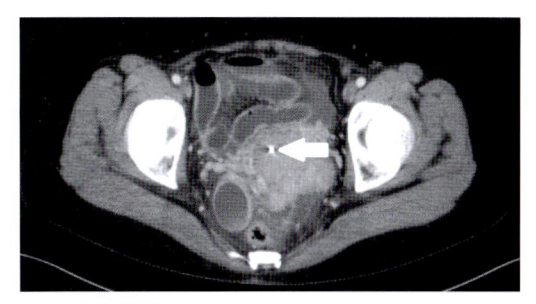

図1　腹部単純CT

図2　抜去した避妊リング

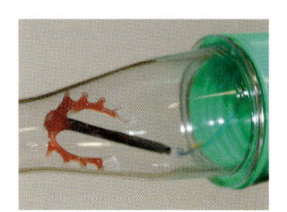

（図1：矢印）．なんと子宮内に挿入されている避妊リング（図2）であった．実はこのリングを挿入した直後にRAを発症し，本人はリングの存在を完全に忘れていたようだ．しかも，運が悪いことに，この避妊具は膣内に糸が出ており上行感染を起こしやすいタイプだった．風邪の診察をする予定が，避妊リングの抜去に立ち会うことになってしまったが，予想外の出来事を経験しいくつかの教訓を得た．

●文献
1) Sasaki T, et al : Pelvic peritonitis during biologic therapy for rheumatoid arthritis : a case report and review of the literature. Springerplus 3 : 567, 2014

（岡邨興一）

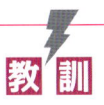

教訓
- 「風邪みたいだが受診した方がよいか」との質問をRA患者から度々聞かれるが，本当に風邪なのか疑いながら，受診の指示を適切に行う必要がある．
- 整形外科医も最低限の内科的診察ができるように普段から訓練しておく必要がある．
- 免疫抑制薬や生物学的製剤を使用する際は，感染源となるような異物留置については慎重に問診する必要がある．

7) 周術期の薬物管理のエビデンス

石井克志（横浜市立大学附属市民総合医療センターリウマチ・膠原病センター）

まとめ

RA薬物療法の進歩に伴い，生物学的製剤投与下での外科的治療がしばしば行われるようになってきた．MTXに関しては周術期の休薬は不要とされ，継続投与されることが多い．一方，生物学的製剤に関しては，周術期合併症リスク上昇の有無に関するエビデンスは未だ確立されてはいないのが現状である．しかしながら，感染症の発症リスクを上げるとする報告は散見されるため，周術期の患者全身状態とともに手術部位および周術期薬物管理には十分に注意を払う必要がある．特に術後感染症は患者予後にも影響を与えるため，薬剤特性や患者背景を十分に考慮して治療に臨むべきである．

はじめに

MTXや生物学的製剤の登場によりRAの治療体系は大きく変化し，多くの症例で寛解や低疾患活動性の達成が可能となった．薬物治療の進歩はRAの外科的治療にも大きな影響を与えている．これまで外科的治療の中心であった滑膜切除術は激減し，疾患活動性のコントロールの向上により，よりきめ細やかな手指や足趾の変形矯正手術の需要が増えている．一方，RA予後の改善に伴う高齢化によりRAのOA変化例も増えており，特に人工膝関節全置換術（TKA）はいまだ需要の多い手術である．生物学的製剤などの薬物治療の進歩により全身状態が良好な状態での手術が増えており，周術期の合併症（感染や創傷治癒遅延など）リスクを考慮すると望ましい状況と考える．しかし，生物学的製剤には患者の免疫を抑制する作用があるため，周術期合併症が増えるとの報告も多い．したがって，疾患活動性は薬物治療でコントロールしつつ，周術期の合併症を増やさないようにすることが大切である．そのためには，術者がRA薬物治療の周術期への影響について十分理解しておく必要がある．以下に周術期の薬剤管理について術前と術中・術後の管理に分け注意点を列挙した．

1 術前管理

- RA患者で外科治療が行われる場合，比較的高齢で罹病期間が長く，ステロイドを服用している患者が多い．そのため，糖尿病や呼吸器疾患などさまざまな合併症を有していることが多く，術前の全身評価が必要である．
- 特に糖尿病の合併は周術期の感染症や創傷治癒遅延に大きく影響する．したがって，術前検査では必ずHbA1cのチェックを行い，患者に糖尿病の既往について聴取する．また糖尿病を合併している場合は，現在の血糖コントロールの状態について評価する（表1）[1]．コントロール不良時は，糖尿病の主治医または専門医にコンサルトし，周術期の血糖コントロールを厳密に行う．コントロールが不良な場合は，手術日程の延期も考慮する．
- 手術に緊急性がない場合（術前血糖管理が表1

表1 術前血糖コントロールの指標と評価

指標	優	良	可 不十分	可 不良	不可
HbA1c（JDS値）（%）	5.8未満	5.8〜6.5未満	6.5〜7.0未満	7.0〜8.0未満	8.0以上
空腹時血糖値（mg/dl）	80〜110未満	110〜130未満	130〜160未満		160以上
食後2時間血糖値（mg/dl）	80〜140未満	140〜180未満	180〜220未満		220以上

日本糖尿病学会の提唱する血糖コントロールの指標と評価である．「優」は耐糖能正常者の上限値に基づいて定義されており，治療により非糖尿病患者と同等の耐糖能を獲得できるもの．糖尿病患者の血糖管理は少なくとも「良」以上であることが望ましい．

(文献1)より引用）

表2 主な薬剤の周術期投与

薬剤	半減期	投与間隔	術前休薬期間	特記すべき注意点
csDMARDs				
MTX	3〜15時間	毎週	不要	腎機能モニター
leflunomide	14日	毎日	1週間	
salazosulfapyridine	7〜15時間	毎日	不要	腎機能モニター
tofacitinib	3時間	毎日	2日	周術期感染に関する情報なし
bDMARDs				
infliximab	7〜12日	4〜8週	3〜6週	
etanercept	3〜5.5日	毎週	1.5〜2週	
adalimumab	10〜22日	2週	4〜6週	
golimumab	7〜20日	4週	4〜6週	
certolizumab pegol	14日	2または4週	4〜6週	
tocilizumab	SC：5〜13日 IV：11〜13日	SC：2週 IV：4週	2〜4週	感染時の発熱，CRP上昇がマスクされる
abatacept	13〜14日	SC：1週 IV：4週	2週以上	

各DMARDsの半減期によって投与間隔が決まっており，休薬期間も違ってくる．休薬期間を考慮して手術日程を決定することが望ましい．
SC：皮下注射　IV：静脈注射（点滴）

(文献3)より引用改変）

の「可」以下の場合）
　時間をかけて慎重に血糖管理を行い，表1の「良」以上に安定した時点で手術を行う
● 手術を比較的早期に行う必要がある場合
　HbA1c≦8%：空腹時血糖ならびに食後血糖が表1の「良」以上に安定した時点で行う
　HbA1c＞8%：食後血糖値が安定して200 mg/dl以下になった時点で手術する
● DMARDsには免疫を抑制するものも多く，特に生物学的製剤は投与継続により感染症リスクが高まるとされ，一定期間の休薬が必要と考えられている（表2）[2,3]．したがって，合併症リスクを最小限にするためにも，投与されている薬剤の休薬期間を考慮して手術日を決定する必要がある．

● infliximabは投与間隔が他の生物学的製剤に比べ長いため，投与期間の中央で手術を行うことができ，特に休薬することなく投与継続でき便利である．

● etanerceptは生物学的製剤の中では最も半減期の短い薬剤であり，休薬によるRA再燃が危惧されるが，合併症が生じた際に最も体内からの排泄が早いメリットもある．

表3 周術期における主な薬剤のガイドライン

RA治療におけるメトトレキサート(MTX)診療ガイドライン2011年版

整形外科予定手術の周術期において，MTXは継続投与できる．整形外科予定手術以外の手術やMTX 12.5 mg/週以上の高用量投与例における手術の際には，個々の症例のリスク・ベネフィットを考慮して判断する

RAに対するTNF阻害薬使用ガイドライン(2015年3月12日改訂版)

周術期におけるTNF阻害薬の継続投与は手術後の創傷治癒，感染防御に影響がある可能性がある．日本人における後ろ向き調査では周術期に休薬を行ってもTNF阻害薬は手術部位感染の危険因子ではないとする報告と，危険因子であるとする報告があり，いまだコンセンサスは得られていない．ただし日本リウマチ学会の「関節リウマチ診療ガイドライン2014」では「生物学的製剤投与下における整形外科手術ではSSIおよび創傷治癒遅延に注意することを推奨する」としており，手術計画の立案に当たっては，手術の必要性と共に，手術部位感染については，対立する意見の存在を充分に患者へ説明し，インフォームドコンセントを得る必要がある．現段階では薬剤の投与間隔，投与量，半減期などを考慮して決定することが望ましい．海外のガイドラインにおける術前休薬期間は，米国(ACR)では少なくとも1週間，英国(BSR)では半減期の3〜5倍，フランス(CRI)では無菌下のマイナー手術において少なくともインフリキシマブで4週，エタネルセプトで1〜2週，アダリムマブで3〜4週の休薬を，また汚染された環境下ではそれぞれ8週，2〜3週，4〜6週の休薬を提案している．ゴリムマブ，セルトリズマブペゴルについては記載がない．一方で休薬期間が長すぎると疾患の再燃の危険がある．手術後は創がほぼ完全に治癒し，感染の合併がないことを確認できれば再投与が可能である．世界各国のガイドラインでは半減期を考慮した休薬を推奨している

RAに対するトシリズマブ使用ガイドライン(2014年11月9日改訂版)

本剤が血中に残っている間に手術が施行されると，術後CRP上昇が認められない，更に白血球上昇も正常範囲に留まることが指摘されている．従って，本剤投与中に手術を施行する場合にはCRPや白血球数に依存せず，局所症状に注意して手術部位感染(SSI)の早期発見に努める．また，手術後に創傷治癒が遅延する可能性がある

RAに対するアバタセプト使用ガイドライン(2014年8月23日改訂版)

手術後の創傷治癒，感染防御への影響に関しては経験が少なく確定はしていないが，創傷治癒が遅延したり，感染リスクが上昇したりする可能性がある．したがって本剤投与中に手術を施行する場合はアバタセプトの半減期(約10日)を考慮して，最終投与より一定間隔を空けて行うことが望ましい．手術後は創がほぼ完全に治癒し，感染の合併がないことを確認できれば再投与が可能である

全例市販後調査のためのトファシチニブ使用ガイドライン(2014年6月29日改訂版)

本剤投与中の周術期リスク，また，手術後の創傷治癒に関するエビデンスは十分でない．現段階では，周術期には本剤の休薬を含む慎重な対応を行い，局所症状に注意して手術部位感染(SSI)の早期発見に努める．SSIの診断においては，CRP，白血球数も参考とするが，休薬によるRAの再燃との鑑別が必要である．手術後は創がほぼ完全に治癒し，感染の合併がないことを確認した後の再投与が望ましい

日本リウマチ学会から発表されている周術期の薬剤ガイドラインからの抜粋である．DMARDsは少なからず免疫を抑制するため，外科的治療の際は休薬が勧められている．

(日本リウマチ学会(http://www.ryumachi-jp.com/)より抜粋一部改変)

- 日本リウマチ学会(http://www.ryumachi-jp.com/)から周術期における主な薬剤のガイドラインが出ている(表3)．MTXは整形外科予定手術の周術期において継続投与できるとされている．ただし，整形外科予定手術以外の手術やMTX 12.5 mg/週以上の高用量投与例における手術の際は，個々の症例のリスク・ベネフィットを考慮して判断するとしている．
- MTXは一般的に手術期の休薬が不要とされているが，休薬群と継続群で術後感染症や合併症の発生率を比較した研究では，休薬群で感染症と合併症のリスクが高かったとする報告もある．
- leflunomideは特に本邦で重篤な肺合併症が報告されている．また術後の創傷合併症が高いとの報告もあり，慎重な周術期の経過観察が必要である．leflunomideとの関連が否定できない重篤な合併症を生じた場合は，cholestyramineの投与を行う(24 g分3を11日間投与)．

2 術中・術後管理

- PSL 5 mg/日を超えて投与されている患者ではステロイドカバーを考慮するが，感染症合併に注意する．PSL 5 mg/日以下であれば通常の維持量を手術当日の朝に服用する．ステロイドカバーで必要な糖質コルチコイド量は表4のとおりである．人工関節全置換術の手術侵襲度は中程度とされている．
- RAやSLE患者の人工関節全置換術後感染リスクは高い．また血栓塞栓症リスクも非常に高く，血栓塞栓症予防のため周術期の抗凝固療法が勧められる．

表4 ステロイドカバーのガイドライン

侵襲の程度	侵襲の種類	糖質コルチコイド投与方法
低	鼡径ヘルニア，大腸内視鏡	ハイドロコルチゾン 25 mg またはメチルプレドニゾロン 5 mg 術当日 or 発症日に i.v.
中	開腹胆嚢摘出術，結腸半切除術	ハイドロコルチゾン 50〜75 mg またはメチルプレドニゾロン 10〜15 mg 術当日 または 発症日に i.v. 漸減して1〜2日間で通常量に戻す
高	心・大血管手術，肝切除，膵頭十二指腸切除術	ハイドロコルチゾン 100〜150 mg or メチルプレドニゾロン 20〜30 mg 術当日 or 発症日に i.v. 漸減して2〜3日間で通常量に戻す
過大	敗血症性ショック	ハイドロコルチゾン 50〜100 mg 6〜8時間ごとに i.v. or 0.18 mg/kg/h cdiv.＋フルドロコルチゾン 50μg/d ショックから離脱するまで(数日〜1週間程度)投与，その後，vital sign と血清 Na 濃度を見ながら漸減する

PSL 5 mg/日以下を投与されている場合，通常の維持量の投与は必要だが，追加は不要．5 mg/日を超えて投与されている場合は，通常の維持量に加えて表に記載されている量を追加投与する．

(Practice Manual of Anesthesiology 2010 (Revised 4th ed) より引用)

- 入院による RA 外科手術後は血栓症合併リスクが高く，可能であれば局所麻酔下での手術を検討する．
- また強皮症などの膠原病合併患者では肺高血圧を合併している場合がある．肺高血圧の合併は人工下肢関節全置換術後に静脈血栓症を生じるリスクが特に高いとされる．
- 術後創傷感染予防の抗菌薬は第1世代セフェム系の cefazolin の術後24時間までの投与が推奨されている．初回投与は皮膚切開の30〜60分前に投与する[4]．
- βラクタマーゼに対してアレルギーがある場合，vancomycin を考慮する．初回は皮膚切開前2時間以内に投与開始する．
- 手術時間が3時間を超える時や術中出血量が多い場合は抗菌薬を追加投与する．また，RA は OA と比較し術後感染リスクが高いこと，特に人工関節再置換術や人工関節感染の既往例ではさらにそのリスクは高くなることに留意すべきであり，抗菌薬投与期間の延長も考慮する．
- tocilizumab は抗 IL-6 受容体抗体であり，術後感染を合併した際に発熱や CRP の上昇がマスクされ，発見が遅れる可能性がある．したがって，局所所見と白血球数の上昇や白血球分画の左方移動などに注意を払う．

おわりに

　RA 治療薬の進歩に伴い，外科的治療は全体としては減少傾向にある．疾患の tight control が可能となり，全身状態の良い患者に対して手術を行う場合が増えているが，使用薬剤によっては周術期合併症に十分注意する必要がある．整形外科医は手術部位だけでなく，RA 患者全体像を把握しながら治療に当たる必要がある．

● 文献

1) 江木盛時：糖尿病患者の周術期管理．日臨麻会誌 32：842-850, 2012
2) Musculoskeletal Infection Society. International Consensus on Periprosthetic Joint Infection. Available at: www.msis-na.org/international-consensus
3) Goodman, SM : Rheumatoid arthritis : Perioperative management of biologics and DMARDs. Semin Arthritis Rheum 44 : 627-632, 2015
4) Bissar L, et al : Perioperative management of patients with rheumatic diseases. Open Rheumatol J 7 : 42-50, 2013

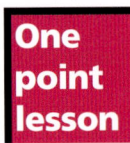

One point lesson 日常診療で差がつく！関節内注射・腱鞘内注射のコツ

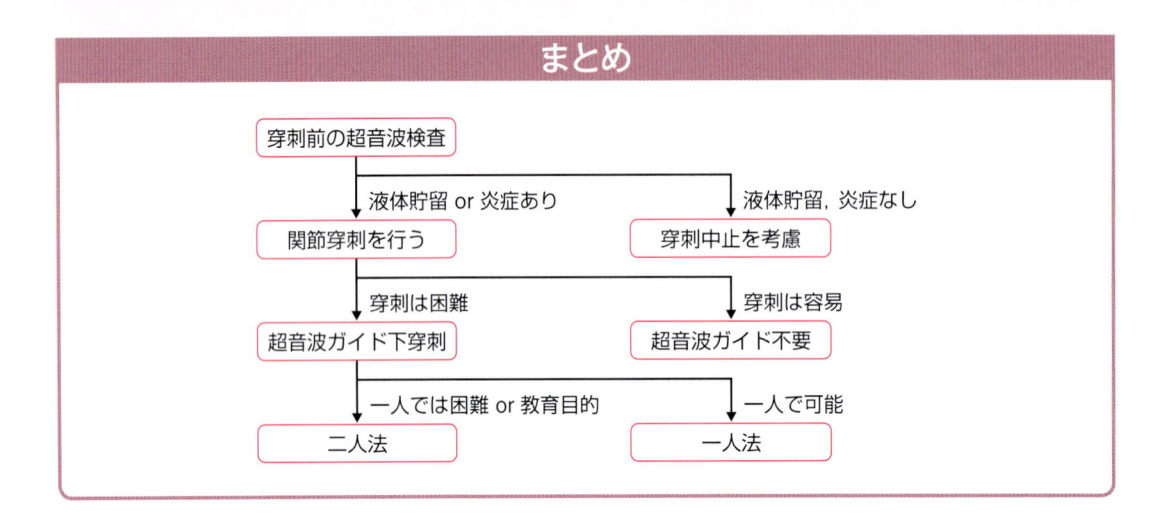

まとめ

```
穿刺前の超音波検査
    ├─ 液体貯留 or 炎症あり → 関節穿刺を行う
    │       ├─ 穿刺は困難 → 超音波ガイド下穿刺
    │       │       ├─ 一人では困難 or 教育目的 → 二人法
    │       │       └─ 一人で可能 → 一人法
    │       └─ 穿刺は容易 → 超音波ガイド不要
    └─ 液体貯留，炎症なし → 穿刺中止を考慮
```

はじめに

- RA診療では比較的頻回に関節穿刺を行う．
- 穿刺前に超音波検査を行うことで関節内の評価を行うことができる．
- また穿刺時に超音波を用いる超音波ガイド下穿刺は，関節穿刺を安全に行うことができる手技として有用である．

1 針の見え方；平行法と垂直法

- プローブと針が平行になる平行法とプローブと針が直交する垂直法がある．
- 平行法では特徴的な多重反射アーチファクトが出現する(図1)．
- 垂直法では針の輝度はプローブとの角度が90°に近い時に最も高くなるが，角度が浅くなると輝度が低下する(図2)．

2 関節穿刺の前に

- 超音波ガイド下に穿刺を行わない場合でも超音波検査は有用である．
- 穿刺前に関節超音波検査を行うことで，関節内の状態を確認し穿刺ルートを決定することができる．
- 関節内に低信号領域が広がる場合に，圧迫を加え圧縮性を確認することで液体貯留か滑膜組織かを鑑別できる．
- パワードプラ信号があるかどうかで，炎症の有無を確認することができる．
- 低信号領域はあるが，液体貯留もなくパワードプラシグナルがない場合は，壊死した滑膜組織が充満し穿刺しても吸引できないことがある．
- 液体貯留があっても貯留部位が非常に狭い場合がある．
- これらの情報を事前に把握することで，穿刺ルートの決定と投薬の有無を決定することができる．

3 物品の準備

- 消毒液，手袋，エコー穿刺用カバー，ガーゼなど頻回に用いるものを準備セットにしておく．
- 大関節の液体穿刺の場合は18Gが必要なことが多いため，予備で準備しておく．
- 小関節へのステロイド注入の場合は24Gなどの細い針が有効．

4 穿刺前の準備

- まず安全に穿刺を行うための体位を決定する．
- ベッドで寝てもらうか，座った場合であっても手台を準備するなどして，穿刺時に患部が動かないように準備する．
- 平行法か垂直法かを決めて，刺入ルートを決定

図1 平行法
a 平行法の多重反射アーチファクト
b プローブと針が平行でないと，針の全長にわたっての輝度が一定でなくなる．

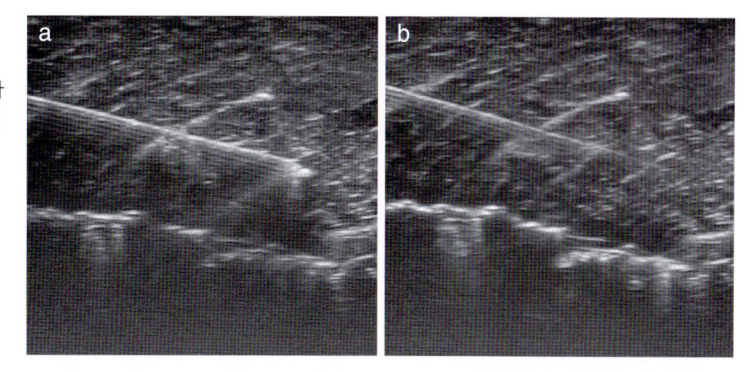

図2 垂直法
垂直法の特徴は針とプローブの角度で輝度が大きく変化すること．超音波装置の性能によっては 45°で見失うこともある．

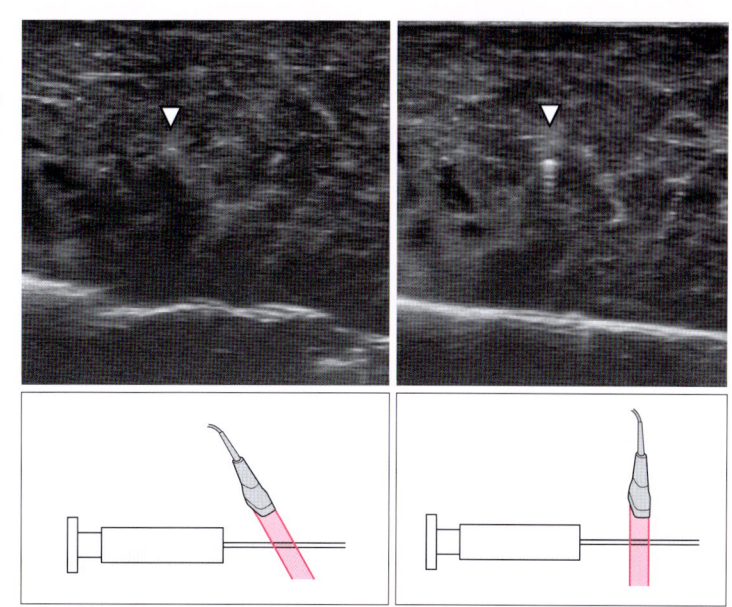

図3 実際の穿刺画像
a 垂直法：肩関節前方の横断像
b 水平法：膝蓋上嚢の横断像

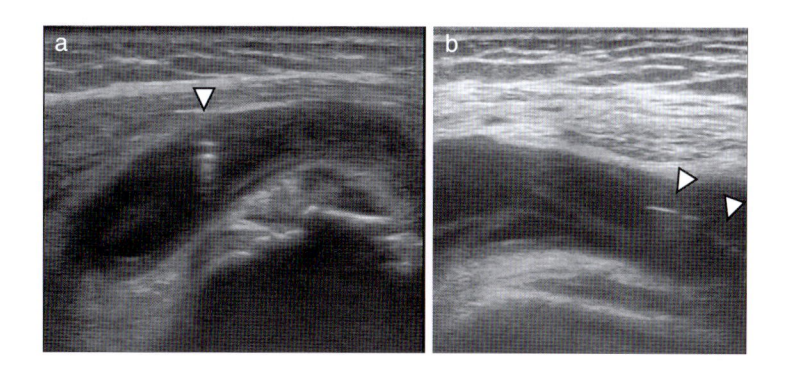

する．
- 必要に応じて刺入部位の近傍にマジックでマーキングしておく．
- 必要であれば，手伝いをしてもらう看護師などに超音波装置のモード切替えなどの必要なボタン操作をあらかじめ教えておく．
- 穿刺時には可能な限り清潔操作で行う必要があり，手袋とエコー下穿刺用カバーを用いることが望ましい．
- 清潔ゼリーがない場合は，消毒液を用いることでゼリーの代用とすることが可能である．

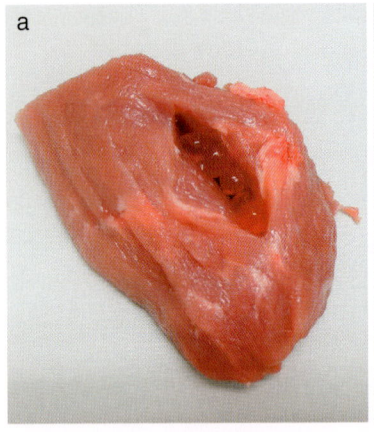

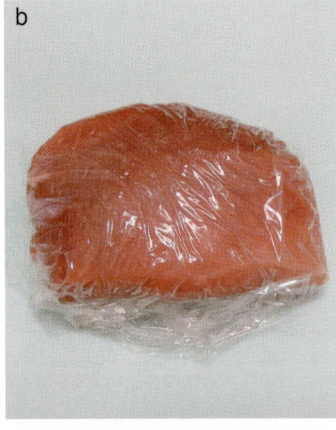

図4 簡易練習装置の作り方
a 豚肉に切れ込みをつくりイクラを埋め込む(牛肉でも可).
b 切れ込みを入れてない側を上にして,サランラップで被覆.二重にすると見えなくなるので注意.

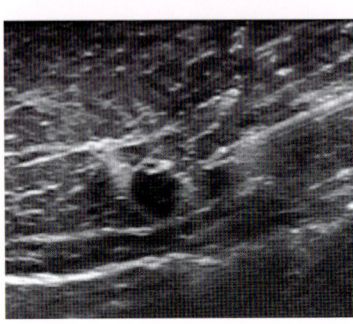

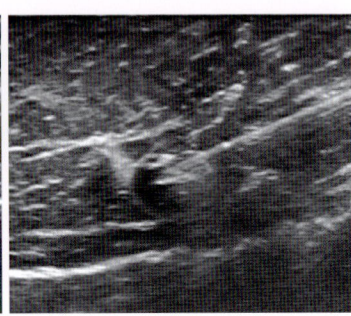

図5 平行法でのいくら穿刺画像

5 超音波ガイド下の穿刺

- プローブを当てて目標穿刺部位を描出した状態で,穿刺を行う.
- 針の多重アーチファクトを確認しながら穿刺を行う(図3).
- 針を見失ったときは,平行法であれば手元を見てプローブと針が平行であるかを確認する.
- 垂直法の時は,針とプローブの角度が90°に近いかどうかを確認する.
- 操作が困難な場合や,指導を行う場合は二人法が有用である.
- 二人法はプローブ走査を行う医師と穿刺を行う医師を分けて行う方法である.
- プローブ走査を行う医師はプローブ操作と超音波装置のボタン操作を同時に行うことができ,穿刺を行う医師は片手に注射器を持ち反対の手で患部を触り位置を確認することができるため,安定した穿刺を行うことができる.
- 教育的な穿刺の場合にも二人法は有用である.

6 超音波ガイド下穿刺の練習方法

- 超音波ガイド下穿刺のためのファントムが販売されているが高価であり,持っていない施設も多い.
- 食材を使えば(もったいないが)簡易練習装置を自作することができる.
- 牛肉や豚肉の中にイクラを埋め込みサランラップで覆うことで,簡単に練習装置を作ることができる(図4).
- 針を用いてイクラの内容物を穿刺する練習を行うことができる(図5).
- 二人法は意外と優れた方法であり,初学者には指導医がプローブを持って二人法を行うことで,学習効率を高めることができる.

(中原龍一)

こわい骨髄抑制

私のヒヤリハット

症例：70歳，女性，RA（罹病期間3ヵ月）
主訴：多関節痛．
現病歴：近医でRAと診断され，ブシラミンを投与されたが改善しないため，当科紹介となった．
初診時所見：身長 158 cm，体重 40 kg，BMI 16 kg/m²，圧痛関節 22，腫脹関節 14，CRP 4.93 mg/dl，ESR 96 mm/hr，Cr 0.66 mg/dl，GFR 66.4 ml/min，VAS 93 mm，DAS28-CRP 7.45．
ヒヤリハット：高疾患活動性のRAと判断し，MTX 6 mg/w，フォリアミン® 2.5 mg/w，PSL 5 mg/dから治療を開始し，さらにMTXを8 mg/wまで増量（フォリアミンも5 mg/wに増量）することで，疾患活動性は改善した（図1）．治療開始7ヵ月後に，人工膝関節置換術を行うこととなったが，術前に深部静脈血栓症が認められたため，入院の上，ヘパリン投与を開始した．ヘパリン開始後2日目に血小板減少が認められ，ヘパリン起因性血小板減少症を疑ったが，MTXによる骨髄抑制の可能性もあり，ヘパリンとMTXを中止した．しかし，その後も改善はなく，徐々に汎血球減少が顕著となってきたため，MTXによる骨髄抑制と判断し，ロイコボリン®レスキューを開始するとともに，血小板輸血やG-CSF投与を行い，改善した（図2）．たまたま手術目的の入院と骨髄抑制発症の時期が重なったため事なきを得たが，それがなければ致死的な経過を辿ったと思われるヒヤリとさせられた一例であった．

（岸本勇二）

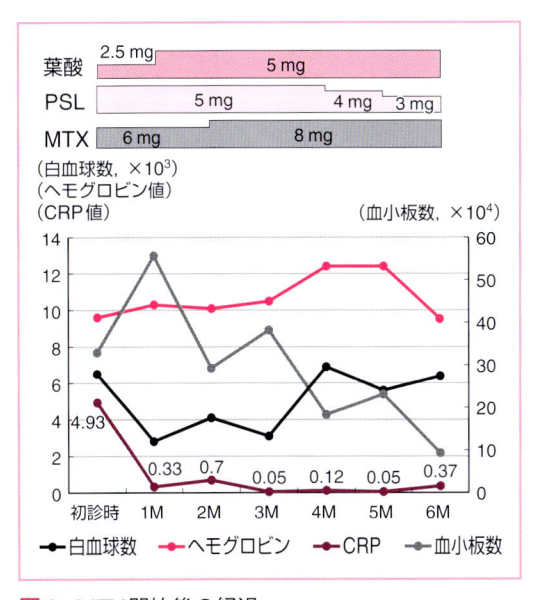

図1 MTX開始後の経過

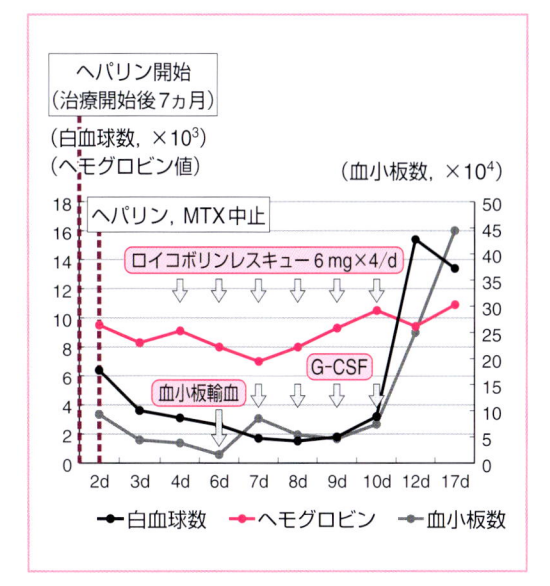

図2 骨髄抑制発症後の経過

教訓 MTXによる骨髄抑制のリスク因子として，高齢（70歳以上），低体重，腎機能障害，低アルブミン血症，葉酸欠乏などが挙げられている．本症例は高齢，低体重が該当し，さらに低体重のためクレアチニンが低値を示した（腎機能障害がマスクされた）可能性が考えられた．なお，入院前の血小板数は基準範囲内ながら経時的に低下しており，基準範囲内にあっても経時的な推移に注目することが重要と思われる．

骨粗鬆症の評価と薬物治療

高畑雅彦（北海道大学大学院医学研究科整形外科）

まとめ

① RA患者に発生する骨折の特徴

　RA患者では脊椎や大腿骨近位部のみでなく全身のあらゆる部分に脆弱性骨折が発生する．非RA患者と比べ，臨床骨折全体では1.5倍，臨床椎体骨折は2.4倍，大腿骨近位部骨折は2倍程度骨折リスクが高い．ステロイド薬服用により骨折リスクは約2倍上昇する．

② 骨粗鬆症，骨折リスクの評価法

　骨密度の測定や単純X線写真による椎体骨折の有無，骨代謝マーカーで骨粗鬆症の程度を評価する．RA患者の骨折危険因子である年齢（高齢），性別（女性），ステロイド薬1日使用量，身体機能障害や疾患活動性，人工関節既往の有無を評価する．特にステロイド薬を服用している患者では骨密度から推測される以上に易骨折性であることに留意する．

③ 薬物治療の開始基準と時期

　RAに対する骨粗鬆症薬物治療開始基準はないため，ステロイド性骨粗鬆症のガイドラインに沿って薬物治療の適応を判断する．ステロイド薬を投与する場合には，投与開始後早期から骨折リスクが高まるため，骨折危険因子スコアが3点以上の場合はステロイド薬投与開始と同時に骨粗鬆症の薬物治療を開始する．

④ 骨粗鬆症治療薬の選択

　骨吸収抑制薬ビスホスホネートが第一選択となるが，抗RANKLモノクローナル抗体デノスマブや骨形成促進剤テリパラチドも代替え治療薬として骨折抑制効果が期待できる．活性型ビタミンD製剤の使用も推奨される．

はじめに

　RAでは関節の骨軟骨破壊に加えて，傍関節性骨粗鬆症や全身性骨粗鬆症が生じる．その成因は複雑で，身体活動性の低下による応力遮断性骨粗鬆症や炎症性サイトカインによる骨吸収の亢進に薬剤性骨代謝異常が加わることで高度の骨脆弱性が生じる．特にステロイド薬は最も重要な骨折危険因子のひとつであり，骨量減少とともに骨質異常を惹起する．MTXやbDMARDの使用によって，ステロイド薬の服用率や服用量は減少傾向にあるものの未だ症状軽減のために使用している患者も多い．また，RAが女性に多いことや寿命が延伸していることから，閉経後骨粗鬆症や慢性腎臓病chronic kidney disease（CKD）などの併存疾患もRA患者の骨脆弱性を助長している．

　近年，RAの疾患活動性はかなりコントロールできるようになってきたが，骨折頻度は必ずしも低下していない．RA患者のQOL向上のためには原疾患の治療に加えて骨粗鬆症の評価と適切な時期からの薬物治療介入が不可欠である．

1 RA患者に発生する骨粗鬆症の特徴

1）RA患者はどの程度骨が折れやすいのか？
- 年齢，性別などをマッチングさせた非RA患者と比較して臨床骨折全体では1.5倍，臨床椎体骨折は2.4倍，大腿骨近位部骨折は2倍程度リスクが高い．ステロイド薬使用患者を除いても，臨床骨粗鬆症性骨折で1.3倍，大腿骨近位部骨折で1.7倍のリスクがある[1]．
- ステロイド薬服用患者は骨密度から推測される以上に易骨折性である．ステロイド薬は，骨密度や既存骨折とは独立した骨折危険因子であり，服用により骨折リスクは約2倍上昇する[1]．これは骨微細構造の劣化や石灰化障害などの骨質異常により骨脆弱性が生じるためである．

2）RA患者では全身に脆弱性骨折が生じる
- 脊椎や大腿骨近位部のみでなく，恥坐骨や肋骨，関節近傍など全身のあらゆる部位に骨折が生じる．
- 無症候性骨折が多く，MRIや骨シンチグラフィを用いた前向き研究によると実際の骨折頻度は従来考えられていたよりもずっと高い（15.8骨折/100人年）[2]．
- 骨折の70％は脆弱性骨折（立った状態の高さからの転倒程度で生じる骨折）である．

2 評価方法

1）骨密度測定
- 二重X線吸収法 dual-energy X-ray absorptiometry（DXA）を用いて腰椎正面像（L2〜4またはL1〜4）と大腿骨近位部を測定する．
- 骨折や関節症性変化により局所的な骨硬化を呈していることがあるので注意を要する．
- 6ヵ月〜1年ごとに測定し，自然経過あるいは骨粗鬆症治療薬の効果を判定する．

2）胸腰椎単純X線撮影
- 椎体骨折の有無を胸椎，腰椎単純X線側面像で評価する．骨脆弱性の強い患者では無症候性に発生した陳旧性骨折がみられることも多い．椎体骨折の程度は半定量的評価 semi-quantitative（SQ）法などで評価する．
- 立位全脊柱撮影をしておけば姿勢異常や立位バランスも評価できる．
- 腰椎椎体骨折の有無やすべり症の有無は骨密度測定結果を適切に判断する材料となる．

3）骨代謝マーカー
- 骨形成マーカーは減少し，骨吸収マーカーは増加することが多いが，RA病期やステロイド薬使用の有無，年齢，性別などによっても異なる．
- 骨粗鬆症治療薬の効果判定に特に有用である．
- 骨吸収マーカーとして早朝第二尿で測定する尿中NTxを用いることもあるが，日内変動が少なく腎機能の影響がないTRAP5b（骨吸収マーカー）や骨型ALP（骨形成マーカー）が使いやすい．治療薬としてテリパラチドを使用する場合にはPINP（骨形成マーカー）が治療効果判定に有用である．

4）FRAX®（世界保健機関WHO骨リスク評価ツール）
- 大規模な前向きコホートの結果に基づいて決定した臨床的危険因子によって今後10年間に骨粗鬆症骨折が生じる確率を算出するもの．
- ステロイド薬使用やRAの有無を含む12の質問項目にチェック入力すれば，手軽に骨折リスクが評価できる．インターネットで日本人版も公開されている（https://www.shef.ac.uk/FRAX/tool.jsp?lang=jp）．
- ただし，わが国のステロイド性骨粗鬆症の管理と治療ガイドライン：2014年改訂版では疾患活動性や重症度が反映されないなどの理由から，骨折のリスク評価方法として採用しない方針となっている[3]．

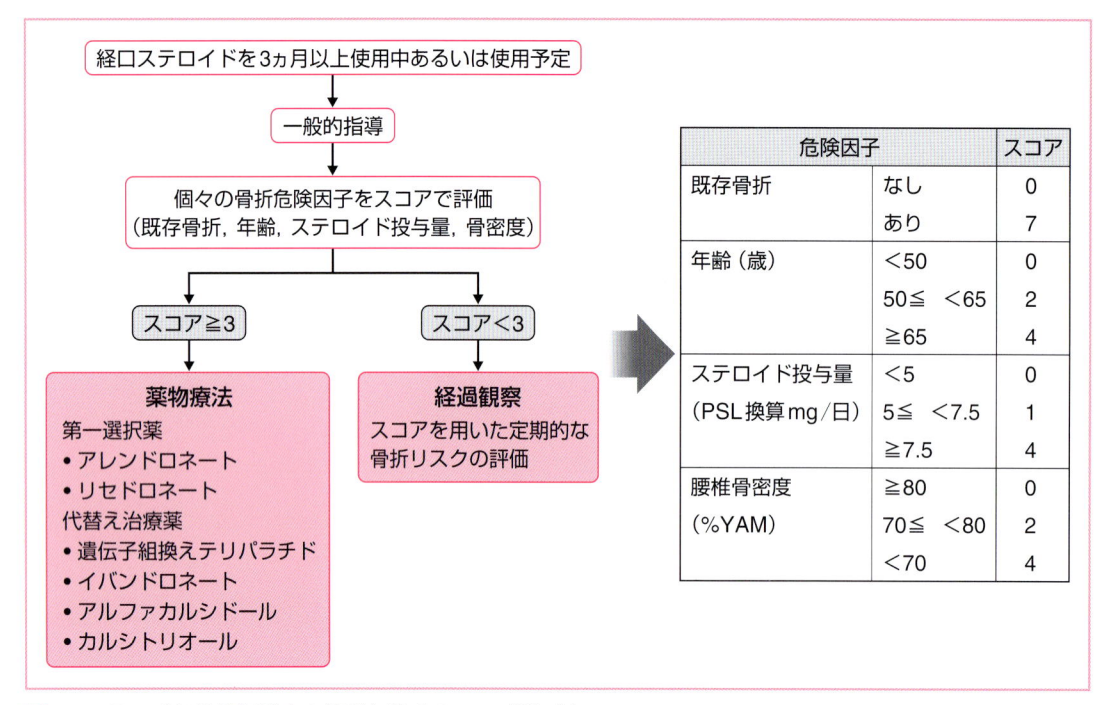

危険因子		スコア
既存骨折	なし	0
	あり	7
年齢（歳）	<50	0
	50≦ <65	2
	≧65	4
ステロイド投与量	<5	0
（PSL換算mg/日）	5≦ <7.5	1
	≧7.5	4
腰椎骨密度	≧80	0
（%YAM）	70≦ <80	2
	<70	4

図1 ステロイド性骨粗鬆症の管理と治療のアルゴリズム（文献3）より引用）

3 治療

1) RA疾患コントロールが骨粗鬆症予防にも重要である

- bDMARDにより病勢がうまくコントロールできれば，骨量減少が起きにくく，骨折リスクが低減する．
- ただし，大規模疫学研究ではbDMARDによる有意な非椎体骨折抑制効果は確認されていない．
- MTXやbDMARDを用いてステロイド薬の服用頻度や服用量をできるだけ減らすことが重要である．

2) 薬物治療の適応はどう決める？

a) 薬物治療開始基準

- RA自体に対する骨粗鬆症薬物治療開始基準は設定されていないため，ステロイド性骨粗鬆症のガイドラインに沿って薬物治療の適応を判断する（図1）[3]．このスコアリングでは，ステロイドを使用していないRA患者についても既存骨折や高年齢，低骨密度があればスコアは3点以上となり薬物療法の対象となる．
- 原発性骨粗鬆症の薬物療法開始の基準（骨粗鬆症の予防と治療ガイドライン2015年版）はステロイドの使用やRAがある患者には適応しないことになっている[4]．

b) ステロイド薬投与患者では治療は速やかに開始する

- ステロイド薬投与により早期から骨折リスクが上昇する．はじめの数ヵ月の骨量減少率は8〜12％と非常に高く，その後も骨密度はゆるやかに減少する（2〜4％/年）．
- ステロイド薬投与患者の骨折リスクの上昇は骨密度の低下に先行して起きることに注意する．これは骨微細構造の劣化や皮質骨の菲薄化，骨吸収活性亢進による骨梁構造の不整などの骨質劣化が原因である．
- 骨折危険因子スコアが3点以上あればステロイド薬投与開始と同時に骨粗鬆症治療薬を併用す

る（一次予防）．
- ステロイド薬の投与が慢性化する場合の二次予防も重要であり，骨粗鬆症治療薬による治療は長期間継続する．

3）どの骨粗鬆症治療薬を用いるべきか？
a）骨吸収抑制薬が第一選択薬
- RA では慢性炎症や応力遮断による骨吸収の亢進がみられることから骨吸収抑制薬の使用が適している．
- ステロイド薬服用患者では，腸管カルシウム吸収障害や尿中カルシウム排泄量増加の結果として生じる二次性副甲状腺機能亢進症により骨吸収が亢進していることが多く，骨吸収抑制薬の投与が適切である．
- ステロイド性骨粗鬆症については国内外の RCT やメタアナリシスから薬剤の推奨度が提案されている（表1）．

b）ビスホスホネート
- 代表的な骨吸収抑制薬．RA 患者の骨折リスクを低減させるエビデンスが豊富にある．椎体の圧縮強度改善効果，骨密度改善効果，新規椎体骨折抑制効果が報告されている．
- ステロイド性骨粗鬆症のガイドラインでは，アレンドロネートとリセドロネートが第一選択薬になっている（図1）[3]．
- 骨折抑制効果発現にはアドヒアランスが重要であることから，さまざまな剤形や投与経路の製剤を工夫して用いる．胃腸障害などによりビスホスホネート薬の内服が困難であれば，ゼリー剤や注射，点滴製剤へ変更する．

c）ヒト型抗 RANKL モノクローナル抗体デノスマブ
- RANKL を阻害する bDMARD であり，上市されている骨吸収阻害薬の中で最も強力な作用を示す．
- 関節骨破壊の進行を抑えることに加えて有意な骨密度改善効果を示す．
- 半年に一度の皮下注射（プラリア®皮下注 60 mg）であり利便性が高い．

表1　ステロイド性骨粗鬆症薬物療法の推奨度

製剤	薬剤名	推奨度*
ビスホスホネート製剤	アレンドロネート	A
	リセドロネート	A
	エチドロネート	C
	ミノドロネート	C
	イバンドロネート	B
活性型ビタミンD_3製剤	アルファカルシドール	B
	カルシトリオール	B
	エルデカルシトール	C
ヒト副甲状腺ホルモン(1-34)	遺伝子組換えテリパラチド	B
	テリパラチド酢酸塩	C
ビタミンK_2製剤	メナテトレノン	C
SERM	ラロキシフェン	C
	バゼドキシフェン	C
ヒト型抗RANKLモノクローナル抗体	デノスマブ	C

*推奨度
A：第一選択薬として推奨する薬剤
B：第一選択薬が禁忌などで使用できない，早期不耐容である，あるいは第一選択薬の効果が不十分であるときの代替薬として使用する
C：現在のところ推奨するだけの有用性に関するデータが不足している

（文献3）より引用）

- 低カルシウム血症を予防するため，カルシウムおよびビタミンDを経口併用投与する．低カルシウム血症は投与開始後早期に起こりやすいため，開始後1週間で血液検査を行う．通常，炭酸カルシウムと天然型ビタミンDを含有するデノタスチュアブル配合錠1日1回2錠を経口投与する．

d）骨形成促進薬テリパラチド
- RA 患者に対する骨折抑制効果についてはまだ十分な臨床的エビデンスが蓄積されていないが，優れた骨密度増加効果を示す．
- ステロイド性骨粗鬆症に対するテリパラチド毎日製剤の骨密度増加率は，アレンドロネート（本邦使用量の倍量）の1.5〜2倍と報告されている[5]．

- テリパラチドは毎日製剤と週1回製剤があるが，週1回製剤についてはRA患者に対する有用性についてはまだ十分なデータがない．

e）ビタミンD
- 日本人RA患者では活性型ビタミンD_3製剤により新規椎体骨折が抑制されることが報告されている．
- 日本人高齢者はビタミンD欠乏が多いため，ビタミンDを豊富に含む食物の摂取や日光に当たるなどの日常生活とともに活性型ビタミンD_3製剤の投与も推奨される．

4 アドバンスト・レクチャー

- 単純X線写真による骨萎縮の評価は，縦走する骨梁が強調されてみえる（横走する骨梁が少なくなる）ことで判断できるが，現在はCR（コンピューテッドラジオグラフィー）が主流となっており，濃淡などが補正されてしまうことに注意が必要である．
- 骨形成促進薬テリパラチドはステロイド性骨粗鬆症に対する第一選択薬ではないものの，きわめて合目的な治療薬であり骨折抑制効果のエビデンス蓄積が期待される．ステロイド性骨粗鬆症の病態の中心は，慢性的な骨形成の低下であり，幹細胞から骨芽細胞への分化や前骨芽細胞の増殖の抑制，骨芽細胞や骨細胞のアポトーシスの促進，骨芽細胞による基質産生能の低下である．テリパラチドはこれらの機序に促進的に働く．ただし，ステロイド使用後早期に生じる著明な骨吸収亢進に対してどのように作用するか（一次予防）は不明である．
- 歯科治療と骨吸収抑制薬の一時的休薬・再開に関してはビスホスホネート関連顎骨壊死に対するポジションペーパー（改訂追補2012年版）に従って決める．投与3年以上あるいは投与3年以内でも，リスクファクターとなっているステロイドを使用している場合は休薬し，ビタミンDなどへ変更する．

● 文献

1) van Staa TP, et al : Clinical assessment of the long-term risk of fracture in patients with rheumatoid arthritis. Arthritis Rheum 54 : 3104-3112, 2006
2) Nampei A, et al : Characteristics of fracture and related factors in patients with rheumatoid arthritis. Mod Rheumatol 18 : 170-176, 2008
3) ステロイド性骨粗鬆症の管理と治療ガイドライン：2014年改訂版．日本骨代謝学会．J Bone Miner Metab 32 : 337-350, 2014
4) 骨粗鬆症の予防と治療ガイドライン作成委員会（日本骨粗鬆症学会，日本骨代謝学会，骨粗鬆症財団）編，骨粗鬆症の予防と治療ガイドライン2015年度版，ライフサイエンス出版，2015
5) Saag KG, et al : Teriparatide or alendronate in glucocorticoid-induced osteoporosis. N Engl J Med 357 : 2028-2039, 2007

私のヒヤリハット　ビスホスホネート使用中の注意

症例：72歳　女性（罹病歴16年）
主訴：右股関節痛．
現病歴：ABT 500 mg/月，PSL 8 mg/日，MTX 10 mg/週を中心に加療するも中等度の疾患活動性は残存していた．また，腰部脊柱管狭窄症（LCS）による右下肢痛に対してはプレガバリン75 mg/日を内服中であった．定期受診の際に右股関節の疼痛があり，RAの疾患活動性やLCSによる神経痛の増悪を疑った．転倒などの外傷歴はなかった．理学所見により疼痛は股関節部に限局していたため右股関節滑膜炎を疑ったが，採血上の炎症反応の増悪もなく，関節超音波検査では股関節に関節水腫などの異常所見はなかった．OAによる疼痛の可能性もありX線の評価を行った．

ヒヤリハット：股関節正面像で関節破壊の進行や関節症性変化はなく，右大転子下外側骨皮質骨の限局性骨膜反応の所見があった（図1）．ビスホスホネート（BP）製剤であるアレンドロネート 35 mg/週を5年間内服しており，非定型大腿骨骨折の前駆症状と診断し，十分な病状説明を行い，アレンドロネートを中止のうえ，テリパラチド 20 μg/日を導入した．1ヵ月後，他科受診に来院した際に転倒し，右大腿骨転子下骨折（図2）を受傷．即日髄内釘により内固定（図3）を行った．

（原　良太）

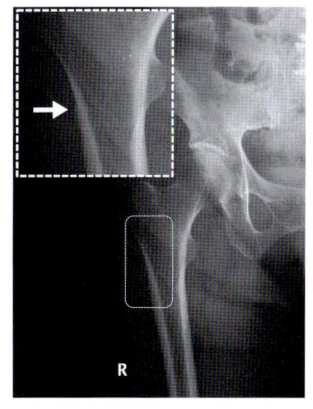

図1 右股関節部痛の出現時
右大転子下外側骨皮質骨の限局性骨膜反応を認める．

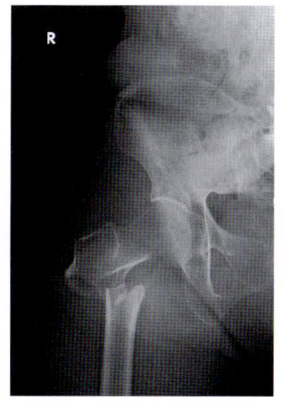

図2 右大腿骨転子下骨折を受傷
骨折部の内側に spike を伴う横骨折で非定型大腿骨骨折と診断した．

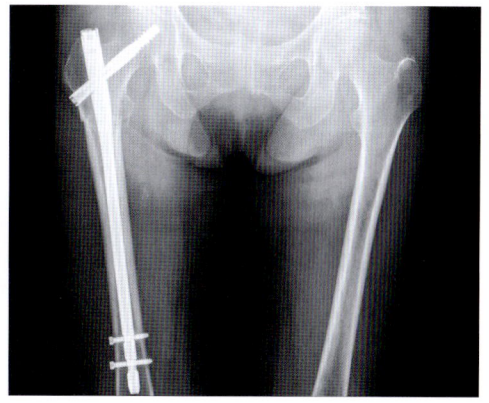

図3 受傷翌日に long γ nail により骨接合術を行った．

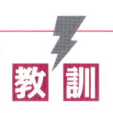

> **教訓**　RAでは多くの症例で疾患自体の影響（全身性の炎症），閉経後女性が多いこと，ステロイド内服，糖尿病や腎機能障害などさまざまな理由で骨粗鬆症を有しており，その多くがBP製剤を内服している．本症例のように長期にBP製剤を内服している場合は，骨代謝回転が過剰に抑制される severely suppressed bone turnover（SSBT）による非定型大腿骨骨折の可能性を念頭におかなければならない．

3 リウマチ患者の痛みの管理

1) RAの痛みの考え方と評価法

鉄永倫子（岡山大学整形外科）
西田圭一郎（岡山大学大学院医歯薬学総合研究科人体構成学）

まとめ

痛みにはさまざまな因子が複雑に関係しており（図1），リウマチ患者の痛みを考えるうえでも多面的な評価が重要となる．持続的な痛みは，社会生活や，人間関係に影響を与え，うつ状態や自殺率の上昇，10年生存率の低下など多大な影響を与える（図2）．RAの痛みの評価として，痛みの強さのみならず，痛みの伴う活動性への影響，抑うつ状態・不安・痛みへのこだわりなど総合的に捉えることが重要である．

はじめに

慢性痛とは，国際疼痛学会の定義で，「治療に要すると期待される時間の枠組みを超えて持続する痛み」とされ，慢性痛を起こす代表的な運動器疾患としてRAやOAなどがあげられる．RAにおいては，積極的な薬物治療の導入により関節破壊を未然に抑えることが可能となってきているが，一方で，薬物治療の効果が乏しい症例では，慢性的な痛みや関節破壊を生じ，精神的な苦痛や心理的にも多大な影響を受ける．したがって，RAの痛みを評価するにあたっては，痛みのみならず心理的・社会的な側面も合わせて評価することが重要である（図1）．

1 RAの痛み

RAの発症初期は滑膜炎に伴う関節・腫脹が主体であり，徐々に全身の関節に病変が進行し，関節の疼痛・変形・動揺性が進行して機能障害をきたす．RA患者の約10％には神経障害性疼痛を認める[1]．

2 痛みの特徴

- 左右対称である．
- 四肢の痛み．
- 多関節のこわばり．
- 熱感・発赤・腫脹を認める．
- 午前中に増悪する．
- 全身疲労感を伴う．
- 季節や気象の影響を受ける．

3 痛みの評価（多面的な評価が重要）

1）痛みの強さの評価

a) numerical rating scale（NRS）
- 痛みを「0；痛みなし」から「10；これまで経験した一番強い痛み」までの11段階に分け，痛みの程度を数字で表す．
- 簡便であり，国際的に痛みの評価ツールとして用いられている．
- RAにおける痛みの経時的な変化を知ることが可能である．

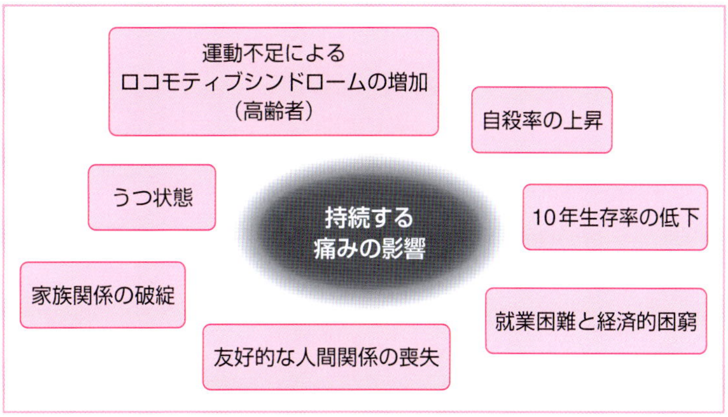

図1 慢性痛の影響
(Torrance N, et al : Eur J Pain, 14 : 380-386, 2010, Kikuchi N, et al : J Pain Symptom Manage, 37 : 316-324, 2009)

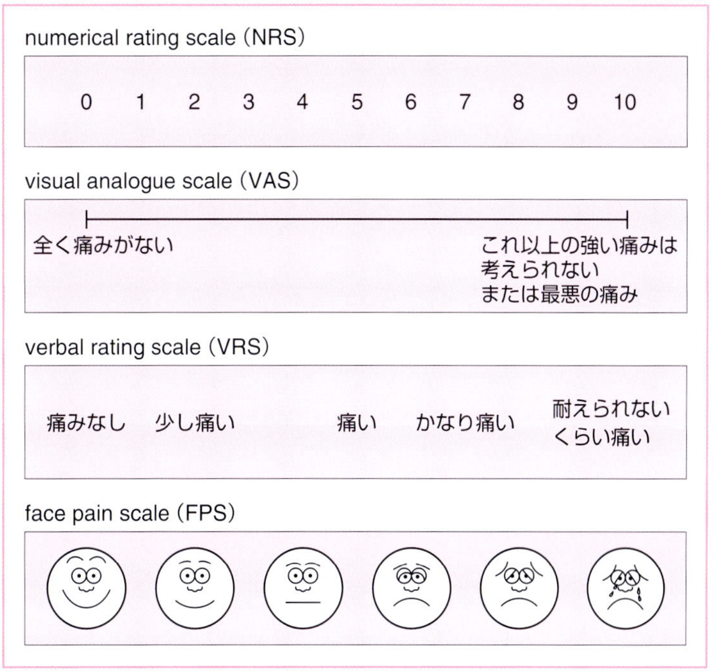

図2 痛みの強さの評価

b) VAS
- 最も広く用いられている評価法である.
- 左端が「痛みなし」, 右端が「想像できる最高の痛み」とし, 長さ10 cmの黒い線を患者に見せて, 現在の痛みがどの程度かを指し示してもらう.
- これまでに経験したことがある痛みの程度は患者により異なるため「想像できる最高の痛み」の決定があいまいとなってしまうことがある.

c) verbal rating scale(VRS)
- 痛みを4段階(0:痛くない, 1:少し痛む, 2:かなり痛む, 3:耐えられない程痛む)で答えてもらう.
- 言語の選択肢が固定されるという限界がある.

d) face pain scale(FPS)(図2)
- 患者の表情により痛みの強さを判定する方法.
- 3歳以上の小児の痛みの自己評価において有用である.
- 痛み以外の気分を反映する可能性や段階が少なく, 痛みを詳細に評価できない可能性がある.

表1 PDAS

1. 掃除機かけ，庭仕事など家の中の雑用をする
2. ゆっくり走る
3. 腰を曲げて床のものを拾う
4. 買い物に行く
5. 階段を登る，降りる
6. 友人を訪れる
7. バスや電車に乗る
8. レストランや喫茶店に行く
9. 重いものを持って運ぶ
10. 料理を作る，食器洗いをする
11. 腰を曲げたり伸ばしたりする
12. 手を伸ばして棚の上から重いものを取る
13. 体を洗ったり，拭いたりする
14. 便座に座る，便座から立ち上がる
15. ベッド(床)に入る，ベッド(床)から起き上がる
16. 車のドアを開けたり，閉めたりする
17. じっと立っている
18. 平らな地面の上を歩く
19. 趣味の活動を行う
20. 洗髪する

上記の活動を行うのに
1. 全く困難はない
2. 少し困難を感じる
3. かなりの困難を感じる
4. 苦痛が強くて，私には行えない

表2 SDS

1) 気が沈んで憂うつだ
2) 朝がたは一番気分がよい*
3) 泣いたり，泣きたくなる
4) 夜よく眠れない
5) 食欲はふつうだ*
6) まだ性欲がある*(独身者の場合)異性に対する関心がある*
7) やせてきたことに気がつく
8) 便秘している
9) ふだんよりも動悸がする
10) 何となく疲れる
11) 気持ちはいつもさっぱりしている*
12) いつもとかわりなく仕事をやれる*
13) 落ち着かず，じっとしていられない
14) 将来に希望がある*
15) いつもよりいらいらする
16) たやすく判断できる*
17) 役に立つ，働ける人間だと思う*
18) 生活はかなり充実している*
19) 自分が死んだほうが他の者は楽に暮らせると思う
20) 日頃していることに満足している*

*：反転項目
39点以下：正常，40〜49点：軽度抑うつ，50点以上：中等度，高度抑うつ

2) 疼痛生活障害評価

a) SF-36

- 36項目の質問から構成される包括的尺度．
- 健康関連QOL(HRQOL：health related quality of life)を測定する，科学的で信頼性・妥当性を持つ尺度．
- 異なる疾病の患者間でQOLを比較したり，患者の健康状態を一般の健康な人と比較したりすることも可能である．

b) pain disability assessment scale (PDAS)(表1)

- 日常生活で行う20項目を4段階で評価．
- 各項目0〜3点で，高得点ほど生活障害が強い．
- 10点未満を健常，それ以上を慢性痛と判定．
- 疼痛に特異的な生活機能障害の評価．
- 慢性痛患者の身体運動と移動能力の評価に特化．
- 精神的要因の評価は含まれていない[2]．

3) 抑うつ評価

a) self-rating depression scale(SDS)(表2)

- Zungによって作成された自己評価抑うつ尺度．
- 20項目の質問を4段階に自己評価(20〜80点)．
- 39点以下：正常，40〜49点：軽度抑うつ，50点以上：中等度，高度抑うつ．

4) 不安抑うつ評価

a) hospital anxiety and depression scale (HADS)(表3)

- 不安7項目，抑うつ7項目の14項目．
- 身体症状の影響を受けずに不安や抑うつ状態を測定．
- 身体疾患を持つ患者に対して有用．
- 各項目は0点から3点の4段階で評価．

- 0〜7点：不安，抑うつなし，8〜10点：疑診，11点以上：確診．

5）破局的思考評価

a）pain catastrophizing scale（PCS）（表4）
- 疼痛破局的思考尺度．
- 痛みをネガティブにとらえる傾向．
- 疼痛に関する破局化を13項目で評価．
    反芻，無力感，拡大視の3つの下位尺度．
    反芻；痛みについて繰り返し考える．
    無力感；痛みについて何もできないと考える．
    拡大視；痛みについて現実よりも大きく考える．
- 高値になるほど破局化傾向が強い（0〜52点）．
- 痛みの強さや障害，予後に強く関係．

6）整形外科疾患における精神医学的問題評価

a）brief scale for psychiatric problems in orthopaedic patients（BS-POP）（表5）
- 整形外科疾患における精神医学的問題を見つけるための簡易問診票．
- 疼痛などを主訴とする患者の精神医学的問題の

表3 HADS

不安
1. 緊張感を感じますか？
2. まるで何かひどいことが今にも起こりそうな恐ろしい感じがしますか？
3. くよくよした考えが心に浮かびますか？
4. のんびり腰かけて，そしてくつろぐことができますか？
5. 胃が気持ち悪くなるような一種恐ろしい感じがしますか？
6. まるで終始動きまわっていなければならないほど落ち着きがないですか？
7. 急に不安に襲われますか？

抑うつ
1. 以前楽しんでいたことを今でも楽しめますか？
2. 笑えますか？　いろいろなことのおかしい面が理解できますか？
3. 機嫌が良いですか？
4. まるで考えや反応が遅くなったように感じますか？
5. 自分の身なりに興味を失いましたか？
6. これからのことが楽しみにできますか？
7. 良い本やラジオやテレビの番組を楽しめますか？

表4 PCS

	非常に当てはまる	少しあてはまる	どちらともいえない	あまりあてはまらない	全く当てはまらない
1. 痛みが消えるかどうか，ずっと気にしている	0	1	2	3	4
2. もう何もできないと感じる	0	1	2	3	4
3. 痛みはひどく，決して良くならないと思う	0	1	2	3	4
4. 痛みは恐ろしく，痛みに圧倒されると思う	0	1	2	3	4
5. これ以上耐えられないと感じる	0	1	2	3	4
6. 痛みがひどくなるのではないかと怖くなる	0	1	2	3	4
7. 他の痛みについて考える	0	1	2	3	4
8. 痛みが消えることを強く望んでいる	0	1	2	3	4
9. 痛みについて考えないようにすることはできないと思う	0	1	2	3	4
10. どれほど痛むかということばかり考えてしまう	0	1	2	3	4
11. 痛みが止まって欲しいということばかり考えてしまう	0	1	2	3	4
12. 痛みを弱めるために私にできることは何もない	0	1	2	3	4
13. 何かひどいことが起きるのではないかと思う	0	1	2	3	4

表5 BS-POP

医師用

質問項目	回答と点数		
1. 痛みのとぎれることはない	1. そんなことはない	2. 時々とぎれる	3. ほとんどいつも痛む
2. 患部の示し方に特徴がある	1. そんなことはない	2. 患部をさする	3. 指示がないのに衣類を脱ぎ始めて患部を見せる
3. 患肢全体が痛む（しびれる）	1. そんなことはない	2. ときどき	3. ほとんどいつも
4. 検査や治療をすすめられたとき，不機嫌，易怒的，または理屈っぽくなる	1. そんなことはない	2. 少し拒否的	3. おおいに拒否的
5. 知覚検査で刺激すると過剰に反応する	1. そんなことはない	2. 少し過剰	3. おおいに過剰
6. 病状や手術について繰り返し質問する	1. そんなことはない	2. ときどき	3. ほとんどいつも
7. 治療スタッフに対して，人を見て態度を変える	1. そんなことはない	2. 少し	3. 著しい
8. ちょっとした症状に，これさえなければとこだわる	1. そんなことはない	2. 少しこだわる	3. おおいにこだわる

患者用

質問項目	回答と点数		
1. 泣きたくなったり，泣いたりすることがありますか	1. いいえ	2. ときどき	3. ほとんどいつも
2. いつもみじめで気持ちが浮かないですか	1. いいえ	2. ときどき	3. ほとんどいつも
3. いつも緊張して，イライラしていますか	1. いいえ	2. ときどき	3. ほとんどいつも
4. ちょっとしたことが癪（しゃく）にさわって腹が立ちますか	1. いいえ	2. ときどき	3. ほとんどいつも
5. 食欲はふつうですか	3. いいえ	2. ときどきなくなる	1. ふつう
6. 1日のなかでは，朝方がいちばん気分がよいですか	3. いいえ	2. ときどき	1. ほとんどいつも
7. 何となく疲れますか	1. いいえ	2. ときどき	3. ほとんどいつも
8. いつもとかわりなく仕事ができますか	3. いいえ	2. ときどきやれなくなる	1. やれる
9. 睡眠に満足できますか	3. いいえ	2. ときどき満足できない	1. 満足できる
10. 痛み以外の理由で寝つきが悪いですか	1. いいえ	2. ときどき寝つきが悪い	3. ほとんどいつも

（福島県立医科大学整形外科のご厚意による）

スクリーニングが可能.
- 非常に簡便で，手術や治療方針決定の際参考になる.
- BS-POPには，医師による患者評価のための質問票（BS-POP医師用；8～24点）と，患者用の自己評価のための質問票（BS-POP 患者用；10～30点）の2種類がある[3].
- 高値になるほど異常である.
- BS-POP医師用は，診察上の問題点，異常な行動や身体所見，患者の脅迫性や率直性といった人格障害に関する8項目の質問からなる.
- BS-POP患者用は，患者の抑うつ，イライラ感，睡眠障害に関する10項目の質問からなる.

7）神経障害性疼痛の評価

a) pain DETECT日本語版（図3）

- 痛みの性質から，神経障害性疼痛をスクリーニングできる.

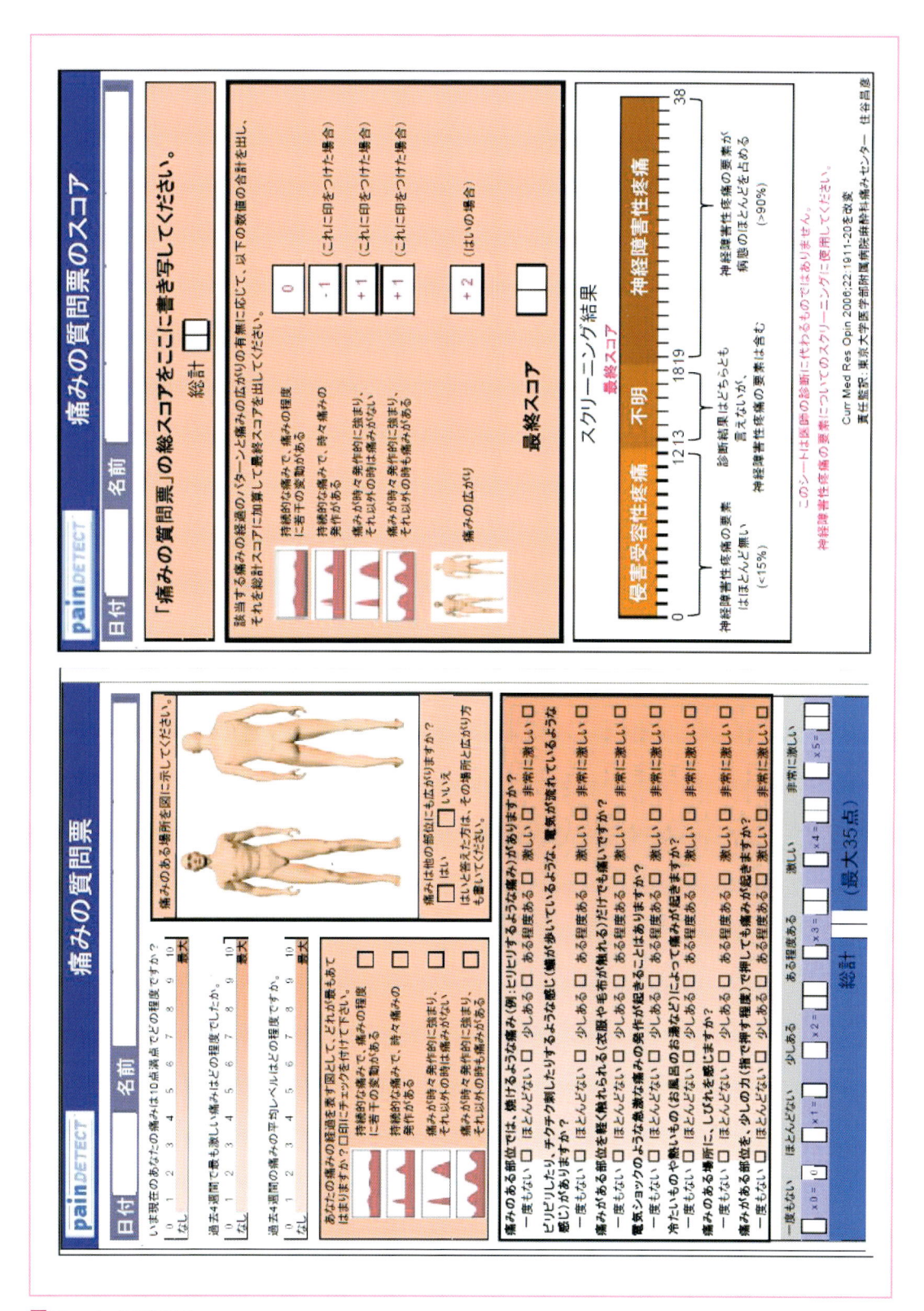

図3 pain DETECT
（文献4）より引用）
（Curr Med Res Opin 2006；22：1911-20 を改変．責任監訳：東京大学医学部附属病院麻酔科痛みセンター　住谷昌彦より引用）

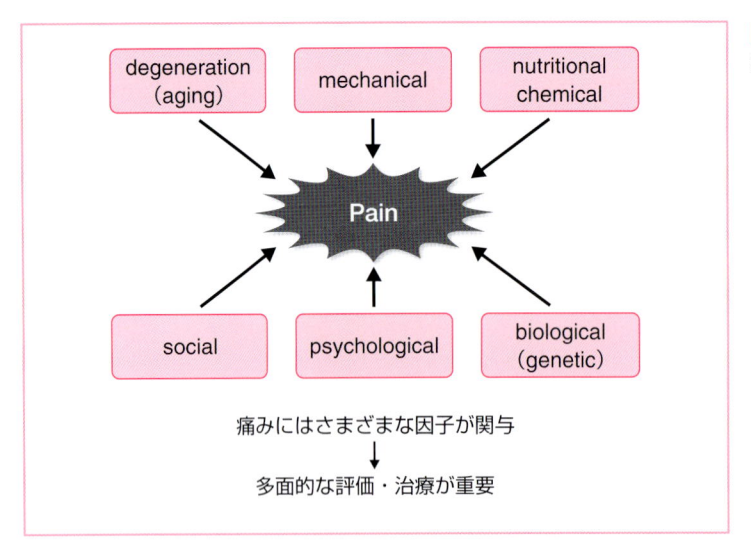

図4 慢性的痛みに対する多角的集学的治療

痛みにはさまざまな因子が関与
↓
多面的な評価・治療が重要

- 神経障害性疼痛に対する感受性，特異性がともに約80％で，日本人での妥当性も証明されている[4]．

4 アドバンスト・レクチャー

　当院では，慢性的な痛みに対する多角的集学的外来（痛みリエゾン外来）を開設している（図4）[5]．当外来では，上記評価の他，EQ-5D，アテネ不眠尺度，MMPI（Minnesota multiphasic personality inventory ミネソタ多面人格テスト），FIM（機能的自立度評価表）などを用いて痛みを多面的に評価し，多職種でアプローチしている．その結果，痛みへのこだわりが減り，日常生活へ目を向けることが可能となっている．

● 文献
1) 鉄永倫子ほか：運動器慢性痛と内科疾患．運動器慢性痛診療の手引き，南江堂，東京，54-60，2013
2) Yamashiro K, et al : A multidimensional measure of pain interference : reliability and validity of the pain disability assessment scale. Clin J Pain 27 : 338-343, 2011
3) Yoshida K, et al : A validation study of the Brief Scale for Psychiatric problems in Orthopaedic Patients（BS-POP）for patients with chronic low back pain（verification of reliability, validity, and reproducibility）. J Orthop Sci 16 : 7-13, 2011
4) 住谷昌彦ほか：痛みのマネジメント―痛みの分類と神経障害性疼痛の定義・診断・治療について．Excerpta Media 1-28, 2010
5) Tetsunaga T, et al : Establishment of a liaison clinic for patients with intractable chronic pain. J Orthop Sci 20 : 907-913, 2015

3 リウマチ患者の痛みの管理

2) 痛みの治療薬と使い方のコツ

鉄永智紀（岡山大学整形外科）
西田圭一郎（岡山大学大学院医歯薬学総合研究科人体構成学）

まとめ

RAの痛みに対する薬物治療の第一選択薬はNSAIDsであるが，胃腸障害・腎障害・心血管障害・肝障害などがあり，投与前のスクリーニングや経過中の定期的なモニタリングが必要である．NSAIDs自体にRAの進行を防止したり関節破壊を防止したりする効果はないため，疼痛に対する補助的な薬剤として使用される．また，アセトアミノフェンを使用することもあるが，RAのような慢性炎症性疾患では抗炎症作用のないアセトアミノフェンの効果は限定的であり使用は限られている．

はじめに

RAの痛みに対する薬物治療の第一選択薬はNSAIDsである．鎮痛，解熱，消炎作用を有しさまざまな薬剤が臨床の場で使用されている．一方で，NSAIDsとの関連のある副作用の報告もあり，リスク・ベネフィットを勘案しながら投与・用量調節を行う必要がある．主な副作用として胃腸障害，腎障害，心血管障害，肝障害があり，投与前のスクリーニングが必要である．また，経過中に副作用が出現することもあり定期的なモニタリングが必要である．

1 NSAIDsの特徴

- NSAIDsは抗炎症作用，鎮痛作用，解熱作用を有する薬物の総称である．
- アラキドン酸カスケードにおける律速段階酵素であるCOXの活性を阻害することで，細胞膜のリン脂質がホスホリパーゼA2によって変換されたアラキドン酸から発痛増強物質である

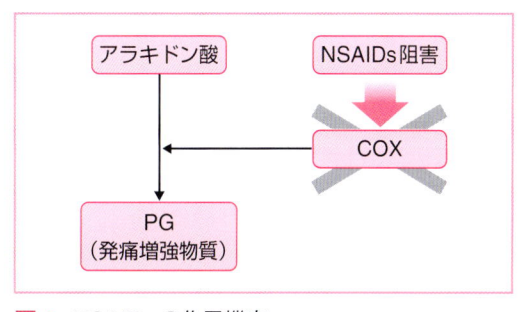

図1 NSAIDsの作用機序

PGの産生を抑制し，抗炎症・鎮痛効果をもたらす（図1）．
- RAの消炎・鎮痛薬として広く使用されてきたが，それ自体にRAの進行を防止したり関節破壊を防止したりする効果はないため，疼痛に対する補助的な薬剤として使用されている．

2 NSAIDsの分類

本邦では数多くのNSAIDsが承認されており，大きく酸性・塩基性に分類されるが，その化学構造から細かく10群に分類されている（表1）．

表1 NSAIDsの分類

分類		一般名
酸性	サリチル酸系	aspirin, diflunisal
	アントラニル酸系	mefenamic acid, flufenamic acid
	フェニル酢酸系	diclofenac Na, indomethacin, nabumetone, fenbufen, acemetacin, sulindac
	イソキサゾール酢酸系	mofezolac
	ピラノ酢酸系	etodolac
	ヘテロ環酢酸	tolmetin
	プロピオン酸系	loxoprofen Na, ibuprofen, naproxen, ketoprofen, flurbiprofen, zaltoprofen
	オキシカム系	piroxicam, meloxicam, lornoxicam
	ピラゾロン系	phenylbutazone, oxyphenbutazone
塩基性		epirizole, tiaramide hydrochloride, emorfazone

1) 化学構造による分類

a) 酸性NSAIDs

● サリチル酸系

種類：アスピリンなど

特徴：
- 酸性を弱め，胃を通過できるようにしたものがアスピリンで，解熱・鎮痛・消炎作用を有するが，解熱鎮痛効果よりも心筋梗塞や脳梗塞の予防のための抗血小板薬として低用量で服用されることが多い．
- サリチル酸系薬過敏症，アスピリンに代表されるNSAIDsにより発作が誘発されるアスピリン喘息患者には投与禁忌である．
- 高用量アスピリン内服や他のNSAIDsとの併用で作用が減弱する．
- 高用量投与により難聴やめまいを起こすことがある．

● アントラニル酸系

種類：メフェナム酸，フルフェナム酸

特徴：
- COX-1/COX-2阻害作用を有する．
- 比較的強力な鎮痛効果があるが抗炎症作用は低い．
- 30分以内に作用発現がみられ，3～6時間有効である．
- 解熱作用も強力で，常用量でも低体温や虚脱を生じることがあり注意が必要である．

● アリール酢酸系

種類：ジクロフェナクナトリウム，アンフェナクナトリウム，インドメタシン，アセメタシン，インドメタシンファルネシル，プログラメタシンマレイン酸，スリンダク，モフェゾラク，エトドラク，ナブメトン

特徴：
- 強力な鎮痛・消炎作用を有し作用の発現は早い．
- エドトラクはCOX-2を優位に阻害するが，その他は胃腸障害に注意を要する．
- 腎機能低下患者には腎機能障害が少ないスリンダクを使用する．
- ナブメトンは作用時間が長い．

● プロピオン酸系

種類：イブプロフェン，フルルビプロフェン，フルルビプロフェンアキセチル　ナプロキセン，プラノプロフェン，チアプロフェン酸，オキサプロジン，ロキソプロフェンナトリウム，ザルトプロフェン，フェノプロフェンカルシウム

特徴：
- 鎮痛，抗炎症作用，解熱がバランスよく作用する．
- 強力な鎮痛効果と即効性を有するフルルビプロフェンアキセチル注射薬は術後の鎮痛に用いられる．
- ザルトプロフェンはCOX-2を優位に阻害する．

- オキシカム系

  種類：ピロキシカム，テノキシカム，アンピロキシカム，ロルノキシカム，メロキシカム

  特徴：
  - ロルノキシカム，メロキシカムはCOX-2を優位に阻害する．
  - ロルノキシカムの半減期は他のオキシカム系の約1/20と非常に短く，RAにおいても比較的安全に投与が可能である．

b）塩基性NSAIDs

種類：塩酸チアラミド，エピリゾール，エモルファゾン

特徴：
- 抗炎症作用・鎮痛作用は他のNSAIDsと比較して弱いが，アスピリン喘息患者には比較的安全に投与可能である．
- 胃腸障害は少ない．

2）COX選択性による分類

- COXにはCOX-1とCOX-2の2種類のアイソザイムがある[1]．
- COX-1は全身に存在する構成型のCOXで常時発現し，腎血流の維持・血管拡張・胃粘膜保護作用など生体の恒常性維持に重要な働きをしている．
- COX-2は炎症が生じたときに生成される誘導型のCOXで，別名「炎症性COX」とも呼ばれ，炎症時のPG産生に関与する．副作用軽減の目的にCOX-2選択性阻害薬であるコキシブ系が開発された．
- コキシブ系

  種類：セレコキシブ

  特徴：
  - 他のNSAIDsと同等の鎮痛効果を有しながら[2]，消化管障害などの副作用は少ない[3]．
  - 胃潰瘍既往患者や長期の内服が予期される患者においては，COX-2選択的阻害薬を選択する．
  - 添付文書上消化性潰瘍のある患者は他のNSAIDsと同様に禁忌となっている．
  - 完全に胃腸障害がなくなるわけではなく，使用時は他の副作用とともに胃腸障害の発現にも注意する．
- RAなど長期投与が必要な患者においては適している．
- 諸外国でCOX-2選択的阻害薬の投与で心筋梗塞，脳血管障害のリスクが増大することや，使用期間とともにこのリスクが増大する可能性の報告がある．
- COX-2選択的阻害薬が他のNSAIDsよりも心筋梗塞，脳血管障害のリスクを上昇していないという報告もある[4,5]．

3）薬物動態による分類

- 血中濃度半減期の違いにより3群に分けられる（表2）．
- 長時間持続型は30〜60時間，中間持続型は6〜20時間程度，短時間持続型は1〜3時間の半減期をもつ．

4）剤型による分類

- DDS（drug delivery system）とは，薬物輸送システムと呼ばれ，体内の薬物を必要なところに効率よく輸送するシステムである．
- NSAIDsに伴う消化器系副作用の軽減を目的にプロドラッグ（体内に薬物が吸収された後，代謝酵素によって薬物の構造が変化し効果を示す），徐放性製剤（薬物が徐々に放出するように工夫された製剤），坐剤などが開発された（表3）．
- 速効性であり病変部位での作用が強力である静注剤もある．

3 NSAIDsの使い方

- 短時間持続型は急性疼痛に対し高い効果をもたらす．
- 中間持続型あるいは長時間持続型は慢性的にある疼痛や朝の疼痛が強い場合に効果が高い．
- 長時間持続型は日中活動性が高い症例ではコンプライアンスの面から有利である．
- 高齢者では肝・腎機能が低下していたり薬剤代謝能が低下していたりするため，長時間持続型では血中濃度が高くなり副作用の出現が危惧さ

表2 血中濃度半減期によるNSAIDsの分類

分類	一般名	半減期
長時間持続型	tenoxicam	57
	oxaprozin	50
	piroxicam	36
中間時間持続型	nabumetone	21
	meloxicam	20
	fenbufen	17
	sulindac	15
	naproxen	14
	zaltoprofen	9
	diflunisal	9
	etodolac	6〜8
短時間持続型	indomethacin	3
	lornoxicam	2.5
	ibuprofen	2
	loxoprofen Na	1.3
	diclofenac Na	1.3

表3 NSAIDsのDDSによる特徴

	商品名	特徴
徐放剤	ボルタレンSR® ナボールSR® インテバンSP®	効果持続 服用回数少ない 胃腸障害軽減
プロドラッグ	ロキソニン® インフリー® ミリダシン® クリノリル® レリフェン®	吸収前には活性がなく，吸収後活性型に代謝 胃腸障害軽減
坐剤	ボルタレンサポ® インテバン坐剤®	即効性 胃腸障害軽減
経皮吸収剤	モーラステープ® ナパゲルン軟膏®	全身副作用軽減 効果弱い
注射剤		即効性 作用強力

れる．このような症例では短時間持続型の使用が適している．

- COX-2阻害薬はCOX-2由来のPGI$_2$の生成を阻害し胃粘膜障害を抑制する一方で，COX-1由来のTXA$_2$による血栓形成が生じる可能性がある．したがって，コキシブ系は胃粘膜障害のある症例で心・血管系合併症のない症例に適している．
- 認知症があったり意識障害のため経口摂取が困難な症例では坐剤が使いやすく，滑膜炎などが比較的限局した範囲に限られている場合には経皮吸収薬が効果的である．
- ケトプロフェンテープはRAに対する適応が唯一承認されている．

4 合併症・副作用の見つけ方・予防法のコツ

- NSAIDsには胃腸障害，腎障害，肝障害などいずれの薬剤にも共通してみられる副作用と，各々の薬剤に比較的特異的にみられる副作用がある(表4)．
- 胃腸障害は胃粘膜におけるCOX-1阻害により高頻度(10〜20%)に発症し[6]，用量依存性である．
- NSAIDsによる胃腸障害の危険因子を2009年にアメリカ消化器学会が提唱している(表5)[7]．胃腸障害に対する予防として日本消化器病学会のガイドラインでは，短期投与(3ヵ月以内)では胃潰瘍に対しPG製剤，プロトンポンプインヒビター(PPI)製剤，十二指腸潰瘍に対しPG製剤，PPI製剤，H$_2$ブロッカーを，長期投与(3ヵ月以上)ではPG製剤，PPI製剤，または高用量H$_2$ブロッカーの投与を勧めている．
- COX-2選択的阻害薬ではCOX-1，COX-2非選択的阻害薬と比較し胃腸障害の合併が有意に低いことがわかっている．しかしながら，COX-2選択的阻害薬では心筋梗塞などの心血管障害の危険性がある．したがって，心筋梗塞，虚血性心疾患の既往，動脈硬化のある例ではCOX-2選択的阻害薬の単独使用は避け，低用量アスピリンの内服を併用することが望ましい．
- NSAIDsはCOX阻害によりPGの産生が抑制され腎障害をきたすことがあり，高齢者，腎機能低下例，うっ血性心不全などでは特に注意が必要である(表6)．
- RA患者に対してNSAIDsを使用する場合には少量から開始すること，定期的に血液検査(電解質，BUN，クレアチニン)，尿検査を行い，

腎機能を把握しておくべきである.
- RA患者では筋肉量が低下しており血清クレアチニンは腎機能の指標とならないことがあり[8], そこでシスタチンCを腎機能低下の指標とすべきであるとの意見もある[8].

5 その他の鎮痛薬

- アセトアミノフェン

特徴:
- アセトアミノフェンは末梢におけるPG抑制作用はあまりなく, 末梢における抗炎症作用は期待できず, 主に中枢神経系に作用する.
- 局所でのCOX阻害作用は非常に弱くNSAIDsで認められるような副作用(胃腸障害, 腎障害, 血小板凝集抑制, 心血管障害など)の危険性が低く安全性が高い薬剤である.
- 大量服用すると肝細胞壊死・肝不全などの重篤な肝障害を起こしうる.
- RAのような慢性炎症性疾患では抗炎症作用のないアセトアミノフェンの効果は限定的である.

● 文献

1) Kujubu DA, et al : TIS10, a phorbol ester tumor promoter-inducible mRNA from Swiss 3T3 cells, encodes a novel prostaglandin synthase/cyclooxygenase homologue. J Biol Chem 266 : 12866-12872, 1991
2) Gluszko P, et al : Non-steroidal anti-inflammatory drugs and the risk of cardiovascular diseases : are we going to see the revival of cyclooxygenase-2 selective inhibitors? Pol Arch Med Wewn 119 : 231-235, 2009
3) Singh G, et al : Celecoxib versus naproxen and diclofenac in osteoarthritis patients : SUCCESS-I Study. Am J Med 119 : 255-266, 2006
4) McGettigan P, et al : Cardiovascular risk and inhibition of cyclooxygenase : a systematic review of the observational studies of selective and nonselective inhibitors of cyclooxygenase 2. JAMA 296 : 1633-1644, 2006
5) Warner JJ, et al : The risk of acute myocardial infarction with etodolac is not increased compared to naproxen : a historical cohort analysis of a generic COX-2 selective inhibitor. J Cardiovasc Pharmacol Ther 13 : 252-260, 2008
6) Wolfe MM, et al : Gastrointestinal toxicity of nonsteroidal antiinflammatory drugs. N Engl J Med 340 : 1888-1899, 1999
7) Lanza FL, et al : Guidelines for prevention of NSAID-related ulcer complications. Am J Gastroenterol 104 : 728-738, 2009
8) Hayashi T, et al : Elevated level of serum cystatin-C concentration is a useful predictor for myelosuppression induced by methotrexate for treatment of rheumatoid arthritis. Mod Rheumatol 20 : 548-555, 2010

表4 NSAIDsの副作用

一般的な副作用	特異的な副作用
胃腸障害	耳鳴り, 難聴(aspirin)
腎障害	ふらつき, 眩暈, 頭痛, Parkinson症状の悪化(indomethacin)
肝障害	髄膜刺激症状(ibuprofen, sulindac)
皮疹	溶血性貧血(mefenamic acid)
アスピリン喘息	光線過敏症(ketoprofen, piroxicam)
造血臓器障害	再生不良性貧血, 無顆粒球症(phenylbutazone)

(高崎芳成:非ステロイド系消炎鎮痛薬(NSAIDs). 診断のマニュアルとEBMに基づく治療ガイドライン, 日本リウマチ財団, 東京, 2004)

表5 NSAIDsによる胃腸障害の危険因子

高リスク	1. 出血, 穿孔などを伴う潰瘍の既往(特に最近) 2. 多数(>2つ)の危険因子*の存在
中等度リスク	1. 下記の危険因子1~2つ 　高齢(>65歳) 　高用量NSAIDsによる治療 　合併症を伴わない潰瘍の既往 　アスピリン(低用量を含む)とステロイドまたは抗凝固薬の併用
低リスク	1. 危険因子なし

*:中等度リスクに示した1~4の因子

(文献7)より引用)

表6 NSAIDsによる腎障害の危険因子

腎血流の低下	循環血漿量の低下
高齢者	うっ血性心不全
高血圧	ネフローゼ症候群
慢性腎臓病	肝硬変
脱水	細胞外液量低下
糖尿病	利尿薬投与

第3章

知っておくべき外科的治療・リハビリテーションのエッセンス

(1) 肩関節・肘関節

橋詰謙三（岡山ろうさい病院リハビリテーション科）
西田圭一郎（岡山大学大学院医歯薬学総合研究科人体構成学）

まとめ

① 手術適応
　肩関節，肘関節に疼痛や関節可動域制限を認め，患肢の使用が困難となり，洗顔，結髪，更衣など日常生活動作に制限を認めるもので，種々の保存的治療に抵抗して6ヵ月以上自発痛や運動痛が持続する場合，外科的治療を考慮する．

② 手術術式の選択
　一般に，上肢の有痛性関節において関節破壊がない（Larsen grade 0, I）か，あっても軽度（Larsen grade II）の場合，滑膜切除術の適応となる．また，関節破壊が中等度（Larsen grade III～V）で可動性再建可能な場合には人工関節置換術を含む関節形成術が，不可能な場合には関節固定術が適応となる[1]．このうち関節固定術は関節可動性が消失し，著しい上肢機能の低下を生じるため，感染併発例など特殊な症例を除いて，肩関節や肘関節には適応されない．

はじめに

　RAは多発する関節炎と関節破壊により関節の変形，身体機能障害を生じるとともに，関節外症状として肺，腎臓，皮下組織などにも病巣が広がる全身性炎症疾患である．したがって，疾患のコントロールは主にDMARDやbDMARD，NSAIDや経口ステロイド薬などの薬物療法が中心となる．しかしながら経済的理由や合併症の存在により十分な薬物療法ができない症例や，すでに進行した関節破壊を有する症例においては，外科的治療は未だ有力な治療手段である．また，薬物療法は奏効していても，少数の関節（1～2関節）に関節腫脹，関節炎が残存する場合があり，このような場合にも外科的治療が考慮される．

　上肢の大関節である肩関節，肘関節において，RAによる疼痛や関節可動域制限とそれに伴う身体機能制限が生じ，薬物治療の強化や関節腔内注射などの保存的治療に抵抗性の場合，外科的治療について考慮することとなる．

1 手術適応（表1）

- 肩関節，肘関節に疼痛や関節可動域制限を認め，患肢の使用が困難となり，洗顔，結髪，更衣など日常生活動作に制限を認めるもので，種々の保存的治療に抵抗して6ヵ月以上自発痛や運動痛が持続する場合，外科的治療を考慮する．
- 薬物療法の強化によって外科的治療を回避できる症例もあるため，疾患活動性は可能な限りコントロールされているべきであり，術後のリハビリテーションを進める上でも重要である．
- 内科的合併症（糖尿病，心血管障害，肺障害，腎障害など）を有する場合には，専門領域の内科医と連携し，これらの合併症をしっかりとコントロールしておく．
- RAは多関節障害であり，肩関節，肘関節以外

表1 ガイドラインにおける手術術式の推奨度

		治療ガイドライン2004[1]	診療ガイドライン2014[2]
肩関節	鏡視下滑膜切除術	推奨A	―
	直視下滑膜切除術	推奨B	―
	人工肩関節全置換術（人工骨頭置換術を含む）	推奨B	推奨する
肘関節	滑膜切除術	推奨A	―
	人工肘関節全置換術	推奨A	推奨する

推奨A：行うように強く勧められる，推奨B：行うように勧められる，―：記載なし．

にも障害を有することも多い．術前には隣接関節のみならず，他の関節の機能障害や疼痛についても十分に評価を行う必要がある．
- 関節腔内注射は試みてよい保存的治療であり，時に単回のステロイド関節腔内注射が著効し，滑膜炎や関節水腫が消失することもある．また，関節腔内注射にて疼痛が消失，もしくは軽減し，患肢の使用が容易となることを確認することによって，外科的治療を行った際に得られる効果をある程度予測することも可能である．

2 手術のバリエーション

　RA肩関節に対する外科的治療として，肩関節滑膜切除術（直視下法，鏡視下法），切除関節形成術，関節固定術，上腕骨人工骨頭置換術（HHR），人工肩関節置換術（TSA），またRA肘関節に対する外科的治療として肘関節滑膜切除術（直視下法，鏡視下法），中間挿入膜を用いる切除関節形成術（JK膜など），関節固定術，人工肘関節置換術（TEA）がそれぞれあげられるが，現在行われている外科的治療の大部分は，炎症性滑膜の増殖による滑膜炎に対する滑膜切除術と，中等度以上（Larsen grade Ⅲ以上）関節破壊が存在する場合に行われる人工関節置換術である．

1）肩関節滑膜切除術
- 単純X線で関節破壊が進行していないLarsen gradeⅡまでの関節が良い適応となる．
- 肩関節においては通常の肩関節の展開では完全に滑膜を取り除くことは難しく，肩甲上腕関節

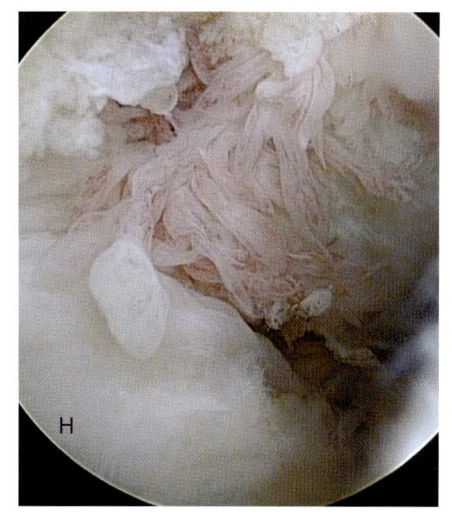

図1 右肩関節鏡視下滑膜切除術（65歳女性）
肩甲上腕関節内に増殖した滑膜を認める．
H：上腕骨頭

全体の40〜50％しか滑膜切除できないとされており，現在では手術侵襲が少ない鏡視下での滑膜切除術が広く行われている（図1）．
- 術前にMRIや関節エコーなどにて滑膜の増殖を確認する．
- 鏡視下法においては，前方・後方のポータルを含む4〜5ヵ所のポータルから鏡視を行いながら，パンチ類，電動シェーバー，電気蒸散機器（radio frequency device：RFD）を使用して，滑膜以外の組織に損傷を与えないように注意しながら，滑膜切除や関節鼠などの除去を行う[3]．
- 十分な除痛効果が得られ，短期成績は良好であるが，術後X線における関節破壊はしばしば進行することが報告されている[4]．

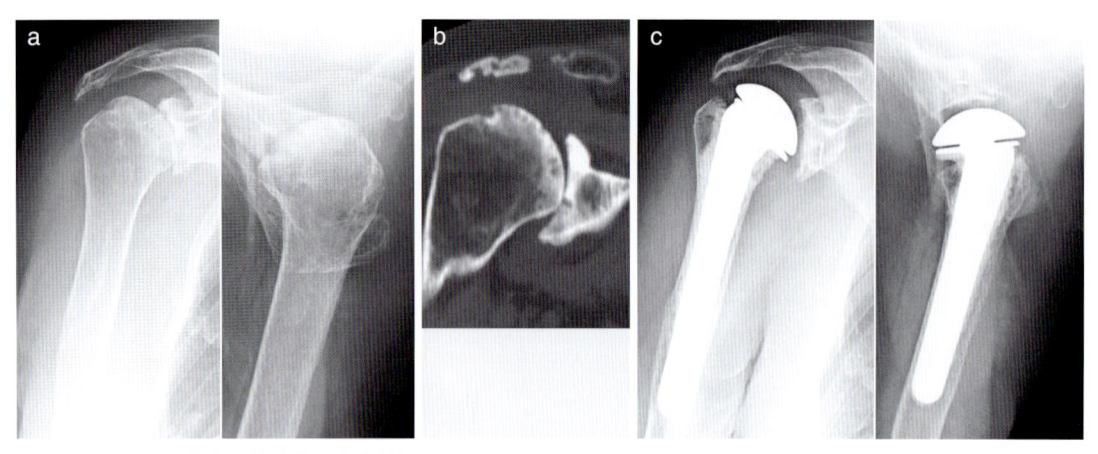

図2 右人工肩関節全置換術（68歳女性）
a　術前X線，b　術前CT，c　術後X線
術前単純X線とCTにて右上腕骨頭，肩甲骨関節窩の変形を認め，人工肩関節全置換術を施行した．

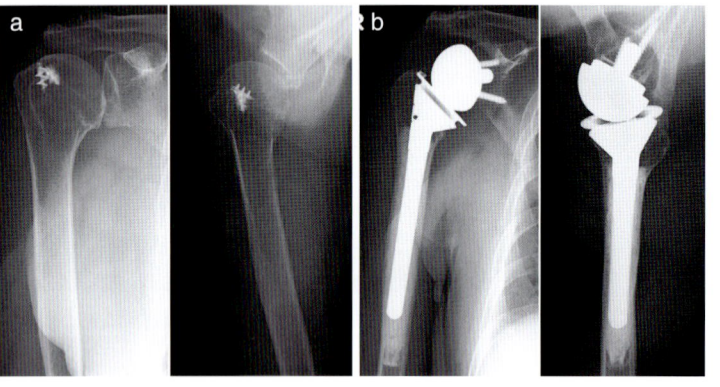

図3 右リバース型人工肩関節置換術（78歳女性）
a　術前X線，b　術後X線
腱板修復術術後に再断裂をきたしたRA肩関節に対してリバース型人工肩関節置換術を施行した．

2) 人工肩関節全置換術（TSA）と上腕骨人工骨頭置換術（HHR）

- 単純X線でLarsen grade Ⅲ以上の進行した関節破壊が適応となる．
- 術前にCT検査（図2）にて関節窩の状態やbone stockの評価を，MRI検査にて腱板機能の評価を行う．
- 除痛効果に優れ，ある程度の関節可動域の改善が期待できる．
- 術前の腱板の状態が術後の肩関節可動域に大きな影響を与える．
- HHRにおいては骨頭の中心性移動，TSAにおいては肩甲骨コンポーネントの弛みが問題となる[5]．
- RAにおけるTSAとHHRを比較した研究は少なく，現時点では両者の間に明らかな臨床成績の違いはない．
- しかし，腱板が温存されているRA肩関節において，TSAはHHRと比べて，疼痛，関節可動域の改善に優れ，再置換率は低いと報告されている[5]．
- リバース型人工肩関節（reverse shoulder arthroplasty：RSA）は，通常とは逆に肩甲骨側に骨頭を，上腕骨側にソケットを設置する人工肩関節であり，高度の腱板機能障害を持つ症例に対して三角筋で肩関節を挙上できるように開発された（図3）．
- 本邦でRSAは，2014年4月から使用可能となったが，使用に際しては日本整形外科学会が作成したガイドラインを遵守することが必要

で，5年間の全例調査を行うことが定められている．
- 腱板機能が障害されたRA肩関節はRSAの相対的適応とされているが，肩甲骨側に著しい骨欠損を生じたものには適応できない．
- RA肩関節に対するRSAの臨床成績は，他の疾患に対するRSAと同等であったとする報告もある[6]が，本邦での臨床成績は不詳であり，その適応については慎重に行う必要がある．

3）肘関節滑膜切除術
- 単純X線でLarsen grade IIまでの関節が良い適応であるが，ある程度骨破壊が進行した関節においても除痛効果は期待できる．
- 直視下に関節滑膜を切除する直視下法と，関節鏡視下に行う鏡視下法がある（図4）．
- 術前にMRIや関節エコーなどにて滑膜の増殖を確認する．
- 直視下法は鏡視下法と比較して，手術侵襲がやや大きく，術後リハビリテーションに時間を要するが，徹底的な滑膜切除が可能である．
- また直視下法は，骨棘形成が強く関節可動域制限を伴う関節に対して，直視下に十分量の骨棘切除を併用することが容易であり，関節可動域の改善が期待できる．
- 鏡視下法は手術侵襲が少なく，術後の疼痛が軽度であり，特別なリハビリテーションが不要で，在院日数の短縮が可能で，また繰り返し施行可能であるという利点を有するが，関節内の滑膜をすべて切除することは困難であり，また関節可動域制限の改善に乏しい．
- 鏡視下法のメリットが生かされる症例として，若年者に対してTEAを行うまでのtime-saving procedure，多関節障害によってリハビリテーションに困難が予想される症例，滑膜切除術術後の再発例などがあげられる．
- 直視下法と鏡視下法の間で除痛効果に違いはないが，滑膜炎の再燃と関節破壊の進行は鏡視下法に多く認められ，術前X線における進行した関節破壊と，術後の疼痛悪化および人工肘関節

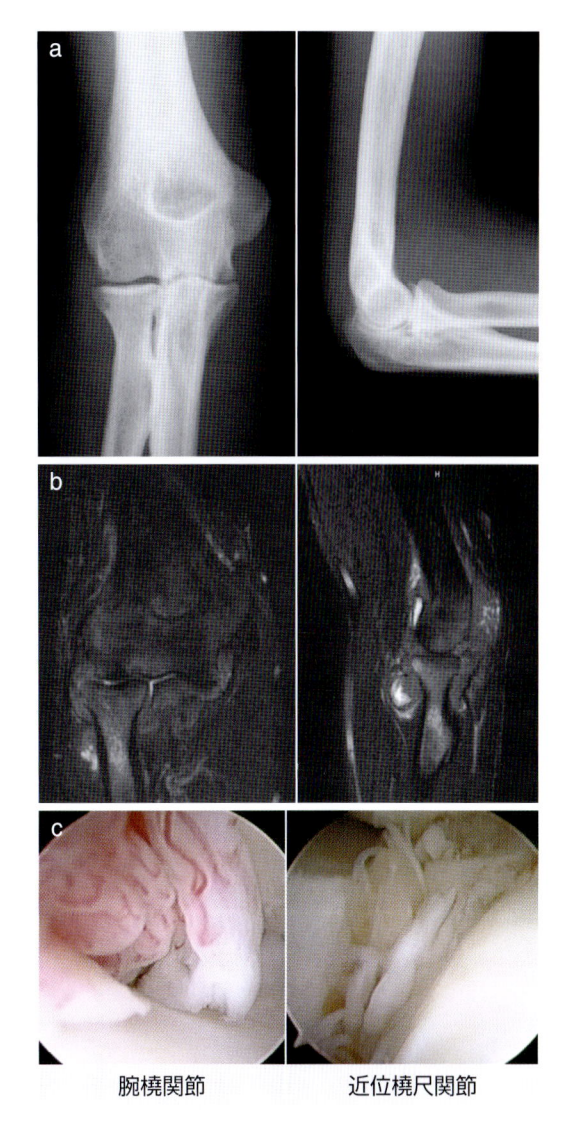

図4 右肘関節鏡視下滑膜切除術（45歳男性）
a 術前X線，b 術前MRI，c 術中所見
術前MRIにて橈骨頭から近位橈尺関節，肘頭窩を中心に強い滑膜増殖を認める．

の再手術の増加は相関しない[7]と報告されている．

4）人工肘関節全置換術（TEA）
- 単純X線でLarsen grade III以上の進行した関節破壊を呈し，症状として，疼痛に伴う運動制限，不安定性，または強直のため，機能制限をきたした場合は，TEAの適応となる．
- 現在主に用いられているTEAの機種は，連結型と非連結型の2種類に分けられる．

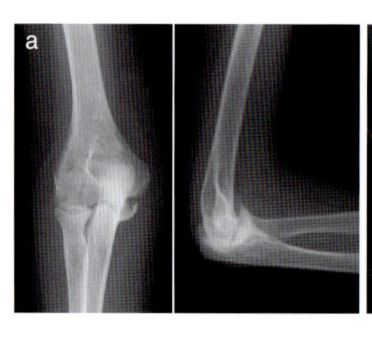

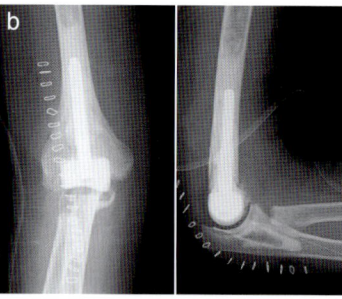

図5 右人工肘関節全置換術（41歳女性）
a 術前X線，b 術後X線
骨破壊を伴う肘関節に対して非連結型人工肘関節全置換術を施行した．

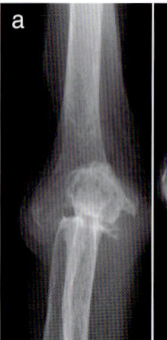

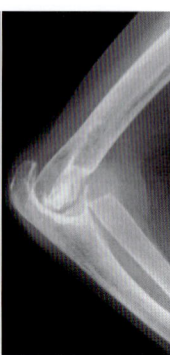

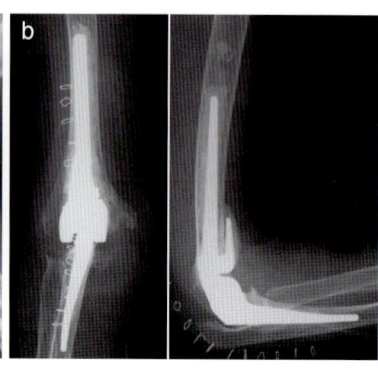

図6 右人工肘関節置換術（72歳女性）
a 術前X線，b 術後X線
高度骨欠損を伴うRA肘関節破壊に対して連結型TEAを施行した．

- 連結型，非連結型のいずれの人工肘関節も，高い除痛効果，良好な機能改善が報告されている．
- 非連結型TEAは，骨切除量が少なく，関節の安定性は本来の肘関節の軟部組織に依存するものであり，骨と人工関節の間のストレスは連結型TEAと比較して少なく，正しく設置されれば長期的な弛みの可能性は少ないと考えられる（**図5**）．インプラントの拘束性は機種ごとに異なる．
- 非連結型TEAは，高度の骨破壊や軟部組織機能の破綻した不安定肘に対して使用すると，術後不安定性や脱臼を生じる可能性があるため，適応とならない．
- 連結型TEAは，人工関節自体にintrinsic stabilityを持つため，高度の骨破壊や側副靱帯機能不全など高度の不安定性を有する症例に対しても対応可能である（**図6**）．
- また，連結型TEAはすでに脱臼位を呈する著しい動揺関節や人工関節再置換術などに良い適応となる．
- 連結型TEAは，ステムとセメント，セメントと骨の境界面にかかるストレスは非連結型TEAに比較して大きくなるため，長期的にインプラントの弛みや連結部の破損が問題となる．また，骨切除量が大きく，bone stock温存の点で非連結型TEAに劣る．

● 文献

1) 越智隆弘ほか編：関節リウマチの診療マニュアル（改訂版）診断のマニュアルとEBMに基づく治療ガイドライン，日本リウマチ財団，東京，107-114，2004
2) 日本リウマチ学会編：関節リウマチ診療ガイドライン2014，メディカルレビュー社，東京，75-77，2014
3) 柴田陽三：鏡視下デブリドマンの適応と手術手技のコツ．肩関節鏡下手術，米田 稔編，文光堂，東京，86-90，2010
4) Smith AM, et al : Arthroscopic shoulder synovectomy in patients with rheumatoid arthritis. Arthroscopy 22 : 50-56, 2006
5) Sperling JW, et al : Total shoulder arthroplasty versus hemiarthroplasty for rheumatoid arthritis of the shoulder : results of 303 consecutive cases. J Shoulder Elbow Surg 16 : 683-690, 2007
6) Gee EC, et al : Reverse shoulder arthroplasty in rheumatoid arthritis : a systemic review. Open Orthop J 9 : 237-245, 2015
7) Chalmers PN, et al : Rheumatoid synovectomy : does the surgical approach matter? Clin Orthop Relat Res 469 : 2062-2071, 2011

(2) 手関節

町田崇博（岡山大学整形外科）
西田圭一郎（岡山大学大学院医歯薬学総合研究科人体構成学）

まとめ

① RAにおける手関節破壊

手関節は，全関節の中で最もRAの罹患率が高い関節の一つである．手関節に変形が起こると，手指の変形や，前腕の回内外障害をきたすなど，上肢機能に大きく影響を及ぼすこととなる．MTXや生物学的製剤などの薬物治療によって疾患活動性がコントロールされていても，手関節に限局して破壊性病変が進行する場合もあり，注意が必要である．

② 手術適応

RA手関節変形により，絞扼性神経障害や伸筋腱断裂をきたしている場合には，手術治療の絶対的適応となる．それ以外の症例においては，関節破壊が軽度であれば，まずは保存的治療への反応をみる必要があるが，保存的治療の効果が乏しい場合や，関節破壊が高度な場合には外科的治療が必要となってくる．

③ 術式バリエーションとその選択

RA手関節に対する主な術式として，滑膜切除術，手関節形成術，部分関節固定術，全関節固定術などがあげられる．Larsen分類で関節破壊の程度を評価し，加えてSchulthess分類[1]を用いることで，手関節破壊の自然経過予測を行い，各々の症例に応じた術式選択を行うことが望ましい．Schulthess分類のtype Ⅰでは橈骨手根関節（RCJ）がすでに強直している症例，尺側棚の形成がなされている症例にはDarrach法，そうでないものは尺側支持の追加のためSauvé-Kapandji法（S-K法）の適応と考えられる．type Ⅱでは，手根中央関節（MCJ）が保たれており，RCJの破壊が進行している症例では部分関節固定術を，RCJが比較的保たれ，部分関節固定術では術後可動域制限が懸念されるような症例はS-K法を行う．type Ⅲではすでに関節破壊が高度で全手関節固定を行わざるを得ない場合も多いが，可動域（ROM）を残すために全手関節固定の前段階としてS-K法，部分関節固定を行う場合もある（図1）．

はじめに

手関節は，全関節の中でも最もRAの罹患率が高い関節の一つであり，従来の薬物治療の下では最終的に95％以上が罹患し，80％以上の症例にX線像での破壊性病変がみられるといわれている[2]．手関節に変形が起こると，手指の機能および変形に大きな影響を及ぼし，遠位橈尺関節（DRUJ）の破壊が起これば，前腕の回内外にも障害をもたらす．MTXや生物学的製剤などの薬物治療によって疾患活動性がコントロールされていても，手関節に限局して破壊性病変が進行し，疼痛や機能障害を生じる場合には外科的治療の適応が考慮される．

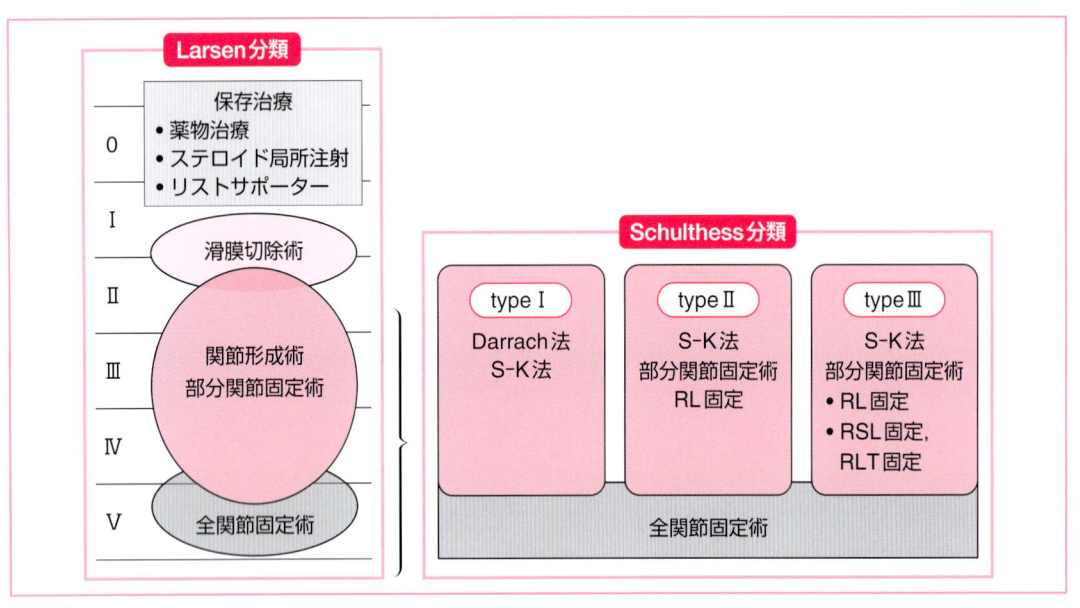

図1 RA手関節障害に対する術式選択
Larsen分類に加え，Schulthess分類を用いることで，関節破壊の経過を予測する．各々の症例に応じた術式選択が求められる．

1 RA手関節病変

- RA手関節変形では，最も高頻度に滑膜増殖がみられる茎状突起前陥凹（prestyloid recess）やDRUJでの滑膜炎，三角線維軟骨複合体（TFCC）の炎症性断裂などにより尺骨頭の安定性が損なわれる．
- 前後して橈骨手根間関節，舟状－月状間関節などでの滑膜炎により，靱帯の弛緩・断裂が生じ，手根骨全体は橈側に回転しながら掌尺側へ偏位する（図2）．
- 尺骨頭も滑膜炎による骨破壊を受けると共に背側へ亜脱臼してくる．
- 背側へ亜脱臼した尺骨遠位端との摩擦で，腱鞘・関節滑膜の腱内侵入により脆弱化した伸筋腱の断裂が生じることもある．

2 手術適応

1）絶対的適応

- 手関節レベルでの関節炎・腱鞘滑膜炎や関節変形により手根管症候群などの絞扼性神経障害や伸筋腱断裂をきたしている場合には，手術治療の絶対的適応となり，滑膜切除術・神経剝離・腱移行・腱移植などの手術と共に，それらの原因となっている手関節の変形に対しても関節形成術や安定化手術が必要となる．
- 伸筋腱断裂は，小指から生じることが多く，放置すると尺側指から橈骨に向かい順に断裂が生じることがあり，3本以上の断裂になると手術も複雑化し予後も悪いため，EDM（小指固有伸筋）テストなどでスクリーニングを行い，小指伸筋腱断裂のみの段階で可及的早期に手術を行うことが望ましい．

2）相対的適応

- 上記以外の症例であれば，Larsen grade Iまでの症例では，まずは保存的治療への反応をみて，効果が乏しければ滑膜切除術や関節形成術を考慮する．
- Larsen stage II，III以上の症例における手関節形成術や部分関節固定術の術式選択に対しては，Schulthess分類なども参考に，各症例に応じた適切な術式を選択する（図3）．
- ムチランス変形など関節破壊・骨欠損が高度

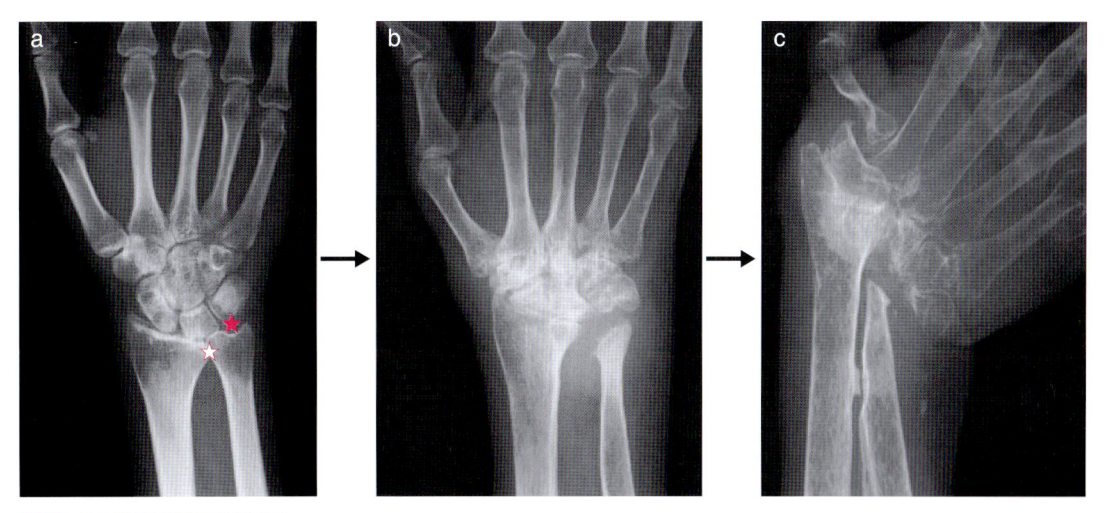

図2 RA手関節の自然経過
a DRUJ（☆），prestyloid recess（★）における滑膜増殖．
b 尺骨頭の破壊・背側亜脱臼，TFCC の支持性低下．
c 手根骨の掌尺側偏位．

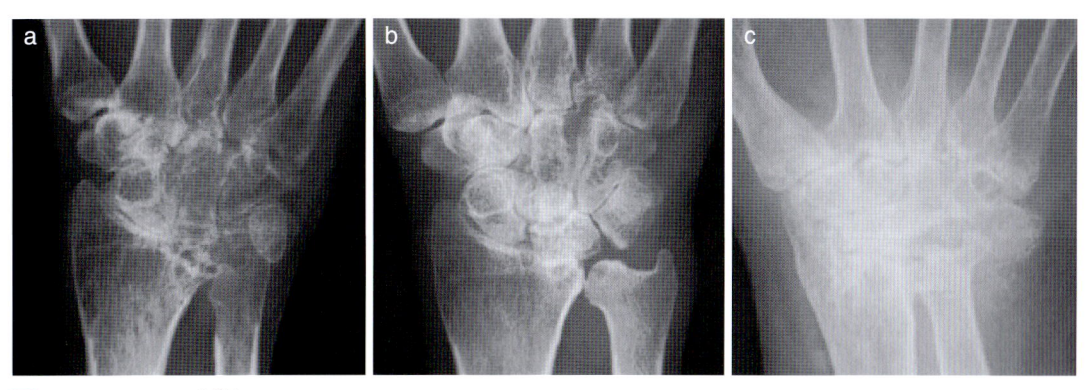

図3 Schulthess分類
a type Ⅰ：ankylosis（強直型）．関節の強直が認められ，進行とともに ROM の悪化が予想される．
b type Ⅱ：osteoarthritis（変形性関節症型）．骨硬化や骨棘形成が認められ，ROM は比較的温存される．
c type Ⅲ：disintegration（崩壊型）．手根骨の圧潰，掌尺側への亜脱臼がみられ，進行とともに不安定性が出現．長期的には ROM も悪化する．

で，不安定性の大きな場合には全関節固定を選択せざるを得ない．

3 手術バリエーション

1）Schulthess分類による術式選択

type Ⅰ
- RCJ がすでに強直している症例や，骨棘により尺側棚の形成がなされている症例には Darrach 法．
- そうでないものは尺側支持の追加のため S-K 法の適応が望ましい．

type Ⅱ
- MCJ が保たれており，RCJ の破壊が進行している症例では部分関節固定術が良い適応．
- 橈骨月状骨間（RL）での部分関節固定では，安定性獲得が困難な場合は，橈骨舟状月状骨間（RSL）や橈骨月状三角骨間（RLT）固定も考慮する．
- MCJ の高度の破壊あるいは強直があり，部分

関節固定術では術後可動域制限が懸念されるような症例ではS-K法.

typeⅢ
- すでに関節破壊が高度で，全手関節固定を行わざるを得ない場合も多い.
- ROMを残すために，全手関節固定の前段階としてS-K法や部分関節固定を行う場合もある.

2）各術式の特徴・適応

a）滑膜切除術
- MTXや生物学的製剤などの登場後，滑膜切除術のみの手術は減少傾向.
- 単独で行う場合はLarsen gradeⅡまでの変形が主な適応.
- 除痛効果は高い.
- 関節破壊の進行した症例に対しては，関節形成術に必ず併用する.

※鏡視下滑膜切除
- 低侵襲・早期復帰が求められる近年，鏡視下手術の重要性は高まっている.
- 滑膜切除術のみで対応できる症例に対しては，可能であれば鏡視下手術を選択する.
- RCJ・MCJ・DRUJすべての関節の観察は可能であるが，解剖学的に安全なポータルは限定されている.
- 掌側に対する十分な処置は困難なため，術前に滑膜炎の局在を画像検査などで十分評価しておく.
- 滑膜増生が激しい場合には視野を得ることが困難な場合もあり手技の習熟が必要.
- 術後，薬物療法で滑膜炎がコントロールされなければ，関節破壊は進行する.

b）手関節形成術（図4）
（1）Sauvé-Kapandji法（S-K法）[3]
- DRUJ破壊による回内外運動時の痛み，それに伴うADL障害に対して適応となる.
- 尺骨末端を橈骨尺側に固定することで尺側棚を形成し，DRUJの障害を解決すると共に手関節の安定化を図る術式.
- 滑膜切除術を併用することによって確実な疼痛の改善が得られる.
- Schulthess分類のすべてのtypeで適応となり得るが，手根骨の掌側脱臼は矯正維持できない.
- RCJの破壊の程度によって，部分関節固定術と適応を迷う症例もあるが，ROMの残存する点においてはS-K法が有利であり，患者背景や希望を加味した上で考慮する必要がある.
- 当院では，内固定にはACE or AO ϕ4.0 mm cannulated screwに加えて，回旋防止のためにϕ1.1 mm C-wireを使用している.
- 尺骨断端の不安定性による疼痛や伸筋腱断裂などの問題などが指摘されており，ECU腱を用いた安定化術を追加するなどの工夫が必要となる[4].
- 術後は1週間程度の外固定の後，早期よりROM訓練を行う.

（2）Darrach法
- S-K法と同様に，DRUJ破壊に対する手術である.
- 尺骨末端を切除する術式でありS-K法より簡便ではあるが，尺側の支持性低下，不安定化やそれに伴う疼痛などが問題となるため，適応は比較的高齢者，橈骨手根関節がすでに強直，尺側棚の形成されている症例となる.
- S-K法と同様，断端の不安定性による問題があるため，ECU腱を用いた安定化術などを考慮する.

c）手関節固定術（図5）
（1）部分関節固定術
- RL固定や，RSL・RLT固定などの術式があるが，いずれも月状骨を橈骨月状窩に整復し，それ以上の偏位を防止する.
- RL固定のみで固定性に問題がある場合に，舟状骨あるいは三角骨の固定を追加するが，当然術後のROMはRL固定に比べて減少する.
- RCJ破壊による手根骨の橈側回転や掌側亜脱臼などの不安定性や舟状月状骨間離開を矯正可能であるが，MCJの裂隙が温存されていること（1mm程度）や月状骨の骨性構築が保たれていることが適応の条件となる.
- 除痛効果を得るため，第4区画の関節包背側を走行する後骨間神経関節枝のdenervationを併せて行う.
- 尺側棚は本来必要ではないが，ECU腱の滑走床

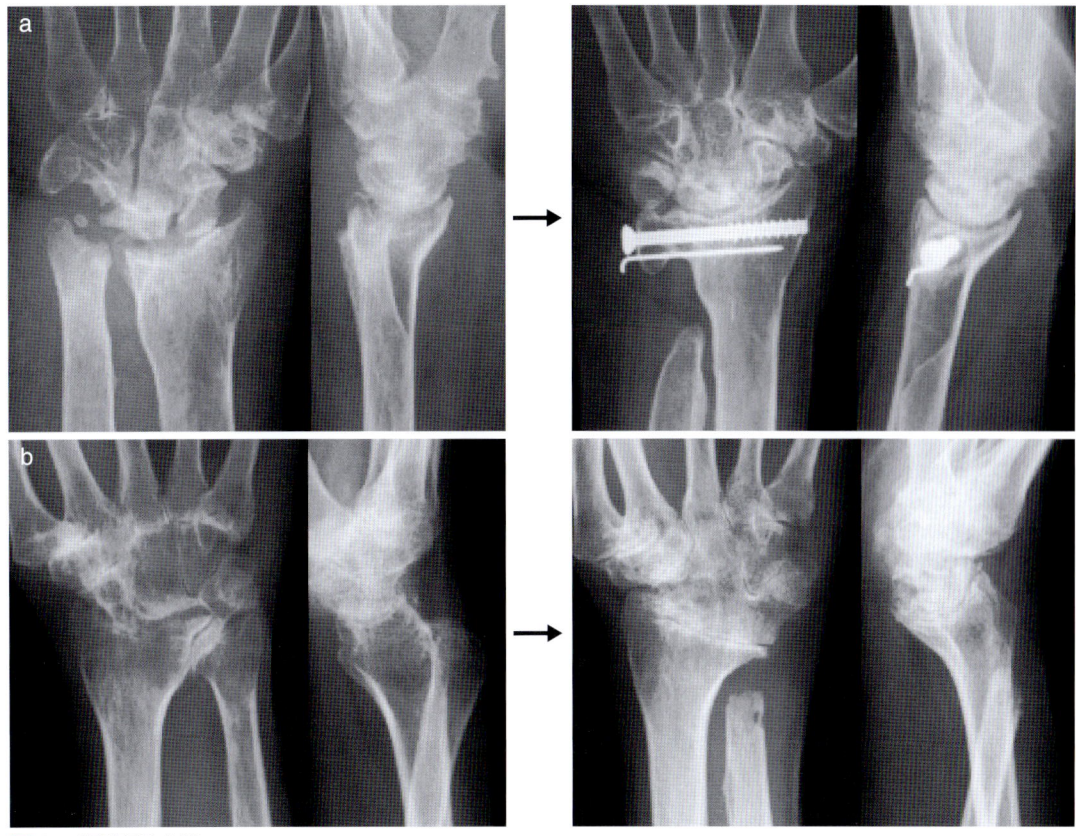

図4 手関節形成術
a S-K法：RCJの破壊も認められたが，MCJの癒合が認められた．S-K法を選択した症例．
b Darrach法：橈骨尺側への骨棘形成が認められたため，Darrach法の適応と考えた．

形成のためにS-K法を併用するという意見もある．
- 当院では主にステープル16×15 mm×2本を用いて内固定を行っているが，cannulated headless screwなども有用である．
- 内固定の強度にもよるが，術後4～6週間程度の外固定を行う（リハビリテーション時はoffとしてROM訓練）．

(2) 全関節固定術
- Larsen分類grade ⅣやVの高度関節破壊症例で，近位手根列の消失およびRCJの掌尺側への脱臼を認める症例などで適応となる．
- 除痛，安定性の獲得についての効果は確実であるが，ROMが喪失するため，術後ADLに満足が得られる症例は4割程度に止まるといった報告もある[5]．
- 骨の圧潰や欠損が高度な場合には，骨移植が必要となることもあるため，CTなどによる評価や術前計画をしっかり行う必要がある．
- 固定肢位については見解の一致をみない．
- 軽度背屈/軽度尺屈位が良いとする報告が多いが，掌背屈については，対側手の可動域や肢位との兼ね合いが重要である．
- 内固定材としては，K-wire，スクリュー，髄内ロッド，プレートなどさまざまな報告があるが，近年ではlow-profileなロッキングプレートなども登場しており，強固な固定力が期待される．

4 アドバンスト・レクチャー

1) 今後の治療オプション―人工手関節置換術―
- 1967年にSwansonがシリコン製人工手関節を開発したが，シリコン滑膜炎や破損などの問題

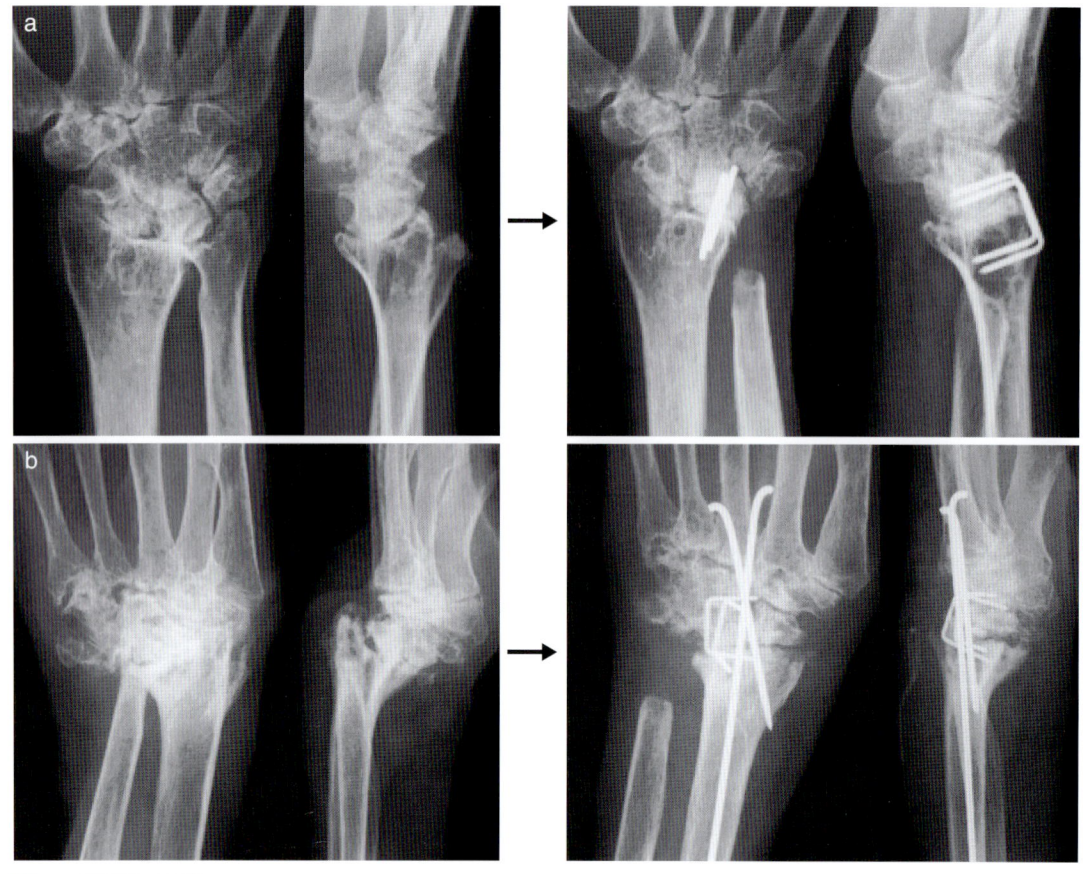

図5 手関節固定術
a 手関節部分固定術（橈骨月状骨間固定）：RCJの裂隙は消失していたが，MCJは温存されており，部分関節固定を選択．
b 手関節全固定術：高度の関節破壊・手根骨の掌側脱臼を認めたため，全関節固定とした．

があった．
- その後，欧米ではさまざまな機種が開発されたが，長期の良好な成績は報告されていない．
- 現在わが国で一般に使用可能な人工手関節はシリコン製のSwansonのみであるが，既存の機種の問題点，正常手関節の運動解析などを基とした新たな人工関節の開発研究や臨床応用の試みが，国内から報告されている[6]．
- 安定した長期成績の得られる人工手関節が開発されれば，現状では固定術を選択せざるを得ないような症例に対する新たな治療オプションとなることが期待される．

● 文献
1) Simmen BR, et al : The wrist in rheumatoid arthritis. Rheumatology, 17, Karger, Switzerland, 13-25, 1992
2) Hamalainen M : Current Trends in Diagnostics, Conservative Treatment and Surgical Reconstruction, Georg Thieme Verlag, Stuttgart, 58-61, 1995
3) Lluch A : The Sauvé-Kapandji procedure. J Wrist Surg 2 : 33-40, 2013
4) Minami A, et al : Modification of the Sauvé-Kapandji procedure with extensor carpi ulnaris tenodesis. J Hand Surg 25 : 1080-1084, 2000
5) Rauhaniemi J, et al : Total wrist fusion : a study of 115 patients. J Hand Surg 30 : 217-219, 2005
6) 三浪明男ほか：新規人工手関節の開発研究と臨床応用．関節外科 32 : 446-451, 2013

(3) 手指

原田遼三（鳥取市立病院整形外科）
西田圭一郎（岡山大学大学院医歯薬学総合研究科人体構成学）

まとめ

bDMARDの時代においてRA手指障害の減少が期待されるなか，患者ニーズの高まりにより機能障害のみならず美容的観点から手指手術を希望される症例も少なくない．

診療においては手指変形の進行の段階に応じた治療戦略が重要で，初期には装具療法が有用な場合もある．手術適応については後療法への理解や生活環境といった患者背景についても十分考慮する必要がある．実際の手術においては手指変形の病態への理解，障害関節だけに捉われず隣接関節の状態や手関節を含めた手指全体の状態の把握，また病期に応じたさまざまな手術手技への広い理解が重要である．

はじめに

リウマチ手の変形は緩やかに進行するため，変形が高度となっても手指機能は温存されている場合があり手術適応は慎重に検討する必要がある．しかしその一方で，手指変形による機能障害や外観，美容面に不満を持つ患者は多い．

bDMARDの時代では構造的寛解の維持，また障害関節が修復される症例を経験する反面，さまざまな要因で使用が困難で疾患活動性のコントロールが不良となり，関節破壊が進行していく症例も少なくない．そうした場合，特に手指では腱や関節の脱臼による変形，尺側偏位などが進行し，手術適応となる症例も経験する．

薬物療法の進歩に伴い外科治療の減少が期待されるが，RA手術症例の本邦における最近の変化では，上肢手術はbDMARDの時代においても減少の傾向はみられていない[1]．自験例においても同様であり，むしろ手指手術に関しては年々増加傾向にある．症例の背景として疾患活動性のコントロールが良好である患者が増加傾向にあり，機能障害への改善に対するニーズが年々高まっている印象も受ける．

今後もRA診療において手指変形に対する理解は必要であり，また外科的介入を行うタイミングについても十分な検討が必要と考えられる．

1 一般的な手術適応

- 内科的治療，リハビリテーションなど各種保存療法に抵抗性で機能障害が不変また増悪する場合．
- 外科的介入で機能的また美容的にも障害を改善できる可能性があること．
- 患者に理解力があり，術後のリハビリテーションに協力的，安静が保てる仕事もしくは環境が確保できる．
- 隣接関節の状態が良好もしくは障害が同時に治癒できる．
- 術者に手の外科の経験と知識があること．

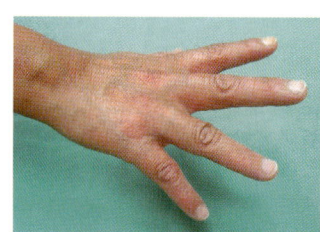

術前外観写真：右環小指の伸展不全

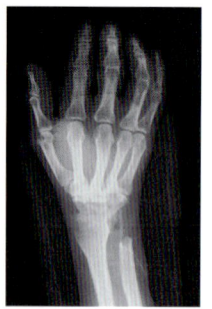

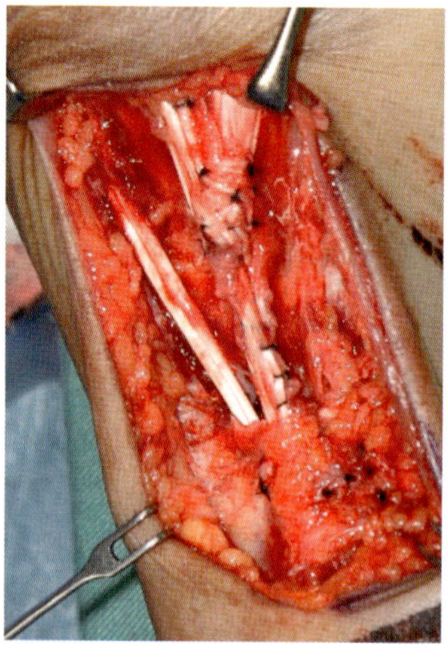

術中写真：EDM, EDC Ⅴ → Ⅳ → Ⅲ に端側縫合

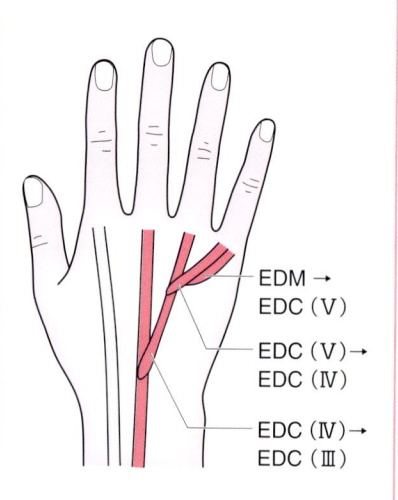

術後単純X線像：手関節形成術（Darrach法）を追加

EDM → EDC（Ⅴ）
EDC（Ⅴ）→ EDC（Ⅳ）
EDC（Ⅳ）→ EDC（Ⅲ）

図1 右環小指伸筋腱の皮下断裂症例

2 手指における手術術式の特徴

1）滑膜切除術

- 投薬治療に最低でも6ヵ月間抵抗性の滑膜炎に適応.
- 除痛効果は優れるが，単独で可動域制限などは残存する傾向.
- 内科的治療で単関節のみ滑膜腫脹が長期残存する例など.
- 軽度～Larsen grade Ⅱ程度までがよい適応.
- 高度関節破壊例では術後強直のリスクあり.
- 屈筋腱の腱鞘滑膜炎ではsnapping症例で断裂のリスクあり早期切除が望ましい場合あり.

2）腱再建術

- 伸筋腱皮下断裂による障害が頻度として高い.
- 障害は手関節部での滑膜炎の影響，変形による機械的刺激での変性断裂が多い.
- 原因が滑膜炎や変形であることが多いため，小指の伸展不全を放置しておくと環指，中指，示指と皮下断裂部位が進行していく場合がある.
- ほとんどの場合一次的腱縫合の適応は無く，移植腱を用いるか力源を正常腱から移行する方法がとられる.
- 小指のみの伸筋腱断裂では環指への端側縫合が簡便である.
- 環小指の断裂では端側縫合あるいはEIP（固有示指伸筋腱）の移行（図1）.
- 中環小指の断裂ではEIP腱移行単独もしくはPL（長掌筋腱）腱移植の併用など.
- 示指～小指の全指断裂では通常手関節障害が高度な例が多く再建は困難な場合が多い．長橈側手根伸筋およびPLを架橋した腱移植，中環指の浅指屈筋腱移行などが行われる.
- 上記いずれの場合も手関節の形成術を併用し機能再建と再断裂の予防を図る.

3）関節固定術

- 関節破壊が高度な例で適応があるが，母指以外のMCP関節では行われていない.
- DIP関節，母指IP関節などがよい適応.

- ムチランスでのオペラグラス変形，特に母指では機能的な長さを再建するために骨移植を併用する場合がある．
- 固定方法としてはK-wireによるピンニング，soft wireを併用したcerclage wiring，埋没型のcompression screwなど．
- 長期的に固定された関節の隣接関節への障害が起こりうるため注意する．

4）人工関節置換術

- MP関節とPIP関節に適応されることが多い．
- 関節変形が高度であるが，インプラントが挿入できる程度の骨質が保たれている場合に適応．
- 人工膝関節に代表されるような表面置換型のインプラントや，一体型のシリコンインプラント（図2）が使用される．
- 手技の容易さ，折損のリスクはあるが再置換が容易であること，インプラント自体の支持性により矯正力が期待されるなどシリコンインプラントが使用される場合が多い．
- 尺側偏位の手術の際に，軟部再建に追加する形でMP人工関節を使用することが多い．

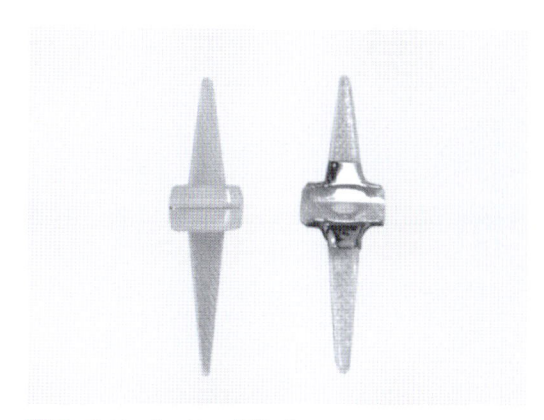

図2 シリコンインプラント
左：AVANTA，右：Swanson（グロメット付き）．

3 代表的なRA手指変形と手術

1）ボタン穴変形

- PIP関節の滑膜炎から中央索など伸展機構が緩み近位へ移動するのと同時に側索も掌側に移動し，結果として終止伸筋腱の緊張が高まりDIP関節が過伸展，また掌側に落ちた側索がPIP関節の屈曲変形をきたす．
- PIP関節背側で基節骨骨頭が中央索の変性断裂部，側索の間から飛び出る様子がボタン穴に似る．
- Stage分類では臨床に沿ったNalebuff & Zancoliの分類[2]が用いられる．
- ボタン穴変形でPIP関節の伸展不全が中等度以上の症例で伸展機構の再建術が適応されるが，把持動作など屈曲機能は保たれている場合が多いため手術適応の判断は慎重に行う．
- 初期のボタン穴変形ではCapener splintやPIP関節注射が効果的な例がある．
- 手術法としては関節滑膜切除に加え掌側に落ち込んだ側索を背側に移動する方法や，中央索の縫縮を追加する方法，PIP関節上で伸筋腱をV字状に切開し短縮させるVY法，ほかMatev法など．

2）スワンネック変形

- MP関節，PIP関節，DIP関節のいずれも病変の原因となりえるが，MP関節での基節骨の掌側亜脱臼，脱臼，尺側偏位による尺側の内在筋の拘縮が原因であることが多く，PIP関節のみの処置では再発する．
- PIP関節が過伸展し，DIP関節が過屈曲となる変形の様子が"白鳥の首"に似る．
- 変形が高度になるほどピンチ動作や把持動作が著しく障害される．
- Type別分類であるNalebuff分類[3]を参考に術式の検討を行う．
- 内在筋拘縮の有無を診断する方法としてintrinsic plus testが有用．
- 装具療法としてPIP関節を過伸展させないようにするring splintが用いられる．
- 手術療法としてはPIP関節の過伸展が主で変形また拘縮が軽度な例では，簡便な方法としてPIP関節掌側の皮膚縫縮と同時に側索のmobilizationを行う方法，やや煩雑だが確実な方法と

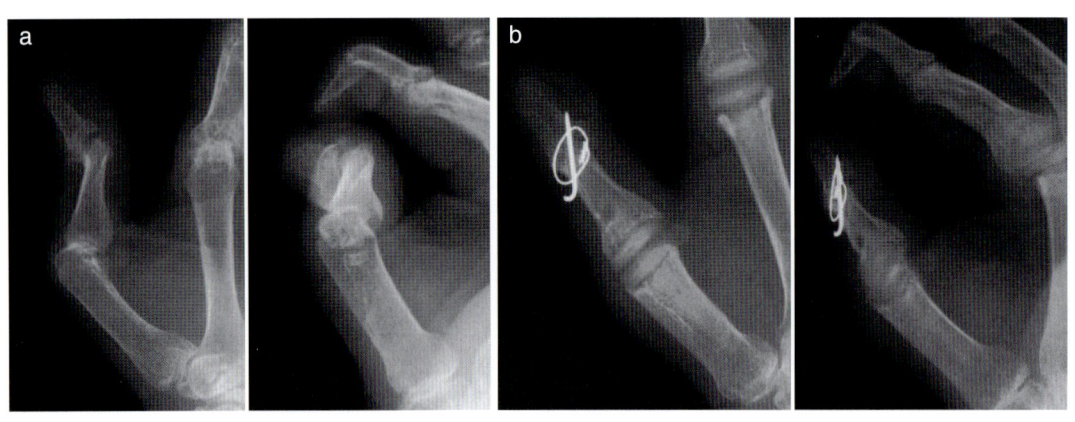

図3 右母指IP関節固定＋MP関節形成術
a 術前単純X線像，b 術後単純X線像

してPIP関節の伸展とDIP関節の伸展不全を同時に再建できる斜支靭帯再建術や浅指屈筋腱を基節骨に固定しPIP関節の過伸展を制御する浅指屈筋腱固定術などが行われる．
- snappingが問題となる場合は側索を引き下げる側索移動術などが適応となる．
- PIP関節の可動制限を伴う場合では骨間筋の拘縮解離に尺側の側索を切離するintrinsic releaseや側索授動術を追加するなど軟部組織の処置を追加し拘縮を解除するが，MP関節に掌側亜脱臼，脱臼また尺側偏位を伴う場合は同時または先行した処置を行う必要がある．
- PIP関節拘縮が著明で関節破壊が高度な例では人工関節または関節固定が選択される．

3）母指ボタン穴変形
- RA母指変形の中で最も多い変形である．
- MP関節の滑膜炎から始まり，EPL（長母指伸筋）の掌尺側への脱臼からMP関節の伸展が不可となりIP関節は過伸展へと変形が進行していく．
- MP関節は関節破壊が軽度であればEPB（短母指伸筋）の前進やEPLを背側関節包に通し折り返して腱自体に縫合する（もしくは基節骨内にEPLを通す）rerouting法が適応となり，関節破壊が高度であれば人工関節や関節固定が適応される．
- IP関節は掌側関節包の固定術や，不安定性が著明な場合は関節固定が適応される（図3）．

4）母指スワンネック変形
- 母指ボタン穴変形に次いで多い変形である．
- CM関節の滑膜炎から背側脱臼をきたし，母指を伸展する際にEPLがMP関節を過伸展させ母指が開かなくなる（外転できなくなる）．
- CM関節破壊が高度な場合，切除関節形成に靭帯再建を追加する方法としてAPL（長母指外転筋）を用いたThompson法，FCR（橈側手根屈筋）を用いたLRTI法（ligament reconstruction with tendon interposition arthroplasty）[4]などが適応されることが多い．

5）尺側偏位
- 尺側偏位はMP関節での指の尺側偏位に加え，伸筋腱の尺側への脱臼，手根骨の橈側回転など複合的に変形が進行していく．
- 保存療法としてFeanley stage[5] Ⅰの段階では尺側偏位用装具などが考慮される．
- 手術に際しては手関節，腱，腱鞘の治療を見直した上での術式選択が重要．
- 軟部組織再建として，滑膜切除や背側関節包の縫縮に加えて橈側側副靭帯の再建を基本とし，

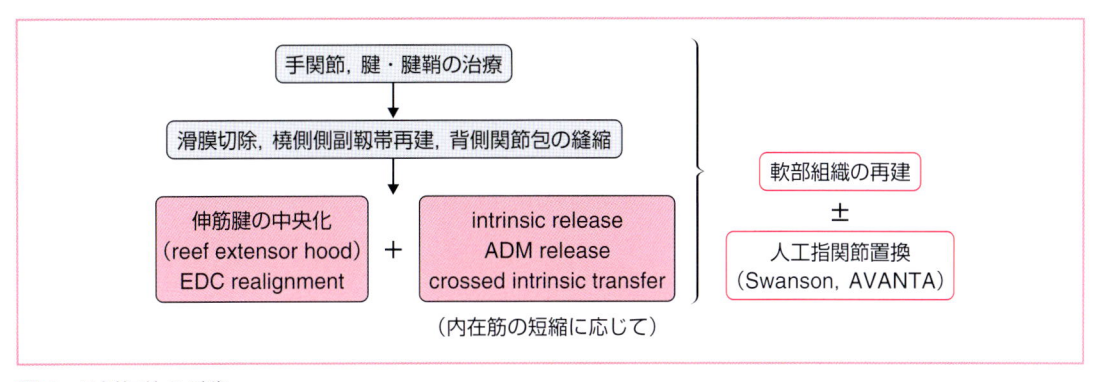

図4 尺側偏位の手術

これに伸筋腱帽の縫縮，伸筋腱の中央化などを加え，必要に応じて内在筋切離や crossed intrinsic transfer を追加し尺側偏位の予防に努める（図4）．

- 軟部組織再建に加え，最近ではシリコンインプラントによる関節形成術を追加することが多い（図5）．インプラントの支持性により尺側偏位の矯正が期待される．
- 切除関節形成については上記のインプラントが強い関節破壊，感染や感染の既往，サイズの問題で適応できない時に施行され，Fowler や Tupper，Vainio らの方法[6,7]に準じた関節形成を行う．

図5 AVANTA 使用例 右第2〜5指MP人工指関節置換術（67歳女性）
a 術前単純X線像，b 術後単純X線像

● 文献

1) Momohara S, et al : Recent trends in orthopedic surgery aiming to improve quality of life for those with rheumatoid arthritis : data from a large observational cohort. J Rheumatol 41 : 862-866, 2014
2) Nalebuff EA, et al : Surgical treatment of the Boutonniere deformity in rheumatoid arthritis. Orthop Clinic North Am 6 : 753-763, 1975
3) Nalebuff EA, et al : Surgical treatment of the swan-neck deformity in rheumatoid arthritis. Orthop Clinic North Am 6 : 733-752, 1975
4) Burton RI, et al : Surgical management of basal joint arthritis of the thumb. Part II. Ligament reconstruction with tendon interposition arthroplasty. J Hand Surg Am 11 : 324-332, 1986
5) Feanley, GR : Ulnar deviation of the fingers. Ann Rheum Dis 11 : 219-221, 1952
6) Tupper JW : Resection arthroplasty of the metacarpophalangeal joint a.m. Tupper using interposition of the volar plate. J Hand Surg Am 14 : 371-375, 1989
7) Riordan DC, et al : Arthroplasty of the metacarpophalangeal joints : review of resection-type arthroplasty. J Hand Surg Am 14 : 368-371, 1989

(1) 股関節

石田雅史・上島圭一郎（京都府立医科大学整形外科）

まとめ

　RAに罹患した股関節に対する手術の頻度は他関節に比較して低い．しかし急速に関節破壊が進行する例もあり，適切な手術時期を逸しないことは重要である．手術療法は人工股関節全置換術に集約されてきており，治療成績は安定している．一方で術中骨折，感染および脱臼などの合併症のリスクが高いとされ，寛骨臼底突出などの特有の変化を呈していることもある．入念に術前計画を行い，術者が習熟した手技を用いて愛護的な手術を心がけることが肝要である．

はじめに

- RAで股関節が罹患する確率は5～10％とされ，他関節より低い．
- RAの病勢が良好にコントロールされ，股関節の手術件数は減少傾向であるとする報告もある．
- 寛骨臼底突出や大腿骨頭の破壊を呈して早期の手術を要する症例がある．
- RAのコントロールが良好であっても，OAに類似した状態となって手術を要する症例もある．
- RAに罹患した股関節に対する手術は，現在では人工股関節置換術（total hip arthroplasty；THA）にほぼ集約されている．

1 適応と手術時期

- Larsen grade Ⅲ[1]以上では関節の破壊が進行しやすく，手術適応となることが多い．
- 関節破壊が急速に進行する場合は若年者でも手術を行うことが望ましい．
- 薬物療法に抵抗する症例や高齢者，隣接関節に障害を生じている場合は，より早期から手術を検討して良い．
- bDMARDを用いた積極的な薬物療法によって，関節が修復された報告もある．今後，手術の適応時期が変化してくる可能性もある．
- 股関節を含めた新しい評価基準も提唱されており[2]，手術時期の判断に役立つことが期待されている．

2 合併症

- RAに対するTHAでは術中骨折，創の遷延治癒，脱臼，感染などの合併症のリスクがOAに対して高いと報告されている[3]．
- bDMARDの使用により感染のリスクが高まるとする報告も散見される．ガイドラインに則った休薬期間を設定する．

3 インプラントの選択

　多様なインプラントがあり，それぞれの利点と問題点を把握して使用する．

1）固定様式

セメント，セメントレスとも適切な初期固定が得られれば臨床成績は良好である．

a）セメント固定

利点：対応できる骨形態が幅広く，設置の自由度が高い．脆弱な骨に対しても強固な初期固定が得られる．

懸念：循環動態への影響．セメントの除去を要する症例への対応が困難．

b）セメントレス固定

利点：手技の再現性が高い．生物学的な固定が得られる．

懸念：骨形態に応じた選択が必要．術中骨折のリスクがある．ゆるんでいないインプラントの抜去が困難．

2）摺動面

材料：ポリエチレン，金属，セラミックなどの素材が用いられる．問題点としては異物肉芽腫や破損などの報告がある．3次元造形法などの表面加工で改良が進められ，効果が期待されている．

骨頭径：32 mm以上の骨頭を用いることで脱臼抑制が期待される．一方でライナーが薄くなることやトルクが大きくなるためトラニオンへの負荷が増大することが懸念される．

ライナー形状：エレベートライナーや拘束式ライナーは特定の方向への脱臼抵抗性を高めるが，インピンジメントや破損が懸念される．

デュアルモビリティー：高い脱臼抵抗性が期待されている．長期成績や適応については検証を要する．

3）ステムのデザイン

モジュラータイプ：脚長，オフセットや前捻角が調整可能な反面，接合部でのフレッティングや腐食，破損などが懸念される．

4 手術手技の選択

1）手術体位

a）仰臥位

利点：インプラントのアライメントや脚長の確認が容易．

懸念：後方への術野拡大が困難．

b）側臥位

利点：股関節を全周性に観察可能．

懸念：脚長とアライメントの確認に工夫を要する．

2）進入法

RAでは軟部組織や骨が脆弱である．術者の精通した進入法を用いて術野を十分に確保して愛護的に手術を行う．

a）前方・前側方

利点：筋腱の温存が可能．後方脱臼への抵抗性が高い．寛骨臼の視野が確保しやすい．

懸念：大腿骨への術中ストレスが大きい．

b）側方

利点：大腿骨・寛骨臼ともに視野が確保しやすい．後方への脱臼抵抗性が高い．

懸念：外転筋力が低下する例がある．

c）後側方

利点：大腿骨の視野が確保しやすい．

懸念：後方軟部組織をいったん切離する必要があり，後方脱臼のリスクが高まる．ただし，後方組織を修復すれば他の進入と同程度の脱臼抵抗性が得られる．

5 RAに対するTHAの実際

当科では通常の症例は2次元で術前計画を行い，完全側臥位の後側方進入でTHAを行っている．

1）術前計画（図1）

① 脚長・オフセット

健側やShenton線から患側の脚長とオフセ

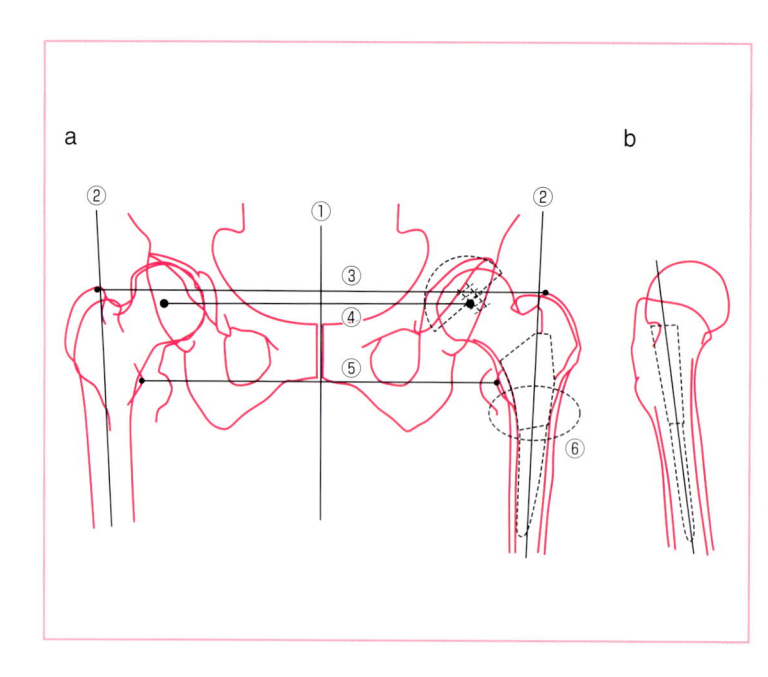

図1 術前計画（左股関節）
a 股関節正面像の作図
骨盤正面像（褐色）と大腿骨正面像（赤色）はそれぞれ正確に撮像して組み合わせ，股関節拘縮や大腿骨の前捻角の影響を排除する．骨盤の正中（①）を中心として健側の大腿骨頭中心の左右対称点をカップの中心とする（④）．健側を内外転中間位として大腿骨軸（②）と大転子（③）および小転子（⑤）を左右対称にプロットし，患側の大腿骨を配置する．カップの中心と大腿骨髄腔を適切につなぐステムの種類とサイズを選定する．ポーラス部が皮質に接触していることを確認する（⑥）．
b 左大腿骨側面像の作図
大腿骨軸とステムの軸を合わせ，ステムの遠位端が大腿骨皮質に干渉しないことを確認する．ステムの刺入点と方向の目安となる．

トを決める．脚長の補正に際しては脊椎や膝関節の影響も評価する．

② カップ
- 位置：原寛骨臼位への設置を目安にするが，高位設置は1.5 cmまで許容する．母床骨とカップの接触をカップの中心を通る鉛直線から外側に10°以上確保する．内方化は腸骨内板の温存を目安とし，外方設置は控える．
- サイズ：カップ設置位置でのCT横断像で決定する．
- アライメント：外転角は40°とし，カップとステムの前捻角の和を50～60°程度とする．

③ ステム
①で配置した大腿骨と，②で配置したカップの中心を適切に結ぶステムの形態とサイズを選定する．カップとステムの前捻角の和が50～60°から逸脱する場合はモジュラー型のステムを用いる．

2）体位設定
完全側臥位とし，術前に骨盤の傾斜を3次元的に補正している[4]．

3）展開
後側方進入で，可能なら梨状筋を温存している（図2）．関節包をT字切開して股関節を脱臼する．

RA股でのピットフォール：脱臼操作で脆弱な軟部組織の損傷が予想される場合や寛骨臼底突出型で脱臼が困難な場合は，大腿骨頚部の骨切りを先に行う．

4）カップ（図3）
1～2 mm小さい径でリーミングを行い，カップをプレスフィットさせる．スクリュー固定を併用している．

RA股でのピットフォール：
- 骨脆弱性：寛骨臼の骨が脆弱である場合は逆回転でリーミングを行い，過剰な切削を予防する．
- リーミングの偏心：寛骨臼内で骨が硬化している部位と脆弱な部位があるとリーミングが偏心しやすい．切削する中心をあらかじめノミや小径のリーマーでマーキングしておくと有用である．
- 寛骨臼底の損傷：寛骨臼底が菲薄化していると，カップをプレスフィットさせる際に損傷

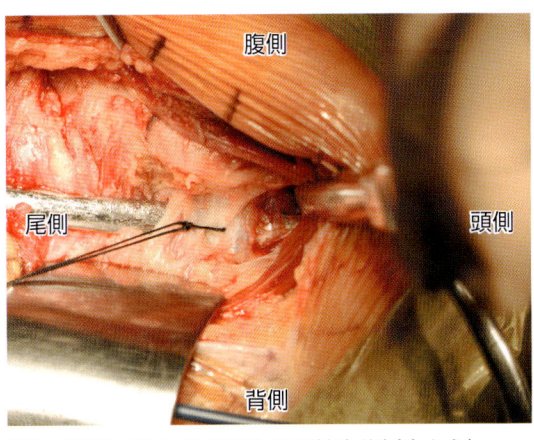

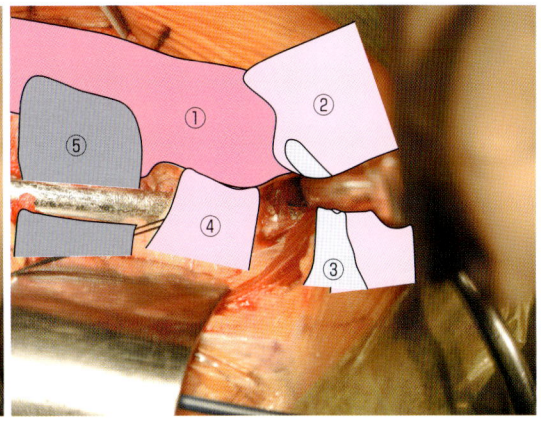

図2　後側方進入の展開（左股関節を後側方から）
大腿骨頚部近位に挿入したエレバトリウムで梨状筋，小殿筋，中殿筋をレトラクトする．上双子筋，内閉鎖筋，下双子筋をエレバトリウムですくい，大転子付着部で切離する．大腿方形筋は温存し，外閉鎖筋は関節包とともに遠位に剥離する．
① 大腿骨，② 中殿筋，③ 梨状筋，④ 上双子筋・内閉鎖筋・下双子筋，⑤ 大腿方形筋

する可能性がある．叩打音に注意し，共鳴音が減じたところでデプスゲージなどを用いてカップの着底を確認する．

- スクリュー固定の弊害：着底の得られていない部位でスクリュー固定を行ったり，必要以上に強固にスクリュー固定しようとすると，カップのプレスフィットがゆるむことがある．

5）ステム

不安定なラスプ操作で骨を過剰に切削しないよう注意する．予定と異なるサイズが入る場合にはアライメントの異常や骨折の有無を確認する．

6）脱臼肢位の確認

試験整復して脱臼肢位を確認する．フローチャート（図4）に準じて，脱臼抵抗性を高める．
RAでのピットフォール：
整復や脱臼の操作はステムのネックにガーゼを巻いて誘導し，大腿骨に負荷がかからないようにする．

7）後方軟部組織の修復

RAでは手術による脚延長量が少ないことが多

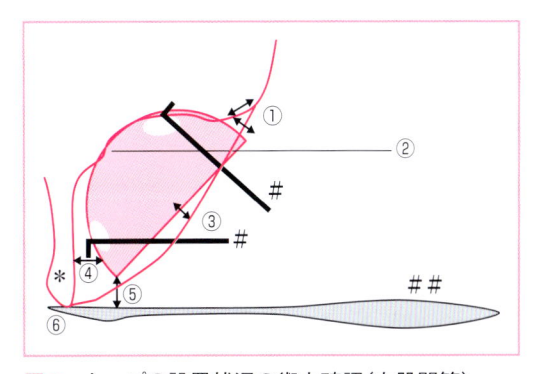

図3　カップの設置状況の術中確認（左股関節）
①～⑥を術前計画と比較し，カップの設置が正確にできていることを確認する．
＊：涙滴，＃：デプスゲージ，＃＃エレバトリウム
① カップと母床骨の接触点から寛骨臼外縁，カップ外縁までの距離
② 外方傾斜角が45°なら，カップ外縁の鉛直方向がカップの中心点
③ カップの前後壁と寛骨臼の前後壁の位置関係
④ デプスゲージをスクリューホールから挿入し，カップと寛骨臼底の距離を確認
⑤ 閉鎖孔の上縁からカップ下縁までの距離
⑥ 閉鎖孔の上縁や横靱帯とカップの前捻角

く，関節包と外旋筋群をともに大転子に縫着できることが多い．

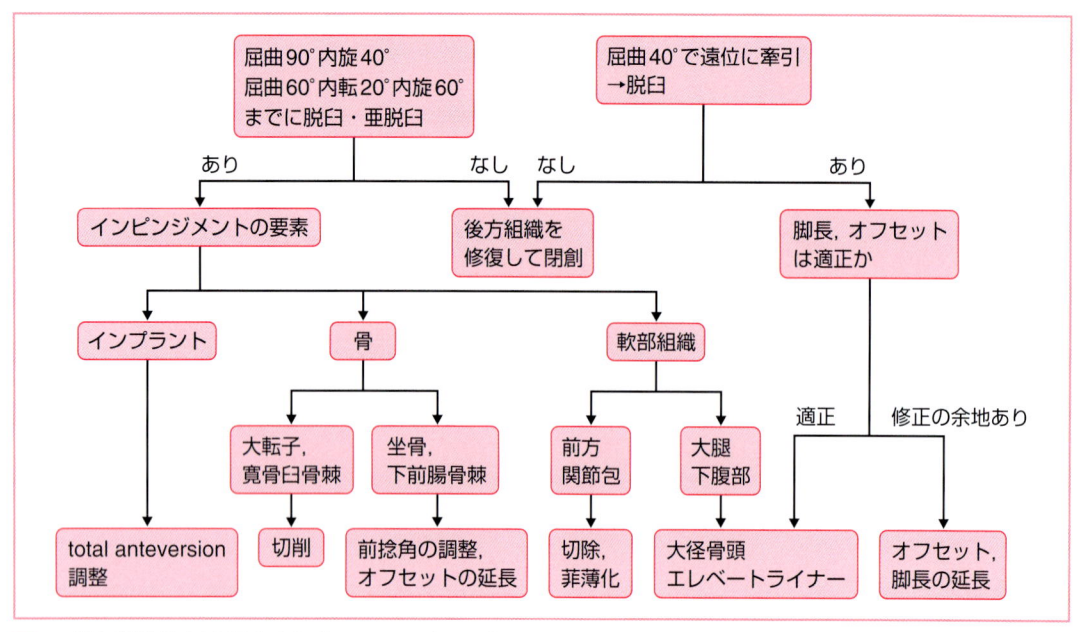

図4 脱臼抵抗性を確保するためのフローチャート
易脱臼性を認めた際のおおまかな対応を示す．術中の軟部組織の緊張や拘縮の程度，年齢，術後の生活環境などから総合的な判断が必要になる場合もある．

6 後療法

　良好な初期固定が得られた場合は，荷重の制限は不要である．術後1ヵ月は修復した後方組織にストレスがかからないよう屈曲＋内旋の肢位は避けるよう指導する．リハビリテーションに際しては他関節の状態にも留意する．

7 アドバンスト・レクチャー

1）寛骨臼底突出（図5）
- 寛骨臼底がKöhler線より内側に突出した状態．
- インプラントと母床骨の接触の程度が重要．
  - 母床骨との接触が十分な場合：寛骨臼縁でプレスフィットが得られればセメントレスカップでも固定性は良好である．菲薄化した寛骨臼底に自家骨や同種骨あるいは人工骨を移植し，ライナーを打ち込む骨頭や逆回転させたリーマーを用いて愛護的に充填する．トライアルカップで移植骨の量に過不足がないことを確認する．
  - 母床骨との接触が不十分な場合：再建の手法としては選択肢が増えている．メッシュやサポートリングでの寛骨臼壁の補強，骨移植や金属スペーサーでの欠損の補填，ジャンボカップやカスタムメイドのインプラントの利用などの組み合わせを検討する．若年者では可能な限り骨量の回復を図る．インパクション骨移植を用いる場合は上方に向かって叩打を行い，寛骨臼底の損傷に注意する．高齢者ではセメントレスのジャンボカップや金属スペーサーを用いて後療法に要する期間を短くすることも検討する．

文献
1) Larsen A, et al : Radiographic evaluation of rheumatoid arthritis and related conditions by standard reference films. Acta Radiol Diagn 18 : 481-491, 1977
2) Kaneko A, et al : Development and validation of a new radiographic scoring system to evaluate bone

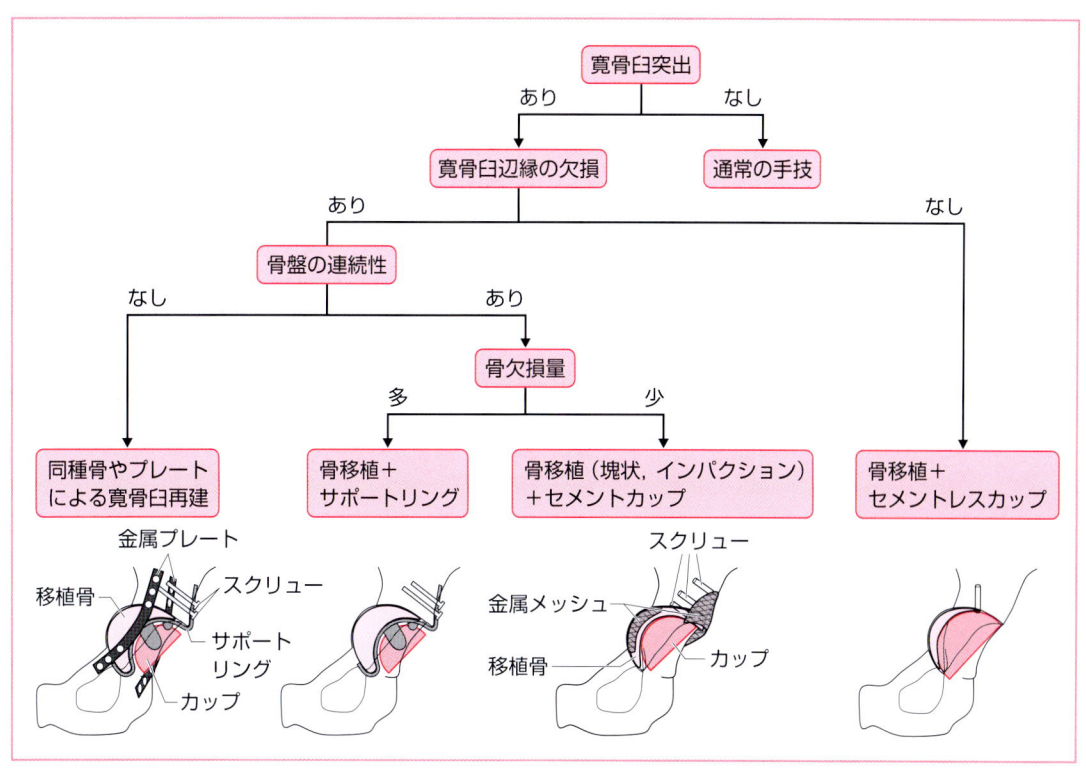

図5 寛骨臼突出に対する手術手技選択の一例
インプラントと母床骨の接触が重要である．骨盤の骨欠損については複数の分類があり治療計画の参考となるが，症例ごとに3次元テンプレートなどを利用して手術計画を立てることが望ましい．術者の精通する手技を中心に検討する．

and cartilage destruction and healing of large joints with rheumatoid arthritis: ARASHI (Assessment of rheumatoid arthritis by scoring of large joint destruction and healing in radiographic imaging) study. Mod Rheumatol 23 : 1053-1062, 2013
3) Ravi B, et al : A systematic review and meta-analysis comparing complications following total joint arthroplasty for rheumatoid arthritis versus for osteoarthritis. Arthritis Rheum 64 : 3839-3849, 2012
4) Nishikubo Y, et al : Preoperative fluoroscopic imaging reduces variability of acetabular component positioning. J Arthroplasty 26 : 1088-1094, 2011

(2) 膝関節

岡崎　賢（九州大学病院整形外科）

まとめ

① 滑膜切除術

　薬剤による治療効果が得られているが，少数の関節に滑膜炎が残存しており，関節の構造破壊が重篤でない場合が適応となる．

　疼痛改善の効果が認められるが，2割程度は再発するとされ，後方関節腔を含めた徹底的な処置が必要である．

② 人工膝関節置換術

　関節破壊が進行し，日常生活動作に不自由が生じた場合に適応となる．一般的には高齢者が対象になるが，若年であっても他の保存療法によっても改善が得られないときは適応がある．

　骨欠損や骨嚢胞の存在に十分留意する．

　一般に成績は良好であるが，他の関節の障害の影響もあり，術後の身体機能は，OAと比較すると低い傾向にある．

はじめに

　RAによる膝関節障害に対する手術療法は滑膜切除と人工関節置換術である．従来から膝関節周囲の骨切りによるリアライメント手術や，人工膝関節単顆置換術は適応外とされている．しかし，薬物療法の進歩が得られた現在において，これらの関節温存手術や部分置換手術が本当に禁忌であるかは，今後も議論が必要である．

1 関節鏡下滑膜切除術

1）概説

　薬物療法の進歩によって，膝に限らず手や肘関節においても，RAに対する滑膜切除術の症例数は減少した．しかし時には他の関節の炎症は鎮静化させることができても，ある限られた少数の関節に滑膜炎が残存しているなどの状況で，滑膜切除が行われることもある．滑膜切除術の手術成績について，2011年に発表されたメタ解析（58の研究，肘と膝に対する鏡視下またはオープンでの滑膜切除術の合計約2,600症例，平均6年のフォローアップ）によると以下の成績が報告されている[1]．

- 75％の患者が疼痛改善に効果あり．
- 17％の患者に再発があり，オープンより鏡視下は再発率が高い．
- 48％の患者がX線上の関節破壊の進行を認め，鏡視下の方が進行しやすい．
- 16％の患者が最終的に人工関節置換術を受けた．
- 術前のX線上の関節破壊が進行している患者であるかどうかは除痛効果と相関しなかった．

　ただし，上記のレビューは1975年以降に発表された論文を対象にしており，MTXやbDMARDの使用など，近年推奨される薬物療法がなされる以前の論文も多数含まれていることから，近年の動向とは異なる部分もありうる．それでもなお上記は比較的良好な治療成績であり，現在の治療体

系の中ではさらに良好な結果が得られる可能性がある．膝関節についても，薬物療法のみでコントロールできない滑膜炎が残存している場合は考慮すべき治療法の一つといえる．

2）適応
- 薬剤による治療効果が得られているにもかかわらず，少数の関節に滑膜炎が残存しているが，関節の構造破壊が重篤でない症例．
- ステロイド薬による関節内注射で短期的な効果があるが，効果が持続しないような症例．
- 漫然と不十分な薬物療法を続けて関節破壊が進行するより前に検討すべきである．

3）方法
- 現在は鏡視下手術が主流である．
- 過去にはオープンと鏡視下では，再発率は鏡視下の方が高いという報告もあり，鏡視下で行う場合でも後方関節腔を含めた徹底的な処置が必要である．

4）効果
- 良好な疼痛改善効果が報告されている．
- 滑膜炎の再発は2割程度の患者で起こりうる．
- 長期的には関節破壊は進行する例が多い．
- 術後の全身的薬物療法の成功の有無が重要である．

2 人工膝関節置換術

1）適応
- 薬物療法によって炎症のコントロールが得られていても，すでに関節軟骨が変性し，関節破壊が残存してしまったことで，疼痛による日常生活動作の不自由がある場合．
- 一般的には高齢者が対象になるが，若年であっても日常生活動作の不自由が著しく，薬剤など他の保存療法によっても改善が得られないときは適応がある．
- 近年 TKA を受ける RA 患者は，MTX を初めとする薬物療法の進歩により，1990年代より減少している[2]．

2）方法
- 手術方法はOAに対して行う場合と同じでよい．
- 内外反，回旋，矢状面ともに正確な設置アライメントが求められる．
- 後十字靱帯切離型，セメント固定が選択されることが多いが，RA に対しても後十字靱帯温存型やセメントレス固定の選択は可能である[3,4]．
- 高度な骨欠損や骨嚢胞が存在することもあるので，CT などでの術前画像評価が重要であり，必要に応じて骨移植や金属補塡部品を使用する（図1，2）．

3）効果
- RA に対する TKA は OA に対するそれと同等の除痛効果が得られるが，術後の身体機能は疾患の性質上，OA より劣る．
- RA に対する TKA の長期成績は OA に対するそれと同等である（10年生存率90％以上）．
- TKA によって RA の疾患活動性が下がり，全身の機能障害が改善することもありうる．

4）注意点
- TKA術後感染のリスクはOAよりもやや高い[5]．
- TNF 阻害薬の使用は，感染や創傷治癒不全などの周術期合併症のリスクを上げるおそれがあるが断定的ではない[6]．

3 アドバンスト・レクチャー

1）TKAに関する最近の動向
① インプラントデザインに関して，後十字靱帯切離型，後十字靱帯温存型，両十字靱帯温存型や，Mobile bearing型，Medial pivot motionを誘導する形状，内外側関節面非対称など，さまざまな製品が使用されているが（図3），現時点で製品間の臨床的優劣が明らかにされているものはない．

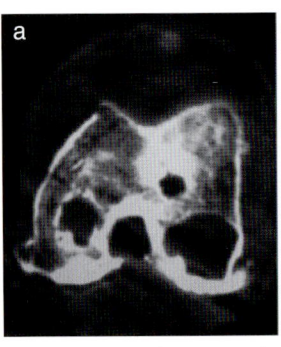

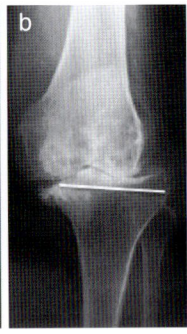

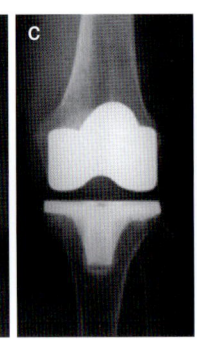

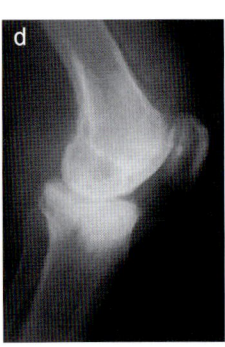

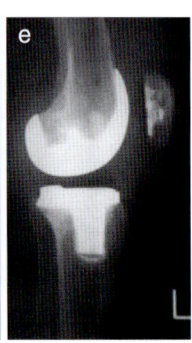

図1 骨嚢胞を有するRA患者に対するTKA
a　RA患者の大腿骨顆部CT像．内顆および外顆の荷重部に骨嚢胞が認められる．TKAにおいて，局所骨を用いて骨移植を行った．
b　膝関節X線正面像．骨嚢胞の存在は判別困難である．脛骨の骨切りに際しては，骨欠損は生じないと判断した．
c　TKA後X線正面像．
d　膝関節X線側面像．骨嚢胞の陰影が認められるが，その位置と大きさの正確な把握は困難である．
e　TKA後X線側面像．

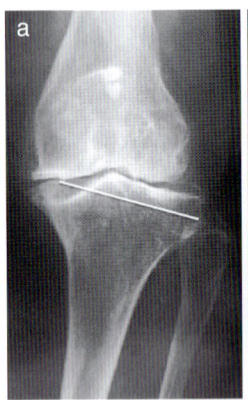

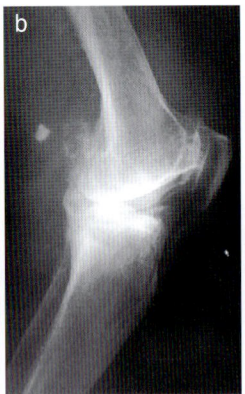

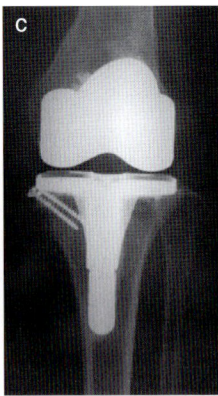

図2　内側に骨欠損を有する患者に対するTKA
a　膝関節X線正面像．脛骨の骨切りの際に内側後方に骨欠損が生ずると予想した．
b　膝関節X線側面像．脛骨内側関節面後方に陥没が認められる．
c　TKA後X線正面像．内側後方の骨欠損部に局所骨を用いて骨移植を行い，スクリューで固定した．

② 目標とするアライメントについて，従来から冠状面においては下肢機能軸が関節面の中央を通り，インプラントは機能軸に垂直に設置する方法が推奨されている（図4a）．関節面における荷重の偏在を減らすことで長期成績を向上させることを目的とした設置方法であるが，近年は関節面形状やポリエチレン素材に改良が加えられ，セメント固定技術も向上したことで，従来からいわれている冠状面アライメントが良好な長期成績に必須の条件ではなくなったとされている．そのため，その患者本来の関節面アライメントや全下肢アライメントを再現する設置方法を推奨する意見もあり，一部で良好な臨床成績が報告されている．本来の関節面アライメントとは，関節面は冠状面において下肢機能軸に対して2～5°程度の内方傾斜が存在する．したがって，大腿骨インプラントは従来よりも外反に，脛骨インプラントは内反に設置することになる（図4b）．また，若年期から内反の下肢であった患者に対しては，若干の内反を残した状態で設置した方が，術後の違和感が少ないという意見もあるが，それらの是非について追試や長期成績の検討が必要であるため，未だ一般的見解ではない．

③ 靱帯バランスについては，内外側の緊張を整えて均等とすることが推奨されてきた．関節面

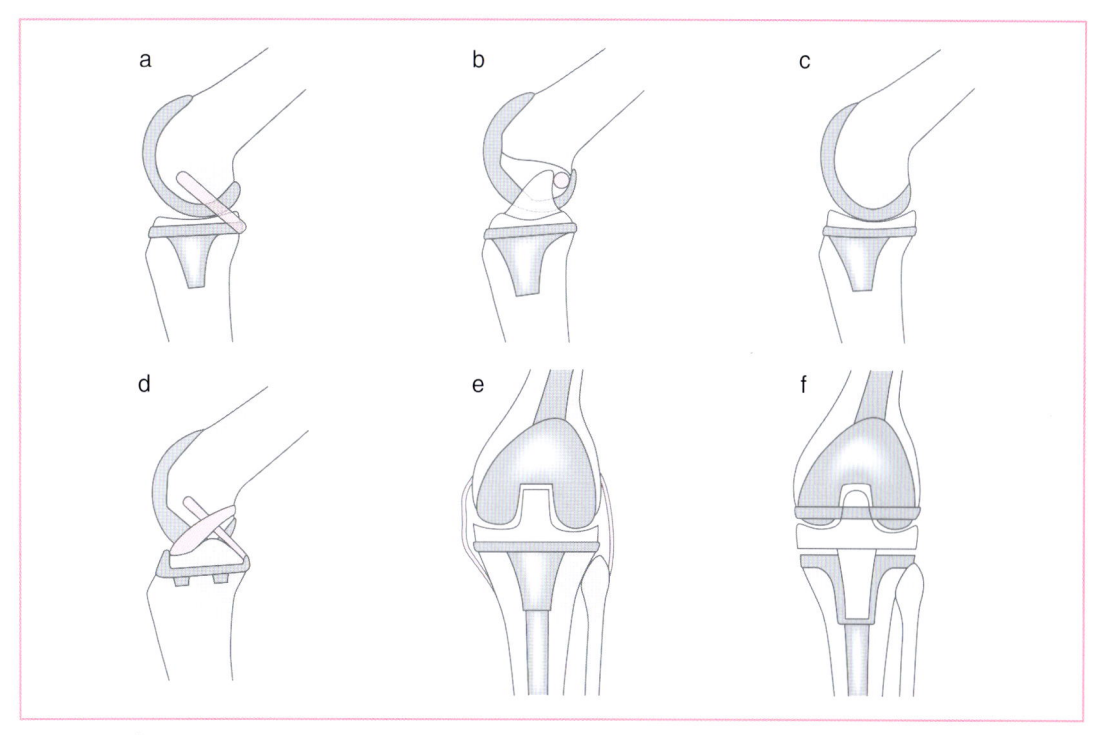

図3 インプラントデザインの種類

a 後十字靱帯温存型（cruciate-retaining, CR）．前十字靱帯は切離し，後十字靱帯を温存して，屈曲時の大腿骨の後方移動を確保する．

b 後十字靱帯切離・後方安定型（posterior stabilized, posterior cruciate-substituting：PS）．両十字靱帯を切離し，ポリエチレンインサート中央に設けられたポスト状の突起と，大腿骨インプラント中央に設けられたカムと呼ばれる軸受けで前後安定性を担う．

c 十字靱帯切離型（cruciate-substituting：CS）．両十字靱帯を切離し，前後方向の安定性は，ポリエチレンインサート関節面の前方と後方のリップを高くし，深い皿状にすることで担う．

d 両十字靱帯温存型．前十字靱帯と後十字靱帯の脛骨付着部である顆間隆起を島状に温存し，内側と外側の関節面をそれぞれ置換する．前十字靱帯の機能を温存できる．

e 顆部拘束安定型（constrained condylar knee：CCK）．顆間部に太くて長いポストを挟み込み，前後と側方安定性を得る．側副靱帯の安定性が低下している症例に用いられる．通常よりも高いストレスがインプラントにかかるため，延長ステム追加による固定補強が推奨されている．

f 回旋許容ヒンジ型（rotating hinge）．大腿骨と脛骨インサートをヒンジで連結して一軸運動とし，前後，側方，上下の安定性を確保する．回旋ストレスに対してはインサートと脛骨ベースプレートの間で回旋運動を許容させる．不安定性が著しい症例に用いられる．延長ステムの追加が必要である．

への負荷を減らして長期成績を向上させるためである．ただ，生理的な膝関節は内側と外側の軟部組織の緊張が等しくなく，外側に緩さが認められる．内側と外側の緊張を等しくするためには，内反変形膝においては時に内側の軟部組織解離が必要となる．前述の理由で人工膝関節の長期成績が安定したこともあり，この内側の軟部組織解離を最小限にとどめて，外側の多少の緩さは許容するという考え方も出てきており，まだ議論が残るところである．生理的な外側の弛緩性の範囲までは許容できるとする意見も多いが，どの程度まで許容され，どの程度まで靱帯バランスを整えるべきかについては結論がでていない．

④ 外反膝や靱帯バランスが著しく不均等な症例に対して，関節面の拘束性が高いデザインのインプラント（図3e, f）の必要性についても定まった基準はない．

らの手術の適応があるかどうかについては議論が残る．膝関節にRAの所見が発生していない寛解状態にある患者において，外傷性の軟骨損傷，半月板損傷，靱帯損傷が発生した場合，またそれらを原因としたOAが発生した場合，一般の患者と同様の治療戦略が成り立つのか，モザイクプラスティによる軟骨修復術，半月縫合術，靱帯再建術や高位脛骨骨切り術の適応はないのかについて，エビデンスをもった研究は存在しない．筆者は過去に，関節炎のない膠原病で，ステロイド内服治療を行っている患者が前十字靱帯損傷をきたした症例に対して，靱帯再建術を行い良好な結果を得た．今後もエビデンスレベルの高い研究報告は出てこないかもしれないが，症例ごとに検討していく必要がある．

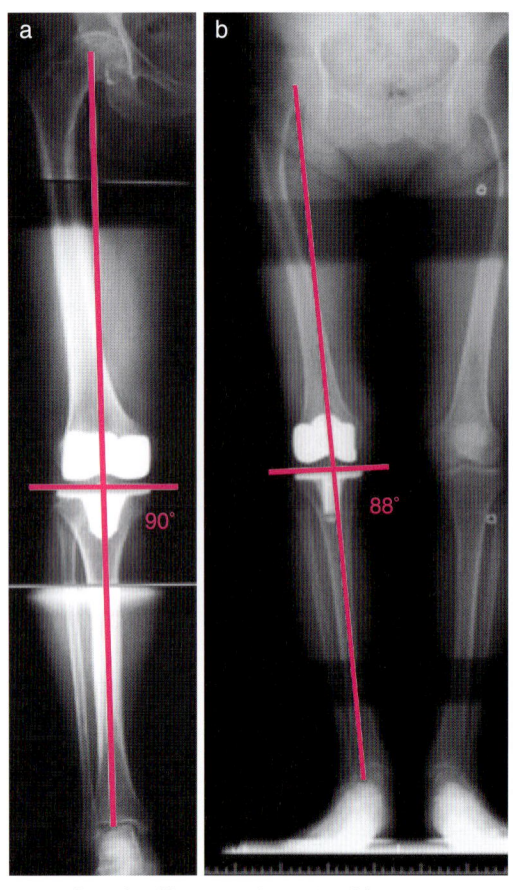

図4 全下肢冠状面アライメントの例
a 下肢機能軸が膝関節の中央を通過し，インプラントは下肢機能軸に垂直に設置されている．
b 下肢機能軸は膝関節の中央を通過するが，インプラントは下肢機能軸に対して，約2°の生理的な内方傾斜がつくように設置されている．

2) 骨切り術や単顆置換術は適応があるか？ 外傷性の前十字靱帯損傷は？

RAによる関節炎がある膝関節において，骨切り術や単顆置換術は適応外である．しかし，bDMARDなどで寛解が得られた患者において，OAと類似の病態が膝関節に存在した場合，これ

● 文献

1) Chalmers PN, et al : Rheumatoid synovectomy : does the surgical approach matter? Clin Orthop Relat Res 469 : 2062-2071, 2011
2) Jamsen E, et al : The decline in joint replacement surgery in rheumatoid arthritis is associated with a concomitant increase in the intensity of anti-rheumatic therapy : a nationwide register-based study from 1995 through 2010. Acta Orthop 84 : 331-337, 2013
3) Miller MD, et al : Posterior cruciate ligament-retaining total knee arthroplasty in patients with rheumatoid arthritis : a concise follow-up of a previous report. J Bone Joint Surg Am 93 : e130(131-136), 2011
4) Abram SG, et al : The long-term outcome of uncemented low contact stress total knee replacement in patients with rheumatoid arthritis : results at a mean of 22 years. Bone Joint J 95-B : 1497-1499, 2013
5) Ravi B, et al : Increased risk of complications following total joint arthroplasty in patients with rheumatoid arthritis. Arthritis Rheumatol 66 : 254-263, 2014
6) Johnson BK, et al : Patterns and associated risk of perioperative use of anti-tumor necrosis factor in patients with rheumatoid arthritis undergoing total knee replacement. J Rheumatol 40 : 617-623, 2013

(3) 足部

原 良太（奈良県立医科大学リウマチセンター整形外科）

まとめ

　足部は扁平三角状変形，外反扁平足，距腿関節や距骨下関節の関節破壊などを原因とする胼胝や関節症性の疼痛により歩行障害をきたす．このような不可逆的な変形や関節症に対しては外科治療が適応となる．足部では部位に応じて関節固定や人工関節などが適応されるが，近年鏡視下手術による低侵襲な手技の普及や，前足部関節再建では機能面での向上を目指した関節温存手術の普及など術式にも変化がみられるようになってきている．しかし，リウマチ足の手術では他の部位以上に感染に留意する必要があることも忘れてはいけない．

はじめに

　足部は扁平三角状変形（外反母趾変形，内反小趾変形，第2～4趾MTP関節の背側脱臼，槌趾変形，交叉趾），扁平足（後脛骨筋腱機能不全），舟底変形（距骨の底屈，距舟関節破壊），距腿関節破壊，踵骨外反（距骨下関節破壊）などに加え骨性強直をきたしやすいなど多彩な変形や関節破壊がみられる．軽度のものを除けば不可逆的な変化であり，これらを原因とする胼胝形成や関節症による疼痛は歩行障害をきたすため，装具療法などの保存治療に抵抗するものは外科的治療の介入が必要となる（図1）．

1 滑膜切除

- 近年の滑膜切除は低侵襲である鏡視下手術が主流となり，足部においてもMTP関節や足根間関節などの小関節でも鏡視下手術の適応となる．
- 他の関節と同様に十分な薬物療法を行った後に少または単関節炎が残存する場合は良い適応である．
- 足部はDAS28，SDAIやCDAIでの28評価関節に含まれず，寛解達成後も滑膜炎が残存していることが多い[1]．足関節は患者VASで間接的に反映されるため[1]，足関節に滑膜炎が残存する場合は寛解達成ができない場合が多く，滑膜切除により寛解へ導入できる．
- 足関節炎に対する滑膜切除術は生物学的製剤認可以前より良好な臨床成績が報告されている[2]ため，肺合併症などのため十分な薬物療法が困難である場合には積極的に考慮されてもよい．

2 関節再建術

1）後足部関節再建

- 後足部に含まれる距腿関節と距踵関節は股関節，膝関節などの大関節と同様に下肢荷重関節として関節破壊をきたせば歩行機能に重大な影響を及ぼす．
- 股関節や膝関節での傾向とは異なり，関節破壊が進行していてもbDMARD（抗TNFα製剤）を導入することにより関節破壊の修復がみられ

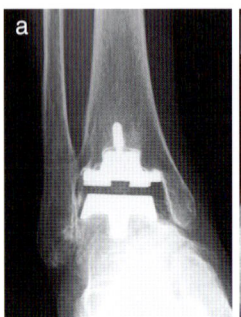

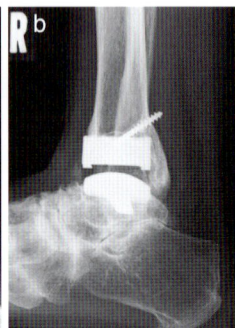

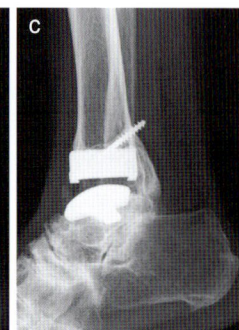

図1 足部の外科的治療

初期（滑膜炎）
- 十分な薬物治療が可能 ➡ 残存滑膜炎に対して鏡視下滑膜切除
- 十分な薬物治療が不可能 ➡ 足関節は積極的に鏡視下滑膜切除

晩期（関節症，変形）
前足部　中足部　後足部
- 扁平三角状変形 ➡ 関節温存手術（関節固定，切除関節形成，人工関節）
- （外反）扁平足 ➡ 関節固定，後脛骨筋腱再建，踵骨骨切り
- 距腿関節症，距踵骨関節症 ➡ 関節固定，人工足関節置換術

図2 RA足関節障害に対してTAA（TNK ankle®）施行（術後6年）
a 荷重正面，b 側面：最大背屈，c 側面：最大底屈
緩みはなく，脛骨コンポーネントと骨との固着は完成し良好な関節可動域を維持している．

ることもあるため[3]．末期関節症の状態であっても薬物治療を優先させる意義はある．
- 後足部関節再建術の適応は十分な薬物治療を行った後に関節症性による疼痛が残存する場合が望ましい．
- 距腿関節固定としては骨支柱を用いた距腿関節固定，低侵襲である鏡視下距腿関節固定など．
- 距腿関節と距踵関節ごと逆行性に固定するフィン付き髄内釘固定など．
- 偽関節，隣接関節障害の問題や両側例では固い足になってしまうなど機能面での問題がある．RAでみられる後足部の重度外反変形に対しては創外固定により緩徐アライメント矯正を行った後に関節固定を行うなどの工夫が必要である．
- 人工足関節置換術（TAA）は適応を選べば良好な成績が期待できる（図2）．
- 関節リウマチ診療ガイドライン[4]においても固定術とともに推奨されている．

表1 RA足関節症に対するTAAの適応
- 50歳以上
- Larsen grade 3以上
- 内外反変形が15°以内
- 両側罹患例
- 周辺関節の骨性強直

- 適応は表1にまとめる．
- 現在国内では2-component prosthesisであるTNK ankle® と3-component prosthesisであるFINE total ankle system®とがある．
- 生物学的製剤をはじめとする抗リウマチ薬治療や骨形成促進薬，抗RANKL抗体などの骨粗鬆症治療薬の進歩により術前の骨質の改善が図れるため，TAAで問題となる脛骨，距骨コンポーネントの沈下を防ぐことで成績の向上が期待できる．

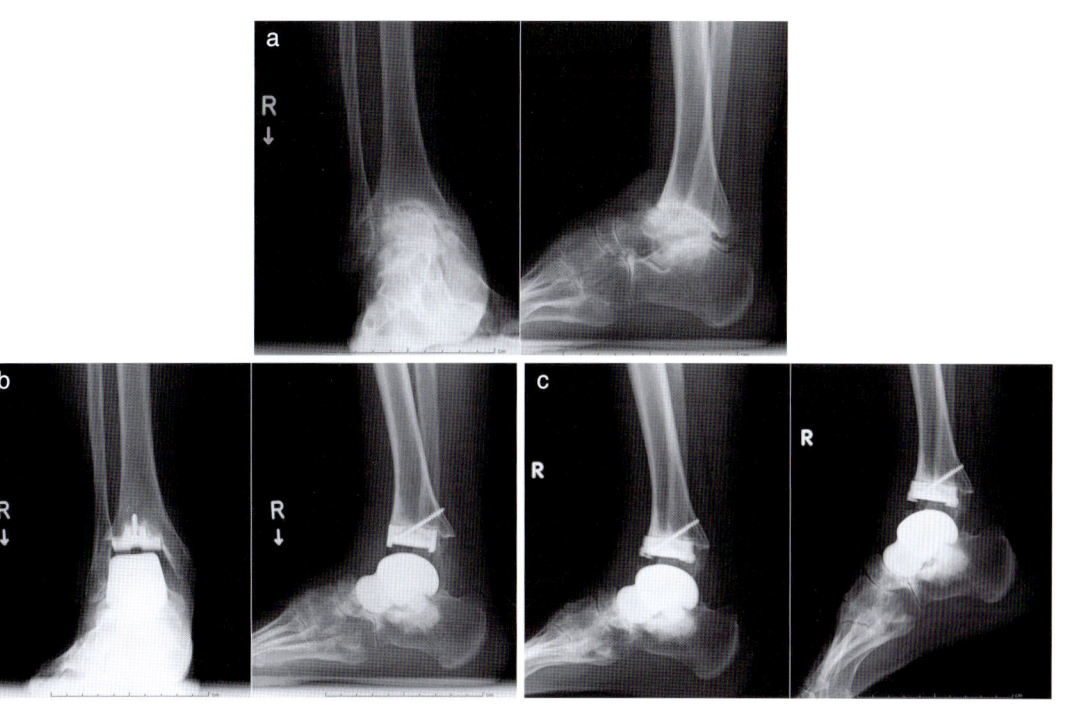

図3 距骨圧壊を伴う例に人工距骨を使用したTAA
a 術前,荷重
b 術後6ヵ月,荷重
c 術後6ヵ月,底背屈
全置換型人工距骨は安定した臨床成績が得られている.

- TAAの成績は手術手技やその適応にも大きく左右されるため,適応には慎重な姿勢が必要である.
- 距骨の圧潰や巨大な嚢腫状の骨洞(ジオード)がある場合はTAAが適応できなかったが距骨壊死やTAAの再置換に主に使用されてきた人工距骨は長期にわたる安定した成績が得られている(図3).
- 今後は距骨側に問題がある場合は初回手術として人工距骨を用いることにより適応の拡大が期待される.

2) 外反扁平足に対する手術

- 後脛骨筋腱鞘滑膜炎や距踵関節滑膜炎による扁平足は,重度となれば後脛骨筋腱機能不全,踵骨の外反,距舟関節破壊,距骨の底屈,前足部の外転など前足部から後足部まで足部全体に影響が及ぶ.
- 回内足や舟底変形による疼痛,有痛性胼胝形成や破壊関節による疼痛があれば手術適応となる.
- 手術方法としては距舟関節固定,踵立方関節固定,距踵関節固定,後脛骨筋腱再建,外側支柱延長や踵骨骨切りなどを重症度により組み合わせて適応する(図4).

3) 前足部関節再建

a) 適応

- 外反母趾や第2〜4趾背側脱臼による中足痛や足底有痛性胼胝形成があれば歩行障害につながる(図5).
- 運動療法や足底挿板,toe-boxの広い靴の使用などの装具療法を行うが,変形自体は矯正されないため,これらの保存治療に抵抗する場合は外科治療の適応となる.

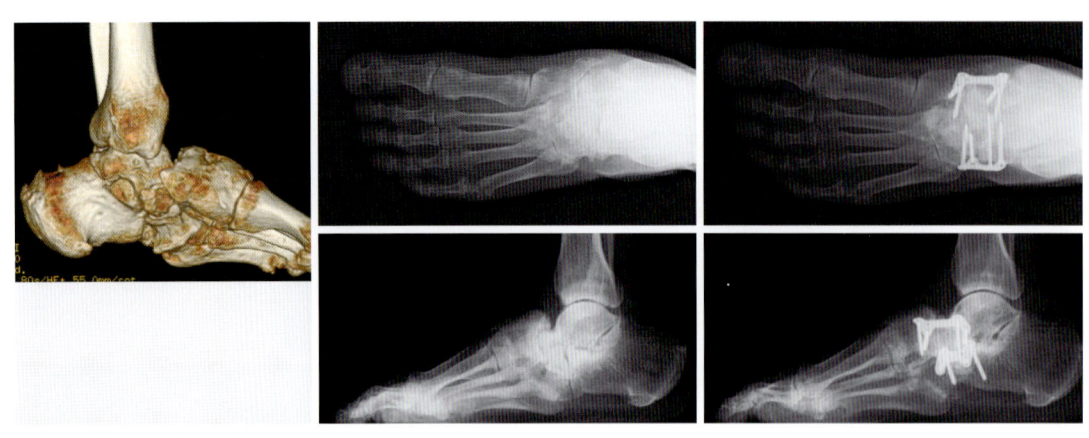

図4 中足部関節再建術
Chopart関節破壊に対して距舟関節固定と踵立方関節固定（外側支柱延長）を施行．

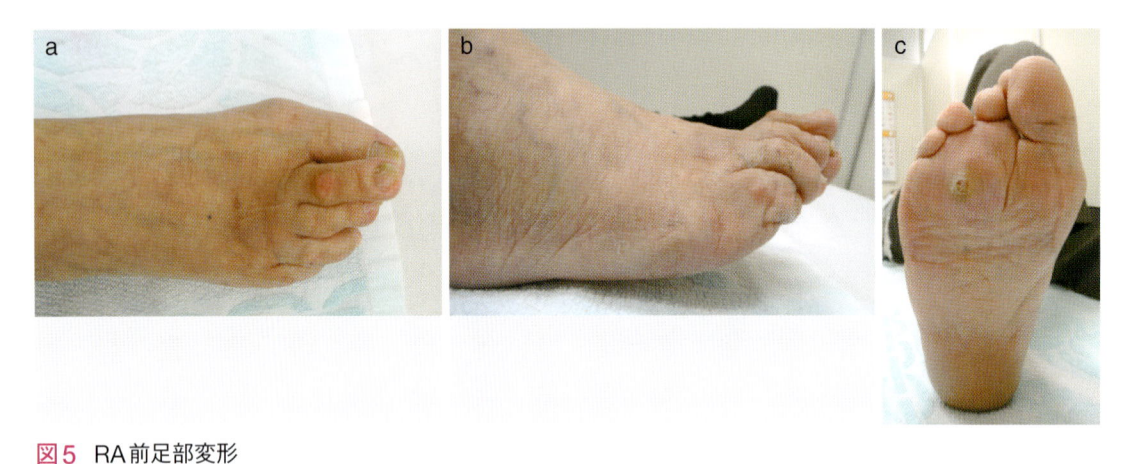

図5 RA前足部変形
a　扁平三角状変形，b　槌趾，鉤爪変形，c　足底有痛性胼胝形成

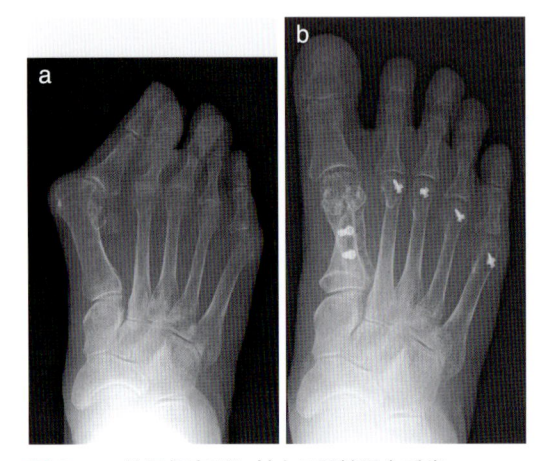

図6 RA前足部変形に対する関節温存手術
a　術前，b　術後2年
母趾に対しては水平骨切り，lesser toeに対してはWeil骨切り術を施行．足底胼胝は消失し，良好なアライメントを保持している．

b）従来の術式

- 母趾MTP関節に対しては関節固定や切除関節形成術，人工関節置換術が，第2～5MTP関節に対しては切除関節形成術が選択されることが多かった．
- 母趾MTP関節固定は可動域がなくなるため，和式の生活には不向きであることや，切除関節形成術や人工関節では再発が問題となることが多い．

c）関節温存手術とその利点

- 薬物治療の激変に伴い，近年は母趾，第2～5趾のいずれにも関節温存の術式が選択されるようになり（図6），その良好な成績が報告されている[5]．
- MTP関節を温存する利点は，踏み返し時に足

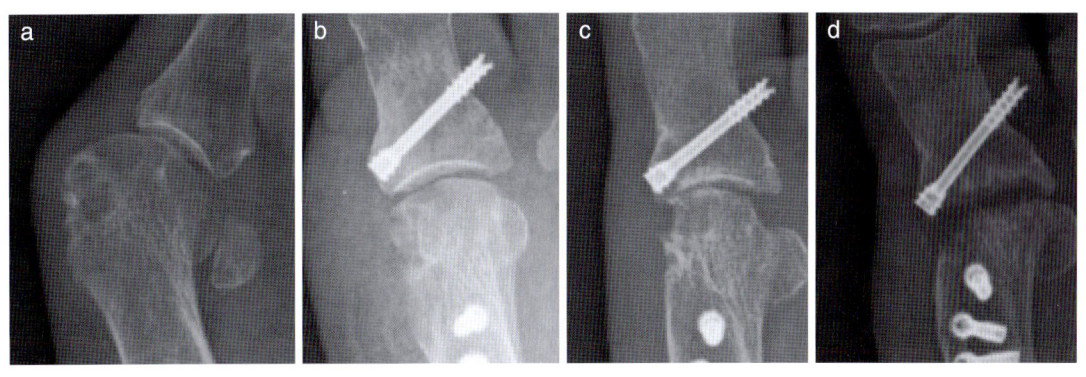

図7 母趾関節温存手術後滑膜炎の再燃による関節破壊, 内反母趾変形
a 術前, b 術直後, c 術後1年, d 術後4年
前足部変形に対して関節温存手術（母趾：水平骨切り術とAkin法, lessor toes：Weil法）を施行. 術後1年以降は整形外科の診察を受けていなかったため, 再発滑膜炎の適切な評価と治療がなされず関節破壊をきたした. 関節温存手術では術後の病勢評価は重要である.

趾が地面を把持する力を回復させることで，機能面での向上を図ることができることにある.

d) 関節温存手術の問題点

- 重症例では変形の再発, 再脱臼をきたしやすく, 骨切り部の偽関節, 創瘢延治癒の問題や, 骨切り部の関節をまたぐ鋼線固定の期間が長くなれば関節拘縮をきたしてしまう，など改善すべき問題点は多い.
- 関節破壊, 変形や脱臼がどの程度までが適応の限界なのか, 伸筋腱の緊張はどの程度が適切なのかなど, 適応や手術手技でも明確な基準は存在しない.
- 関節を温存すれば, 術後の再発や関節破壊を防ぐための病勢のコントロールが重要となる（図7）.

3 足部手術と感染

- bDMARDを使用中の手術が増加しているなか, 他の部位と同様に手術部位感染に十分に注意しなければならない[3].
- 足部手術はbDMARDの使用と独立して周術期感染のリスクとなるため[6], 他の部位以上に足部手術に際しては感染コントロールが重要となる.

●文献

1) Naniwa T, et al：Signs of forefeet joint synovitis have a limited impact on patient's perception of rheumatoid arthritis disease activity and acute-phase reactants. Mod Rheumatol 13：1-6, 2015 [Epub ahead of print]
2) Akagi S, et al：The long-term results of ankle joint synovectomy for rheumatoid arthritis. Clin Rheumatol 16：284-290, 1997
3) 一般社団法人日本リウマチ学会編：関節リウマチ診療ガイドライン2014, メディカルレビュー社, 東京, 2014
4) Seki E, et al：Radiographic progression in weight-bearing joints of patients with rheumatoid arthritis after TNF-blocking therapies. Clin Rheumatol 28：453-460, 2009
5) Yano K, et al：Proximal rotational closing-wedge osteotomy of the first metatarsal in rheumatoid arthritis：clinical and radiographic evaluation of a continuous series of 35 cases. Mod Rheumatol 23：953-958, 2013
6) Kadota Y, et al：Risk factors for surgical site infection and delayed wound healing after orthopedic surgery in rheumatoid arthritis patients. Mod Rheumatol 10：1-7, 2015 [Epub ahead of print]

1 最新の外科的治療—身体部位別の手術適応と手術のバリエーション

3) 脊椎の手術

高取良太・長江将輝（京都府立医科大学整形外科）

まとめ

RAによる頚椎病変の手術適応は，高度な環軸関節不安定性を示す場合，明らかな脊髄圧迫症状を認める場合，頚部痛，神経症状を有し，保存療法に抵抗する場合である．脊髄圧迫症状のみであれば後方除圧術を選択し，脊椎不安定性やアライメント異常を認める場合には前方もしくは後方からの脊椎固定術を検討する．また固定術を行う場合には，骨粗鬆症性変化や椎骨動脈の走行の評価を行う必要がある．

1 手術適応（表1）

1）環軸関節

高度な環軸関節不安定性を示す場合や明らかな脊髄圧迫症状を認める場合には，手術適応となる．中等度の環軸関節不安定性を示す場合には，頚部痛，神経症状を有し，頚椎カラーや投薬加療による保存療法に抵抗する場合には手術適応となる[1]．

2）他の脊椎病変

環軸関節以外の脊椎病変では，脊髄，馬尾，神経根などの神経圧迫症状とともに，亜脱臼，すべりに伴う脊椎不安定性による症状や椎体圧潰，後弯変形などによる脊椎アライメント異常による症状を総合的に評価し，手術適応を決定する．

表1　手術適応

環軸関節の不安定性
前方不安定性 AADI 3～6 mm：軽度，AADI 6～9 mm：中等度，AADI＞9 mm：高度
側屈，回旋に伴う不安定性
頚椎病変の手術適応
高度な環軸関節の不安定性
明らかな脊髄圧迫症状
頚部痛，神経症状を有し，頚椎カラーや投薬加療による保存療法に抵抗する場合

2 手術バリエーション（図1）

他の脊椎疾患と同様に，後方からの脊髄圧迫病変を認め，明らかな脊椎不安定性を認めない場合には頚椎後方除圧術を選択する．しかしRAにお

脊髄圧迫症状
- 後方除圧術：上位頚椎→環椎後弓切除／中下位頚椎→頚椎椎弓形成術

脊髄圧迫症状＋脊椎不安定性 or アライメント異常
or
高度の脊椎不安定性
- 後方固定術：環軸関節のみ→環軸関節固定術／頭蓋底陥入，多椎間病変→後頭骨－頚椎（胸椎）固定術
- 前方固定術：骨質良好，少椎間病変→頚椎前方固定術

図1　頚椎病変の手術バリエーション

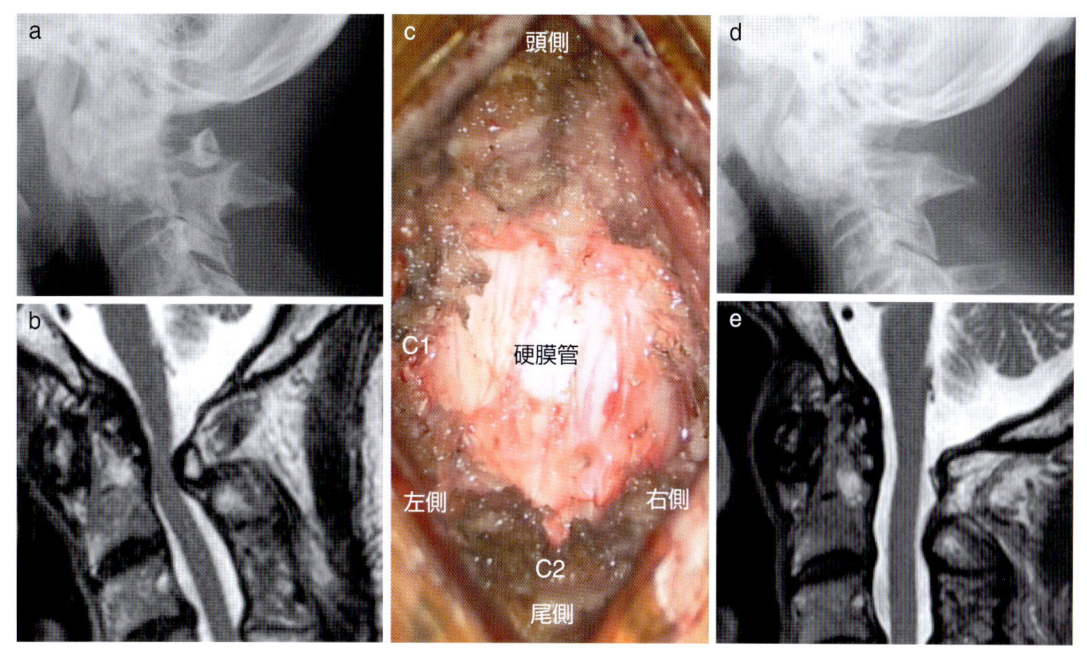

図2 症例1 後弓切除術
a 術前単純X線側面像，b 術前MRI T2強調画像sagittal像，c 術中所見
d 術後単純X線側面像，e 術後MRI T2強調画像sagittal像
70歳男性，RA罹病歴の詳細不明，後頚部痛，四肢のしびれを自覚し，理学所見として両上肢筋力低下，両手病的反射，痙性歩行による歩行障害，排尿障害を認めた．画像所見では垂直亜脱臼を認めるが，環軸関節不安定性を認めなかった．SAC 10 mmであり，C1後弓による硬膜管の圧迫を認めたため，後弓切除を行い，硬膜管は良好に除圧された．

いては骨破壊や関節破壊により，脊椎不安定性に問題がある場合が多い．① 明らかな脊椎不安定性を示す場合，② 脊髄に対して前方から圧迫する所見が高度の場合，③ 後弯変形などアライメント異常を認める場合には前方固定術もしくは後方固定術による脊椎固定術を検討する．骨粗鬆症性変化が固定力や術後の骨癒合に影響を与えるため，脊椎固定術を選択する場合には骨粗鬆症を評価することが重要である．胸椎，腰椎ではRA単独での病態は少なく，骨折や変性所見に応じて，後方除圧術，前方固定術，後方固定術などを選択する．

1）頚椎後方除圧術
a）環椎後弓切除
- 明らかな不安定性を認めないAASでは，環椎の前方亜脱臼により脊髄が環椎後弓によって後方から圧迫されるため，脊髄の幅を目安に環椎後弓を部分的に切除し後方除圧術を行う（図2：症例1）．

b）頚椎椎弓形成術
- 中下位頚椎で脊髄圧迫病変を認める場合には，頚椎椎弓形成術が選択される．
- 脊髄後方の椎弓および黄色靱帯を切除もしくは後方に移動させることで，脊柱管の空間を拡大し，後方除圧を得る．

2）頚椎後方固定術
a）環軸関節固定術
- 骨移植と鋼線締結固定を行う手技であるBrooks法と環軸関節間に後方からスクリュー挿入を行う手技であるMagerl法の併用手術が後方から環軸関節を固定する代表的な術式としてあげられる（図3：症例2）．
- 近年ではナビゲーションシステムやインプラントの発展により，環椎に外側塊スクリュー，軸

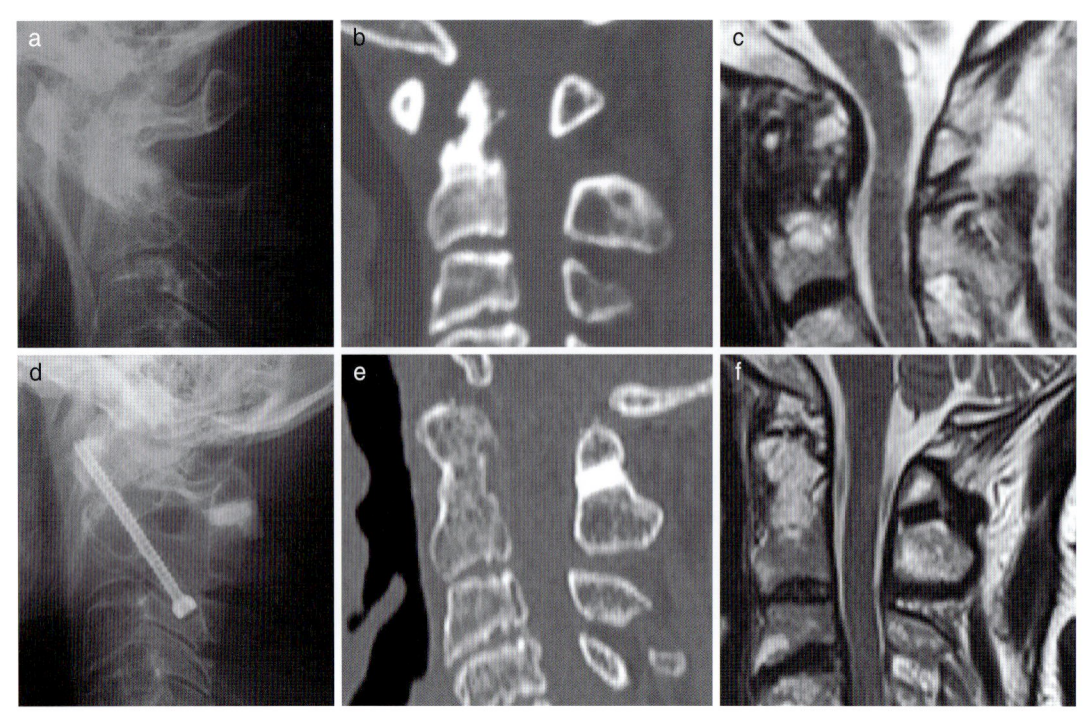

図3 症例2 環軸関節後方固定術（Brooks & Magerl法）
a　術前単純X線側面像，b　術前CT側面像，c　術前MRI T2強調画像sagittal像
d　術後単純X線側面像，e　術後CT側面像，f　術後MRI T2強調画像sagittal像
60歳女性，RA発症後4年，両上肢しびれを自覚し，理学所見として両手指巧緻運動障害，両手病的反射，痙性歩行による歩行障害を認めた．画像所見ではAADI 10 mmと高度な環軸関節前方不安定性と歯突起周囲の滑膜炎を認めた．Brooks & Magerl法による環軸関節後方固定術を行い，術後骨移植部の良好な骨癒合を得ており，硬膜管の除圧効果も良好であった．

椎に椎弓根スクリューを挿入し，ロッドで連結させる手技が固定性に優れ，広まりつつある[2]（図4：症例3）．

- スクリューを挿入する手技では椎骨動脈損傷が重篤な合併症としてあげられ，椎骨動脈の弯曲点がより高位に存在し，軸椎内を走行するhigh-riding VA（vertebral artery）症例では特に椎骨動脈損傷のリスクが高まる[3,4]．
- 椎骨動脈の走行にはさまざまな亜型があり，術前に造影CT検査などを行い，スクリュー挿入方向と血管の位置関係を十分に確認しておく必要がある（図5）．

b）後頭骨－頚椎（胸椎）固定術

- 後頭環椎関節の変形，破壊が進行した状態や頭蓋底陥入症を認める場合には，後頭骨からの固定術が必要となる．
- 後頭骨にプレートをあて，頚椎に挿入したスクリューと連結させる手技が一般的であるが，骨破壊が著しく進行し，スクリュー挿入が困難な場合にはワイヤリングを併用した手術方法も検討する．
- 頚椎病変の進行程度により，胸椎まで固定範囲を延長して，固定力を得る場合がある（図6：症例4）．

3）頚椎前方固定術

- 脊髄に対して前方からの圧迫を高度に認める場合やアライメント異常を認める場合には，頚椎前方固定術を検討する．
- 頚椎前方固定では椎体間に十分な骨移植が可能であり，アライメント矯正効果が高い．
- 骨粗鬆症変化が進行した高齢者や多椎間にわた

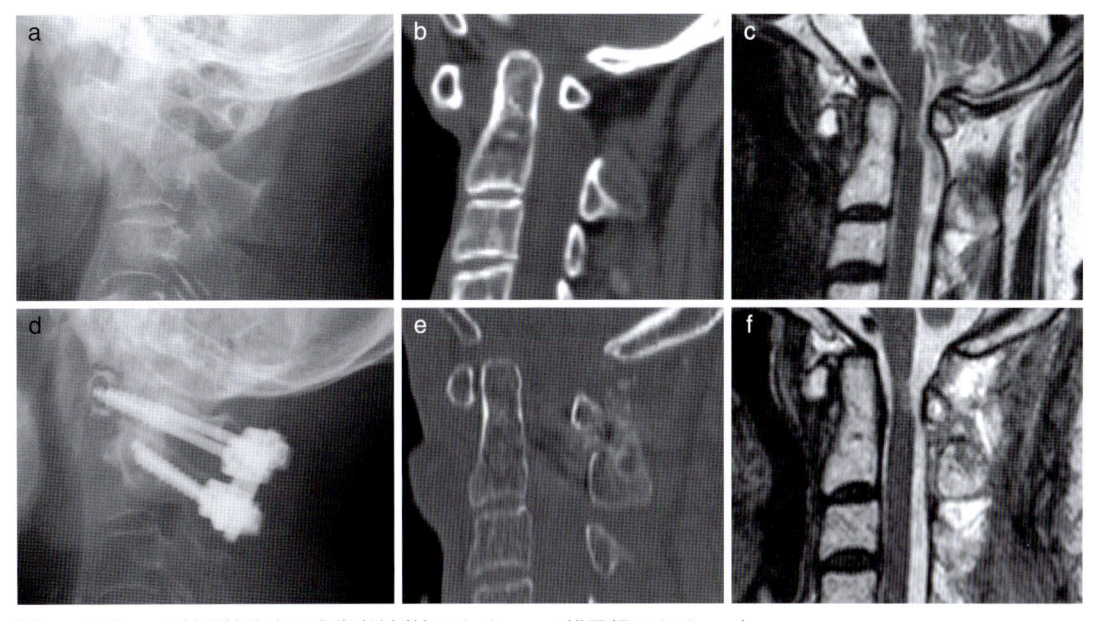

図4 症例3 環軸関節後方固定術（外側塊スクリュー＋椎弓根スクリュー）
a 術前単純X線側面像, b 術前CT側面像, c 術前MRI T2強調画像 sagittal 像
d 術後単純X線側面像, e 術後CT側面像, f 術後MRI T2強調画像 sagittal 像

78歳女性，RA発症後16年，四肢しびれと筋力低下を自覚し，理学所見として両手指巧緻運動障害，両手病的反射，痙性歩行による歩行障害を認めた．画像所見ではAADI 12 mmと高度な環軸関節前方不安定性と歯突起周囲の滑膜炎を認めた．環椎外側塊スクリュー，軸椎椎弓根スクリューによる環軸関節後方固定術を行い，環軸関節の良好な整復と硬膜管の除圧効果を認めた．

図5 術前造影CTによる血管評価
造影CTによる椎体と血管の走行の位置関係を確認する（赤色：動脈，青色：静脈）．特に椎骨動脈は頚椎椎体前側方に位置する左右の横突孔内を上行し，軸椎下面で弯曲するが，弯曲点がより高位に存在し，軸椎内を走行する症例（high-riding VA）などさまざまな亜型がある（黒矢印：椎骨動脈の弯曲点）．スクリュー挿入方向に動脈が存在し，スクリュー挿入が困難な場合には，他の固定方法に変更する．

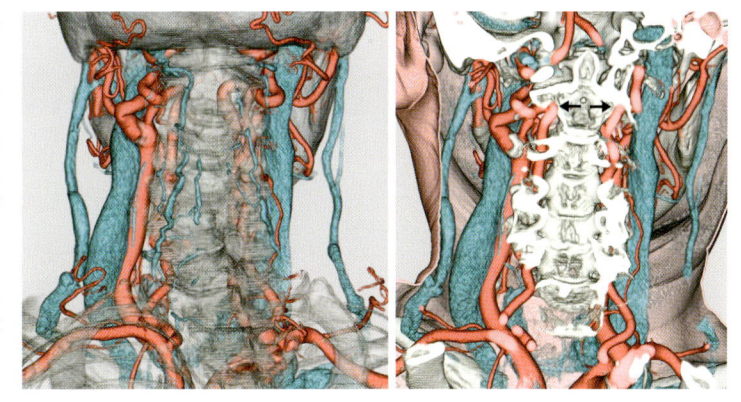

る病変では，術後に前方インプラントの破損，脱転による気管，食道損傷などの重篤な合併症が危惧されるため，頚椎前方固定術の適応には注意が必要である．

3 アドバンスト・レクチャー

● 薬物療法の進歩により，重篤な頚椎病変を有する患者が減少することが期待されているが，頚椎病変は有病率も高く，いったん症状が出現

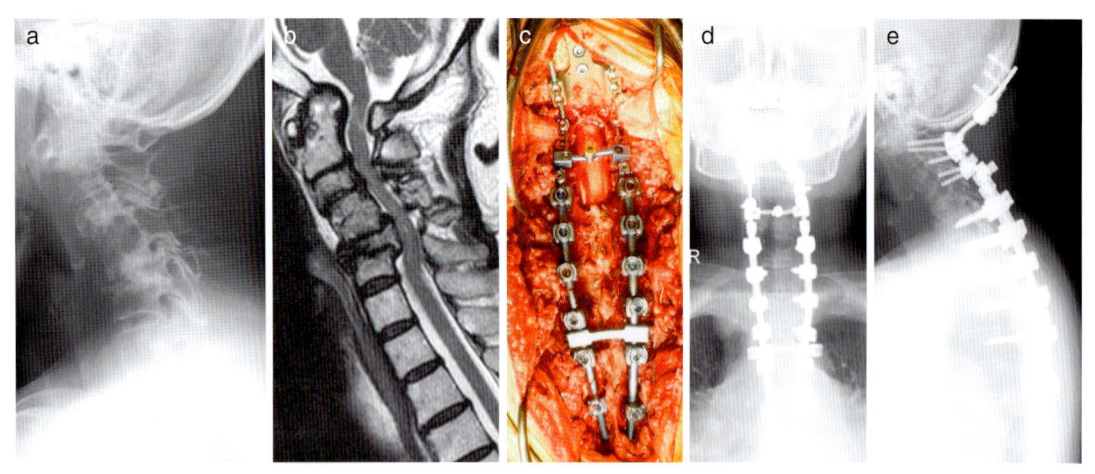

図6 症例4　後頭骨－胸椎後方固定術
a　術前単純X線側面像，b　術前MRI T2強調画像sagittal像，c　術中所見，d　術後単純X線正面像，e　術後単純X線側面像
55歳女性，RA発症後16年，四肢のしびれ感を自覚し，理学所見として両上肢筋力低下，痙性歩行による歩行障害を認めた．画像所見では垂直亜脱臼，C6椎体の楔状化，軸椎下亜脱臼，C2～C7の脊髄圧迫所見を認めた．後頭骨から第5胸椎までの後方除圧固定術を施行した．

し，増悪した場合には，神経機能の回復が得られないことも多い．手術適応の時期を見逃さず，また手術療法の内容も病勢のコントロールを加味して判断すべきである．

- RA診療に関わる内科医，整形外科医が脊椎病変の存在を疑い，手術適応に関しては脊椎外科専門医への紹介が必要である．
- RAによる骨破壊や関節破壊の進行のため，脊椎全体のアライメント異常や骨脆弱性による骨折，変性をきたし，多数回手術を要する症例も多い．
- 頸椎病変に対する手術加療は，脊椎不安定性が深く関わるため，脊椎外科の手術領域の中でも，特に手術の選択が難しく，高度な手技やナビゲーションシステムなどが必要となる．
- RAではhigh-riding VA症例が多いとされ[5]，固定術選択の際には，スクリュー挿入などの手術計画を綿密に行う必要がある．

● 文献
1) Shen FH, et al : Rheumatoid arthritis : evaluation and surgical management of the cervical spine. Spine J 4 : 689-700, 2004
2) Abumi K, et al : Pedicle screw fixation for nontraumatic lesions of the cervical spine. Spine (Phila Pa 1976) 22 : 1853-1863, 1997
3) Gluf WM, et al : Atlantoaxial transarticular screw fixation : a review of surgical indications, fusion rate, complications, and lessons learned in 191 adult patients. J Neurosurg Spine 2 : 155-163, 2005
4) Neo M, et al : A safe screw trajectory for atlantoaxial transarticular fixation achieved using an aiming device. Spine (Phila Pa 1976) 30 : E236-243, 2005
5) Miyata M, et al : Is rheumatoid arthritis a risk factor for a high-riding vertebral artery? Spine (Phila Pa 1976) 33 : 2007-2011, 2008

私のヒヤリハット 腰椎固定術後の発熱と殿部痛

症例：65歳，女性，RA（罹病歴25年），多発性筋炎，糖尿病
主訴：左殿部痛．
現病歴：RA，PMで当院通院中．昨夜から左殿部痛，下肢痛出現．今朝，38℃の発熱あり．当院神経内科受診し当科紹介となった．
初診時所見：左殿部の坐骨神経に沿って圧痛著明．腰部叩打痛なし．SLRテスト右80°陰性，左60°で左殿部痛誘発される．もともと左下肢優位に不全麻痺あり．筋力低下は悪化なし．Patrickテスト両側陰性．感覚障害は，左下肢外側に以前からしびれあり．体温37.7℃，白血球10,010（Seg 84.5%），CRP 3.39．
ヒヤリハット：前年L3/4後方固定術施行（図1）していたためインプラント周囲感染が疑われたが，腰椎MRIでは，脊椎後方固定部のインプラント周囲は特に問題なかった（図2）．しかし，左仙腸関節を中心に前方の腸骨筋背面，後方の梨状筋にSTIRでhigh intensity areaあり（図3）．左仙腸関節炎の診断で入院加療となった．翌日の血液検査では，白血球7,060（Seg 67.9%），CRP 12.07 mg/dlで熱発なく血液培養は陰性であった．CTにて局所に液体貯留はなく，CTガイド下針生検は施行されなかった．抗菌薬投与およびNSAIDs内服で入院10日目，白血球5,230（Seg 44.6%），CRP 0.52と低下し，独歩にて自宅退院となった．

（鉄永倫子）

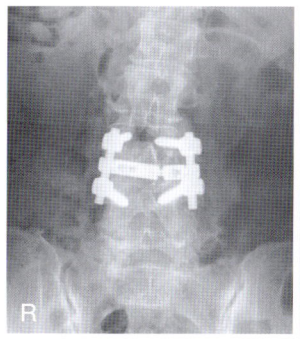

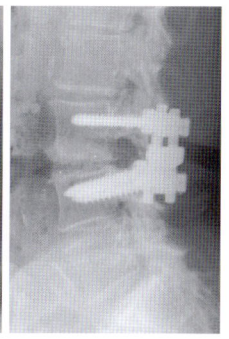

図1　腰椎X線
L3/4片側進入腰椎後方椎体間固定術術後，スクリューのルーズニングなど不整像なし．

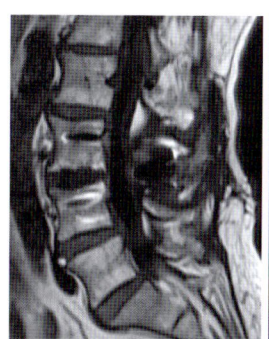

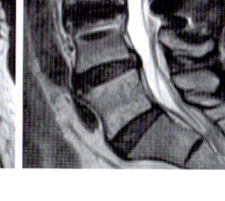

図2　腰椎MRI
インプラント周辺には感染を疑わせる所見なし．

図3　骨盤MRI
左梨状筋の腹側から左仙腸関節にかけて異常信号がある．

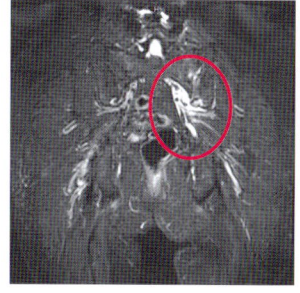

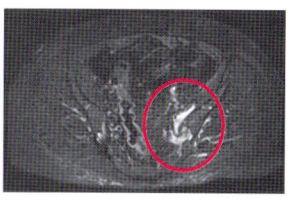

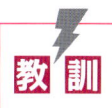

教訓　殿部痛の原因として，坐骨神経痛を起こす病態以外に仙腸関節炎も念頭におき，疼痛部位，圧痛点，理学所見など詳細に確認する必要がある．

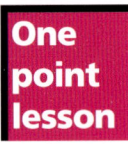

One point lesson リウマチのチーム医療

はじめに

- 他科医師と連携，院内における薬剤師による薬剤指導，ケアマネージャーへの在宅リハビリテーション依頼などのすべてがチーム医療である．
- RA診療のトータルマネジメントでは，医師以外の専門職種との連携したチーム医療が必要である．
- トータルマネジメントは，医師主導の薬物療法，手術療法，リハビリテーションといった治療手段だけでなく，ケアや基礎療法といわれる，RAに関する教育や指導などを含んでいる(201頁参照)．
- 医療の専門化が進み，職種間で一方向の偏ったコミュニケーションが取られやすいが，異なる領域と情報を共有し，患者を中心としてアプローチする必要がある(図1)．

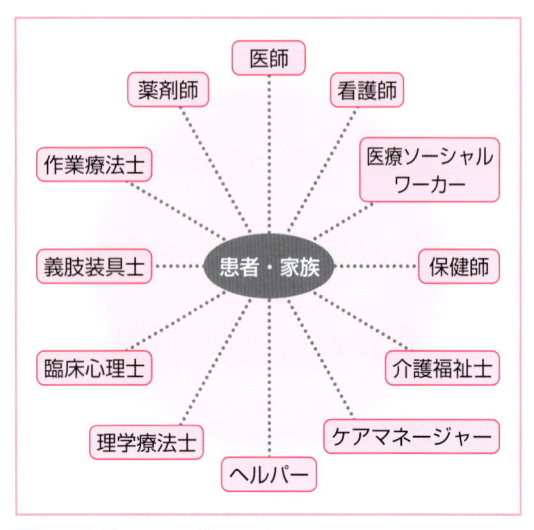

図1 患者へのアプローチ

1 院内連携と地域連携

- 大きく分けて院内連携と地域連携の2つの枠組みがチーム医療にある．
- 院内連携は，病院内やクリニック内における協力体制で，医師が統括してチームを組み，情報を共有し問題の解決に当たる．
- 地域連携は，かかりつけ医と専門病院の医療連携や，在宅医療，地域リハビリテーション活動などを指し，患者の生活圏内で行われる．チームリーダーが存在せず，各専門職種が自分の専門領域を超えて他の分野を理解し協働する．

2 整形外科医の役割

- トータルマネジメントのうち，薬物療法，手術療法，リハビリテーションと広い分野を担当するため，薬剤指導や生活指導に時間を充てることが困難であることが多い．
- 整形外科医は広い分野に横断的に関わるため，患者を包括的に把握し生活を向上でき，主体的にチーム医療に関わることが望ましい．
- 院内連携では，各専門職が力を発揮できるようチームリーダーとして病院内の環境整備が重要である．患者の不調や実生活における問題点がリーダーに上がってくるようであれば，そのチームは良好に機能しているといってよい．入院患者には，カンファレンスなどを通じて患者の包括的な把握を行い，在宅復帰の計画を立てる．
- 地域連携では，医師はチーム医療の一構成員であり，他の専門職と同じ目線であたる必要がある．介護保険意見書の主治医に整形外科医がなることが多いが，福祉関連職からの情報が入りにくいことが問題点である．
- かかりつけでないRA患者に対しては，医療ソーシャルワーカーなどを積極的に活用し，日常生活の状態の把握やかかりつけ医との連携を取る．

3 各専門職種の役割(表1)

❶ 看護師

- 患者に最も近い存在であり，実生活における悩みや問題点を医師に伝達してくれる．副作用への不安などからDMARDsを処方通りに服用していない患者もあり，看護師によるカウンセリングは治療上も有益である．
- 自己注射可能なbDMARDsや骨粗鬆症治療薬のフォルテオ®を使用する患者では，注射手技の指導が必要である．手指変形を有する患者が多く，

表1 専門職種と役割

職種名	院内連携での役割	地域連携での役割
医師	チームリーダー	診察，病態急変時の対応
看護師	患者教育の中心，他職種の代理	在宅看護，在宅医療の補助
理学療法士/作業療法士	リハビリテーションの提供	訪問リハビリテーション，指導
義肢装具士	補装具の作成	—
薬剤師	入院時の服薬指導	院外薬局での服薬指導
管理栄養士	入院中や外来での栄養指導	—
医療ソーシャルワーカー	転院や退院時の調整	在宅環境の整備
ケアマネージャー（介護支援専門員）	—	ケアプランの策定
歯科衛生士	口腔内ケアの指導	通院での口腔内ケアの実施

清潔で確実な注射手技を体得するまで繰り返し指導を行う．
- 他の専門職種が不在でも，必要に応じて栄養相談や薬剤説明，フットケアなど幅広い分野で活躍する．
- 平成22年に日本リウマチ財団登録リウマチケア看護師制度が誕生した．一定の研修を受けた看護師が積極的にリウマチケアに関わるようになり，RAのトータルマネジメントにおいて欠かせない存在となっている．

❷ 理学療法士，作業療法士
- 医師からの処方を受けて運動療法や物理療法，装具療法などのリハビリテーションを行う．
- 患者に接する時間が長く，疾患活動性の変化や痛みの発生に早く気づくこともある．
- 効果的なリハビリテーションには1〜2回/週程度は行う必要があるが，保険診療で受けられるリハビリテーションには限界があり，自己で行う運動の指導が必要である．
- 運動の継続は長期間のADL維持に有効であるが，多くの施設では療法士が介入できる機会が術後リハビリテーションに限られ，在宅を含めて十分なリハビリテーションが提供できていない．

❸ 義肢装具士
- 関節の痛みや機能障害に対して既製品や必要に応じオーダーメードの補装具の作製・調整を行う．
- 高度変形の症例では，オーダーメードの補装具を作製しても使用後に他の部位の痛みを生じることがあり，適宜調整を繰り返し行う必要がある．
- 補装具の処方時に作製目的や形状，素材などを義肢装具士と綿密な打ち合わせが必要である．

❹ 薬剤師
- MTXを含めたcsDMARDsの併用療法，7種類の使用可能なbDMARDs，経口の分子標的薬であるトファシチニブの登場で，薬物療法は複雑になった．
- T2T戦略による薬物療法では頻繁にDMARDsの投与量が変更されるため，高齢の患者はもとより，若年の患者であっても患者自身が自身の投薬を理解することが難しくなっている．
- 外来受診時の院外薬局の薬剤師，入院中の病院薬剤師による患者指導は内服忘れや副作用発生などのリスクを減少できる．

❺ 管理栄養士
- RAの予防や進行の抑制，摂取禁止食品の有無，健康食品の使用判断など，疑問や不安をもつ患者は多いが，食事療法は整形外科医にとってなじみが薄く，指導不足になりやすい分野である．
- 栄養状態の改善と炎症を抑える作用のある食事を摂取するため，食材選択や調理法などの指導を行う．
- 貧血や肥満，骨粗鬆症を合併する患者では，薬物療法や運動指導だけでは十分でない症例もあり個別指導が必要である．

❻ 医療ソーシャルワーカー
- 高齢化社会に伴い，独居などの家族からの支援を得にくい患者が増加し，四肢の関節破壊により移動困難や家事不能に至り，通院困難や日常生活困難な症例が存在する．
- 医療ソーシャルワーカーは患者周囲の環境を把握

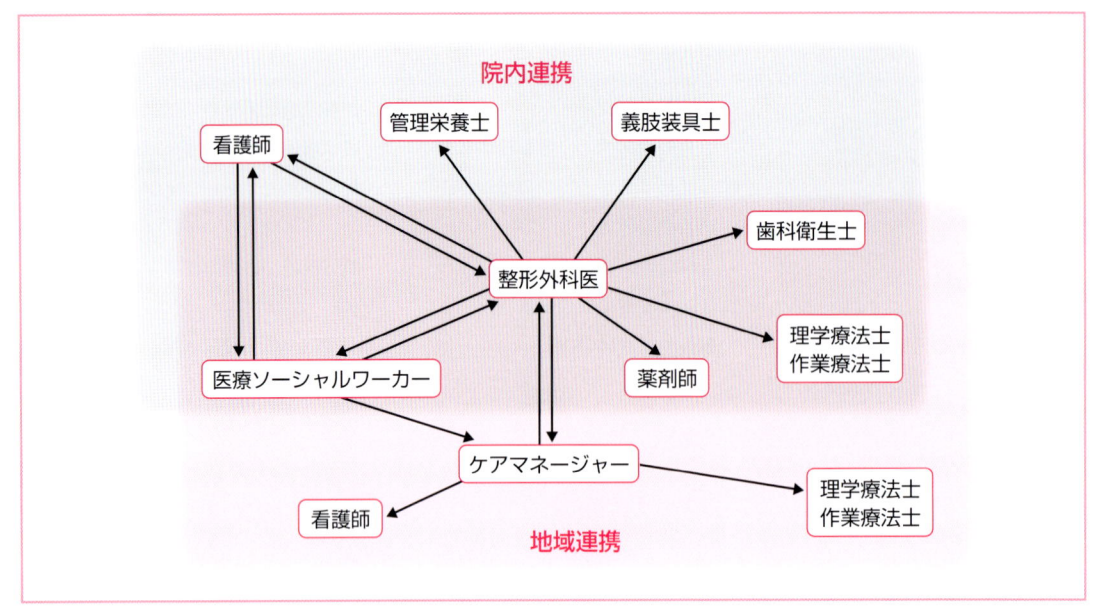

図2 整形外科医の関わり方

し，行政や介護支援センター，ケアマネージャーらと連携を取り環境整備を行う．

❼ ケアマネージャー（介護支援専門員）
- ケアプランを策定し，訪問看護や送迎サービス，給食サービスなどさまざまなサービスの提供を行う．
- RA は介護保険法の特定疾患であり，要介護と認定されれば 40 歳から第 2 号被保険者としてサービスが受けられる．

❽ 歯科衛生士
- 口腔内環境の悪化は，歯周病などの口腔内感染症から自己抗原のシトルリン化につながり，RA の発症に関与するだけでなく，ビスホスホネートやデノスマブを使用中の患者では，顎骨壊死の発生に関与している．
- 長期罹患患者では，手指変形によりブラッシング困難な患者が多いため，院内歯科と連携するかかかりつけの歯科を持つよう指導する．

❾ その他
- ADL 障害を改善することが整形外科医の目標であり，疾患の治療だけにとらわれず患者の日常生活にも目を向ける必要がある．ヘルパー，保健師や介護福祉士といった，福祉関連の専門職とも連携を行う．

4 整形外科医の関わり方（図2）

❶ 院内における関わり方
- 院内ではチームリーダーとして指示を出す必要がある．
- 薬物療法や補装具，リハビリテーションなどの治療手段に関しては，処方および指示を行う．
- リウマチケア看護師がいる場合には，患者教育や指導を依頼し，必要があれば栄養士や薬剤師，医療ソーシャルワーカーにも介入を依頼する．

❷ 地域における関わり方
- ケアプランを通じてケアマネージャーと情報を共有し，具体的な日常生活上の問題点の解決を図る．
- 地域の診療所の医師と連携し，体調の変化時などに患者の受け皿となれるよう情報の共有を行う．

（遠山将吾）

RAのトータルマネジメント

概念

- トータルマネジメントは、薬物療法や手術療法といった治療手段のみをさすものではなく、患者教育や指導、介護や在宅ケアを含む日常生活全体に対する介入をさす言葉である。
- RAは複数の関節を破壊するため、単一のアプローチではADL向上に不足であり、複数のアプローチをあわせて行う。
- 薬物療法、手術療法、リハビリテーション、基礎療法(ケア)が4本柱とされ、これらのアプローチを理解しRAの病期に合わせて行う必要がある(図3)。

薬物療法

- RA治療の基本は炎症の抑制であり、薬物療法は最も重要である。疾患活動性を抑えるためのbDMARDsやcsDMARDsの抗リウマチ薬、経口ステロイド薬、痛みに対するNSAIDsなどの鎮痛薬、骨粗鬆症治療薬が使用される。

手術療法

- RAに伴う機能障害は、炎症を原因とするものと関節構造の破壊を原因とするものがある。
- 薬物療法で改善しない、不可逆的な機能障害に対して手術療法が行われる。複数部位の関節が破壊されており、ADL障害の主因を慎重に検討し適応を決める必要がある。

リハビリテーション

- 周術期や外来通院のリハビリテーションだけでなく、介護保険を用いた通所リハビリテーションや訪問リハビリテーションが含まれる。
- 装具療法や自助具の使用による機能代償、および家屋環境の整備もリハビリテーションに含まれる。ADLの低下を改善し維持するためには、日常生活における活動量を維持する必要がある。

基礎療法(ケア)

- 疾患や自身の病状を十分に理解した患者は、治療の最大の理解者であり、疾患に関する基礎知識教育や指導の全般のことを基礎療法(ケア)という。
- 日常生活における注意点、疾患やその進行に関する知識、薬剤の副作用と用法・用量といった薬物指導、精神のケアも含まれる。

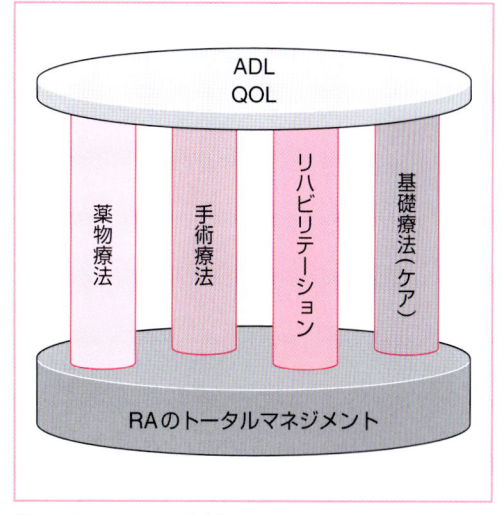

図3 トータルマネジメント

2 リハビリテーション

1) RAのリハビリテーションの考え方
―注意点と禁忌―

千田益生（岡山大学病院総合リハビリテーション部）

まとめ

RAのリハでは，疼痛のコントロールが重要であり，装具や生活指導による関節の変形予防も必要である．症状が朝に悪いことが多く，状態の良い時間にリハを行うように配慮する．炎症活動期は，関節破壊が進行する時期であり，安静が重要な意味をもち，関節に過度な負荷をかけることは禁忌である．炎症非活動期には，愛護的な ROM ex，等尺性収縮を主体とした筋力強化，歩行エクササイズやリウマチ体操，またプールで行う水中エクササイズなど運動を行うことを勧める．自助具，装具，靴なども知っておくべき重要な要素である．

はじめに

RAは自己免疫疾患であり進行性・多発性の関節破壊を特徴とする．薬物治療が非常に進化し，bDMARDの登場以来，緩解を得られる場合は多くなってきた．しかし，薬物治療で全例を緩解に持っていくことは不可能であり，さまざまな理由でうまくいかない場合も結構ある．手術的治療，リハビリテーション（リハ）は，今でも重要な治療であることは変わらない．RAのリハの原則は，疼痛・炎症の軽減と障害の予防あるいは改善である．RAの炎症が活動期であるかどうかを確認することがきわめて重要である．DAS28などの活動性指標を確認し，全身倦怠感，発熱，貧血，食欲不振などの全身症状も認識しておかなければならない．

RAのリハを施行する上で問題となる点は，疼痛，変形，多発性，進行性，変動性，破壊的，リウマチ気質などがあり，難しい面がある[1]．

疼痛によりリハが遂行できないことがあり，疼痛のコントロールは重要である．

関節の変形に対しては，装具による予防や変形を起こさないような生活指導が必要である．関節破壊は基本的には多発性・進行性であり，時に著しい関節破壊を生じることもある．

RAの症状は，朝が良くないことが多く，また日によって異なる場合もある．なるべく状態の良い時間にリハを行うようにすべきである．

症状が多彩であり，関節破壊の進行が早いものもあれば，そうでもないものもある．そのような理由から，長期的なゴールの設定は難しいものがあり，短期的なゴール設定で対応していくことになる[1]．

1 炎症活動期のリハ

関節の疼痛および腫脹への対応が重要である．この時期は関節破壊が進行する時期であり，安静が重要な意味をもち，関節変形の予防が目標となる．関節に負荷を過度にかけることは禁忌である．

1）生活指導
- 炎症活動期には炎症の強い関節を保護すべきである．
- 生活活動での禁忌は，重量物の持ち運び，痛みをこらえての階段昇降・正座，過度の筋肉トレーニングなどであり，理由としては関節に負荷を過度に与えると関節破壊・変形が進行する

- ためである．
- 重いものを手で持つ，あるいは強く握るとMP関節の亜脱臼や尺側偏位を起こす．ピンチ動作も力を入れすぎると母指と示指の変形につながる．
- 立ち上がりが疼痛などで困難な場合，便座，椅子，ベッドなどの高さを高くすれば立ち上がりやすくなる．
- 局所の安静に加えて，全身の安静も心がける．一日中安静にしていると廃用になってしまうので，毎日一定時間の安静（午前と午後2時間程度）を取ることが望ましい．

2）物理療法
- 炎症活動期の物理療法の目的は鎮痛である．物理療法は可動域エクササイズや筋力強化トレーニングに先駆けて行うことが多い．
- 物理療法として，温熱，経皮的電気刺激transcutaneous electrical nerve stimulation (TENS)，水治療，寒冷療法などがある．
- 表面温熱療法としてはホットパックやパラフィン浴がよく用いられる．
- 深部温熱療法としては超短波，極超短波が用いられるが，人工関節など金属が入っている場合は禁忌である．
- 温熱療法は，朝のこわばりに対して有効である．一方で関節内温度の上昇はコラゲナーゼの活性を上昇させ，関節破壊を進行させる可能性があるため，長時間使用は避けるべきである．
- TENSは鎮痛薬やステロイド局注が無効である関節痛に対して，施行してみてよい治療法である．
- 水治療は，気泡浴，渦流浴が循環障害の改善に有効である可能性がある．寒冷療法も循環障害に効果的[2]と言われている．

3）装具療法
次項参照．

4）関節可動域エクササイズ（ROM ex）
- 炎症活動期のROM exは，一般に朝のこわばりが改善してきた以後の時間に行うべきである．
- 自動運動あるいは自動介助運動で1日1～2回行う．
- 5，6回のウォーミングアップの後，2～3回のROM exを行う．
- 痛みを伴わないように行う．
- 全くROM exを行わないと関節拘縮になりやすく，急に動かし始めると疼痛が強く，かえって炎症を増強させてしまう．
- 炎症活動期であってもROM exは行うべきである．
- 1日1時間程度の腹臥位は，股関節の屈曲拘縮，膝の屈曲拘縮に有効である．

5）筋力強化エクササイズ
- 関節保護のため，基本的に等尺性収縮が用いられる．
- 最も痛みの少ない肢位で行う．
- 等尺性収縮では血圧上昇が起こりやすいので注意する．
- 心肺機能に問題がなければ，最大等尺性収縮を6秒間，1日2回行う．
- いきまないために声を出して行うほうが良い．
- 過度な筋力強化は禁忌であり，重い負荷は避ける．

2 炎症非活動期のリハ

1）ROM ex
- 温熱療法で疼痛閾値を上げておいてROM exを行う．1日3～4回，愛護的に行う．決して疼痛を伴った暴力的なエクササイズは行ってはいけない．
- 手指のROM exは，少し長軸方向へ引っ張りながら行うと関節面への負担は少ない．肩関節の拘縮に対しては，コッドマン体操を指導する．上肢を下方に牽引することで，関節周囲の弛緩が得られ，関節拘宿の改善が得られる．
- 膝関節，股関節のROM exでは円筒を用いて下肢で転がすように自動運動を行わせると痛みが少なく可動域を獲得しやすい．人工膝関節全置換術（TKA）などの術後に有効である．

2）筋力強化エクササイズ
- 関節保護の意味で，等尺性収縮が主体の筋力強化を行う．痛みがなく行えるのであれば，等張性抵抗運動や等速性運動も考慮する．

- 股関節，膝関節の伸展筋力が低下してうまく収縮できないときには，仰臥位で指導者が膝下に枕を置いて，その枕を押し付けるように指導するのも一法である．
- バイオフィードバックを用いて筋肉の収縮を音や光として捕らえることも効果的である．
- 等尺性収縮による筋力強化エクササイズを，5回を1セットとして1日3セット行うように指導する．抵抗として，セラバンドやチューブを用いることも痛みがない範囲で有効である．
- RAの早期から運動療法として筋力強化エクササイズを行うほうがQOLの改善が得られたとする報告があり，痛みのない範囲で筋力強化エクササイズは推奨できる．

3）起立・歩行エクササイズ

- 起き上がりから，座位，端座位，立位，そして歩行のエクササイズを行う．膝関節，足関節の変形や拘縮を認める場合は，装具やリウマチ靴などを考慮する．患者自身で装着でき，軽いものでないと着けられない．試着できる装具を置いておくほうが良い．
- 足指の変形にはエルゴトンなどが有効である．できるだけ動くように指導する．

4）リウマチ体操・水治療

リウマチ体操は患者自身で簡単にできる運動療法である．棒や紐などを用いると行いやすい．局所関節の可動域改善だけでなく，全身をリラックスでき体力の向上にも繋がる．
- またプールで行う水治療は，浮力により関節への負荷は減少でき，水の抵抗による筋力向上，また温浴による筋肉や心理面でのリラックス効果が望める．

5）自助具

次項参照．

3 RAにおけるリハビリテーションのエビデンス[3]

日本リウマチ学会編の「関節リウマチ診療ガイドライン2014」が2014年10月に発刊された．リハビリテーションに関係するエビデンスについて記載する．

1）RA患者に対する運動療法を推奨する

推奨の強さ：強い　同意度：4.95

RA患者における運動療法の有用性に関するエビデンスは限られるが，筋力および心肺機能を指標とした身体機能の向上，日常生活作障害の改善については一貫して効果がみられた．また運動負荷による関節破壊の進行や痛み，疾患活動性の増加などの有害性は認められなかった．さらに，患者の価値観に関するアンケート調査およびフォーカスグループでは，リハビリ治療に対する強い患者のニーズが明らかになった．

2）RA患者に対する患者教育を推奨する

推奨の強さ：強い　同意度：4.95

RA患者における患者教育に関するエビデンスは限られるが，身体障害，疼痛関節数，患者全般評価，心理状況については短期的には一貫して効果がみられた．患者教育そのものの効果のみならず，現在の薬物療法，および手術療法を進めるためには，患者との治療についての合意形成が必須であり，そのためには患者養育は不可欠である．よってRA患者に対する患者教育を強く推奨することとした．

3）RA患者に対する作業療法を推奨する

推奨の強さ：強い　同意度：4.94

RA患者における作業療法の有用性に関するエビデンスは限られるが，関節保護プログラムの効果は確認されていた．現在，長期罹病患者，身体機能に障害を持つ患者は多い．患者の価値観に関するアンケート調査およびフォーカスグループでは，リハビリ治療に対する強い患者のニーズが明らかになった．薬物療法の進歩により疾患活動性の徹底したコントロール，身体機能進行悪化の抑制はかなり可能となっており，作業療法による身体機能の維持，向上を目指すことは重要と考えられ，RA患者に対する作業療法を強く推奨することとした．

● 文献
1) 千野直一編：現代リハビリテーション医学，金原出版，東京，408-420, 2009
2) 日本リウマチ学会・日本リウマチ財団編：リウマチ病学テキスト，診断と治療社，東京，458-465, 2010
3) 日本リウマチ学会編：関節リウマチ診療ガイドライン2014，メディカルレビュー社，東京，90-93, 2014

2 リハビリテーション

2) RAに有効な装具療法

大橋鈴世・三上靖夫（京都府立医科大学リハビリテーション医学）

まとめ

① 目的
　適切な装具療法はRA患者の関節機能を維持し，代償することでADLの改善に効果がある．よりよい効果を得るためには，RAによる障害を正しく評価した上で，患者の意志を尊重しながら装具を作製する必要がある．

② 装具の種類
- 体幹装具
　頸椎：軟性カラー（ソフトカラー），硬性カラー（ポリネックカラー），フィラデルフィアカラー
- 上肢装具
　手指：リングスプリント，指用ナックルベンダー（屈曲補助装具），指用逆ナックルベンダー，尺側偏位矯正装具，母指固定装具・サポーター
　手関節：コックアップスプリント，サポーター
　肘関節：肘関節固定装具
- 下肢装具
　足部・足関節：外反母趾装具，トゥースプレッダー，足趾バンド，足底挿板，足関節サポーター，アンクルカプセル，靴型装具（整形靴）
　膝関節：膝関節サポーター
- 歩行補助具：T字型杖，ロフストランド杖，プラットホーム杖，歩行器
- 自助具：缶・ペットボトルのオープナー，ドアノブ回し，水道栓回し，柄に工夫されたスプーン・フォーク，錠剤取り出し器，坐薬挿入器，ボタンエイド（ボタン掛け補助具），特殊爪切り，リーチャー，マジックハンド，トング，ソックスエイド（靴下履き補助具）

③ 補装具作製に利用できる制度
　医療保険制度，介護保険制度，障害者福祉制度などがある．各々の制度の適応，特徴，利点などを把握し，適切に活用することが重要である．

はじめに

　RAでは全身の関節が進行性に破壊される．関節の疼痛，変形，不安定性のため，患者の関節機能は低下し，ADLが制限される．装具療法は，適切な薬物療法や手術療法を行ったうえで正しく活用すれば，患者のADLを改善し維持することに有効である．

1 RAにおける装具療法の目的

1) 炎症，疼痛を軽減させる．
2) 変形を予防し，矯正する．
3) 関節の支持性を向上させる．
4) 失われた機能を代償し，補助する．

　最終的な目標は，患者のADLを改善し維持することである．

2 RAにおける装具療法の問題点と考慮すべきポイント

RAの装具療法では，下記のようなさまざまな問題点を考慮しながら行う必要がある．

1）問題点
- 多発性，進行性である．
- 女性患者が多い．
- 装着が長期にわたって必要となることが多い．
- 手指，手関節などの障害により，装具の着脱が容易でないことが多い．
- 変形が多様であり，高度変形例も多い．
- 皮膚が脆弱である．

2）ポイント
a）十分な患者教育
患者自身が装具の必要性を理解し，積極的に装着するようになるには，患者教育を十分に行う必要がある．RAの自然経過，装具の目的・種類・使用方法などを説明する．また，装具のみでRAの治療を行うことは不可能であり，適切な薬物療法や手術療法を行った上で使用することを説明する．普段日常生活で行っている動作をチェックし，関節に負担のかかる動きを避けるように指導することも重要である．

b）使いやすさへの配慮
軽量である．外観がよい．着脱がしやすい．修正が容易である．装着感がよい．耐久性がある．

c）皮膚障害への注意
骨の突出部などの皮膚の障害を必ずチェックする．

d）隣接関節への注意
装具の対象となる関節だけでなく，隣接する関節にも注意する．装具で固定することによって，隣接する関節にかかる負荷が増大し，変形が進行する可能性がある．

e）経過に応じたチェックと調整
関節の破壊は進行性であるため，フォローアップを適宜行い，変形に応じて調整する必要がある．装具を作製した後，そのまま放置してはならない．

f）装具の適応
変形が高度でも，それに順応した生活ができている場合もある．このような症例に装具を作製すると，かえってADLが低下する可能性がある．またそもそも装具を装着しない可能性も高い．局所の状態だけでなく，機能障害，ADL障害など全体を評価してから適応を決定する必要がある．

3 装具作製時期

(1) 急性期：固定・安静による消炎・鎮痛効果
(2) 慢性期：変形の予防・矯正，支持性の獲得
(3) 術後：局所の安静，矯正位の保持

4 装具の種類

RAで使用する装具には，
(1) 市販の既製品
(2) 義肢装具士が採型し，作製するもの
(3) 作業療法士が熱可塑性の材料などを用いて作製するもの

などがある．スプリントという名称は，作業療法士が作製する簡易装具に対して用いられることが多いが，上肢に使用する軽量の装具を総称して用いられることもある．

1）体幹装具
a）頚椎
環軸椎亜脱臼，頚髄症・神経根症などの神経症状，頚椎術後などに対し，頚椎装具を作製する．頚椎の過度の動きを制限することで，疼痛を軽減させ変形進行を予防する．

市販のものを使用することが多いが，テープを固定する位置を調整したり，テープに指をかけるためのループをつけたりすることによって装着しやすくする工夫が必要である．

種類：(図1)
(1) 軟性カラー（ソフトカラー）
スポンジ製．柔らかく装着感が良い．支持性は

図1　頚椎カラー
a　ソフトカラー
b　ポリネックカラー
c　フィラデルフィアカラー
d　側方にマジックテープを付けたポリネックカラー

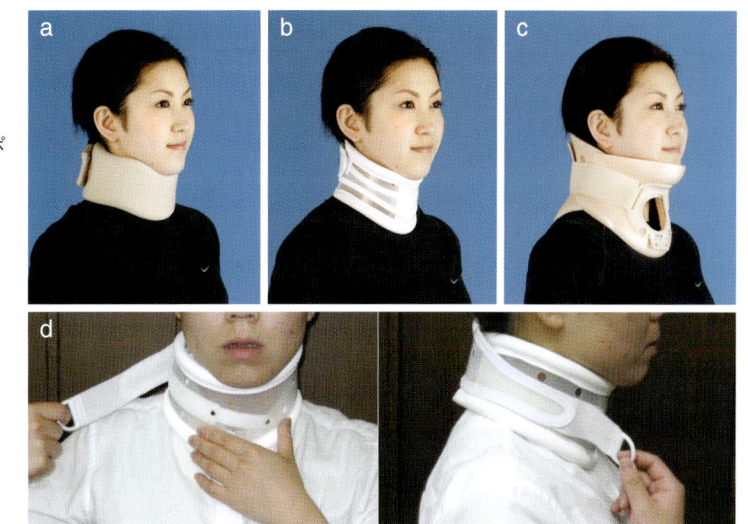

弱い．
(2)硬性カラー（ポリネックカラー）
　ポリエステル製．2枚のシートをずらすことで高さ調整が可能．主として前後屈を制限するが，側屈・回旋は制限しない．
(3)フィラデルフィアカラー
　発泡ポリエチレン性．柔らかくて軽く装着感が良い．前後屈・側屈・回旋を制限する．

2）上肢装具
a）手指（図2）
　スワンネック変形，ボタン穴変形，IP関節側方不安定性，母指Z変形，MP関節尺側偏位，母指CM関節障害などに対し，指装具・スプリントを作製する．つまみ，握り動作を改善する．
　種類
(1)スワンネック変形
　リングスプリントや指用ナックルベンダー（屈曲補助装具）が用いられる．リングスプリントは，8文字型で指輪のように装着する．市販の金属製のものがあるが，高価である．熱可塑性材料を用いて作製することも可能である．PIP関節の屈曲をゴムなどで補助する指用ナックルベンダーが用いられることもある．

(2)ボタン穴変形
　リングスプリントや，指用逆ナックルベンダーなどが用いられる．
(3)MP関節尺側偏位
　尺側偏位矯正装具などを用いて変形の進行を予防する．
(4)母指Z変形，CM関節障害
　母指固定装具を用いる．軟性装具と硬性装具がある．症状が強い場合には手関節も含めて固定する．
b）手関節（図3）
　コックアップスプリント，手関節サポーター
　関節を安定化させ，変形を防止するために手関節装具を作製する．把持動作に支障が生じないよう，MP関節にかからないようにする．
c）肘関節（図4）
　肘関節の疼痛，変形，側方不安定性に対して肘装具を作製する．片手で装着しやすいよう工夫する必要がある．

3）下肢装具
a）足部・足関節（図5）
(1)前足部障害
　外反母趾，扁平三角状変形，槌趾，鷲爪趾，開張足などの変形が見られる．変形によって荷重部位が偏位し，足底に異常な圧が集中すると有痛性

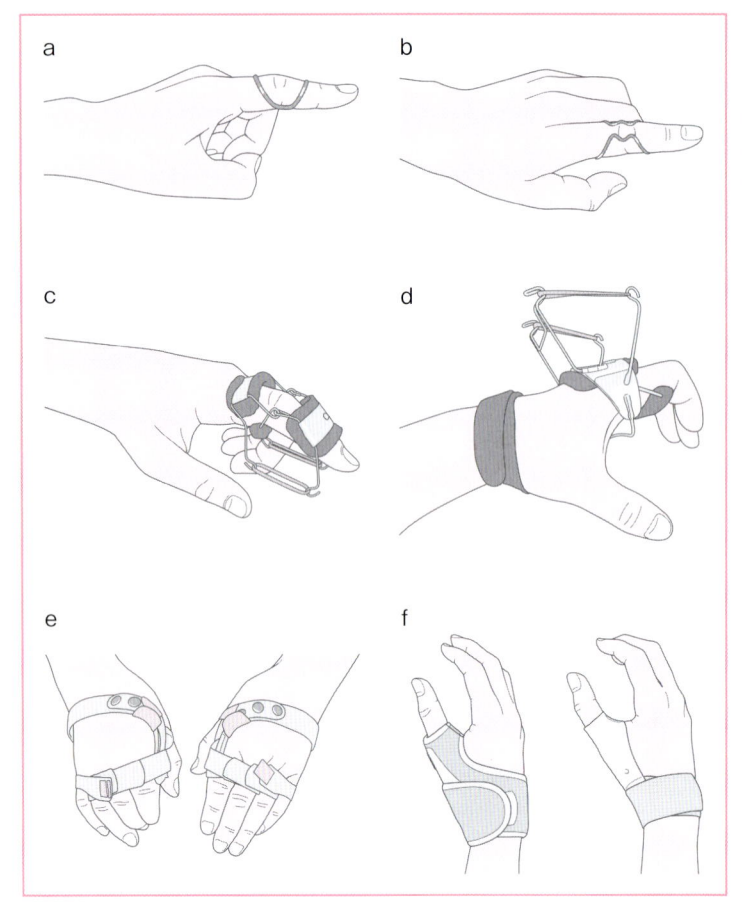

図2 指用装具
a スワンネック変形用リングスプリント
b ボタン穴変形用リングスプリント
c 指用ナックルベンダー
d 指用逆ナックルベンダー
e 尺側偏位矯正装具
f CM関節固定装具

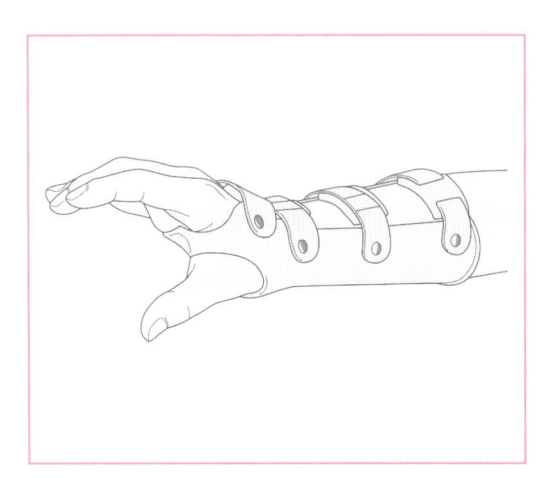

図3 手関節装具(コックアップスプリント)

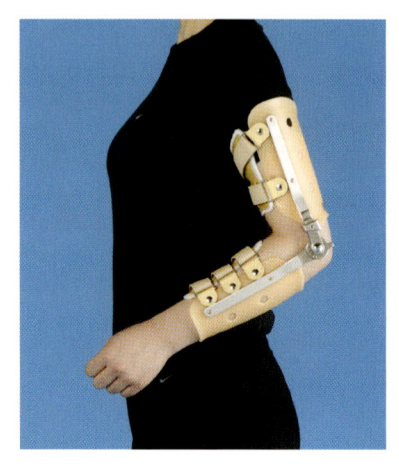

図4 肘関節装具(肘関節固定装具)

胼胝が生じる.
　外反母趾や扁平三角状変形に対しては,外反母趾装具やトゥースプレッダーを用いる.槌趾,鷲爪趾に対して,足趾バンドを用いることがある.必要に応じてメタターサルパッドを使用した足底挿板を作製する.

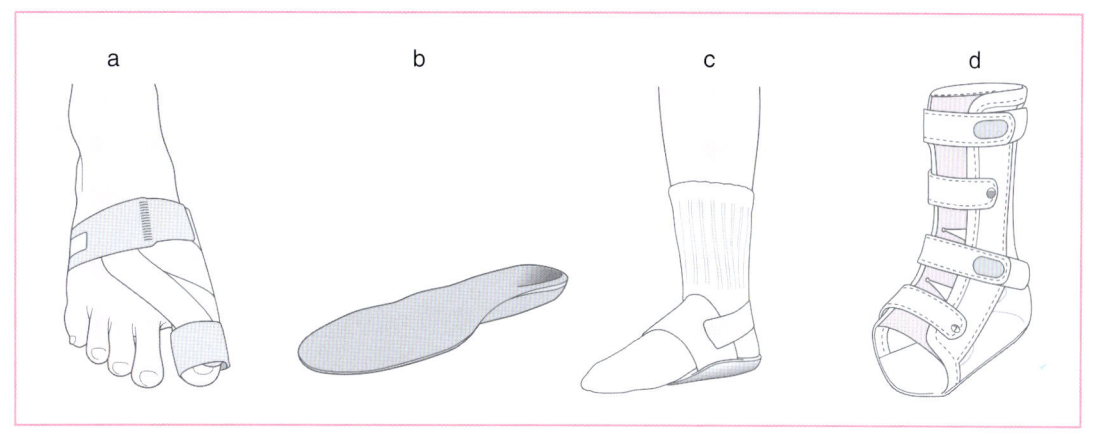

図5 足部・足関節装具
a 外反母趾装具
b 足底挿板（靴敷型）
c 足底挿板（室内用）
d アンクルカプセル

(2) 中～後足部障害

縦アーチが消失し，扁平足が見られる場合には，アーチを保持するアーチサポートを使用した足底挿板を作製する．後足部の外反に対してはインナーウェッジ，内反に対してはアウターウェッジを使用した足底挿板とする．内外反の変形や不安定性が強い場合には足関節サポーターやアンクルカプセルなどの足関節固定装具を用いる．

(3) 靴型装具（整形靴）

足部や足関節の変形が高度になり，市販の靴を履くことが困難になった場合などに作製される．足底挿板と組み合わせる．前足部の変形に対応するために，つま先部分を大きくしたり，柔らかい素材を使用したりする．外観のデザイン性に劣ることが多く，高価である．

b) 膝関節（図6）

膝内反・外反変形，反張膝，屈曲拘縮，不安定性，伸展筋力低下などに対して，膝サポーターを用いる．テープを固定する位置を調整したり，テープに指をかけるためのループをつけたりすることによって装着しやすくする工夫が必要である．

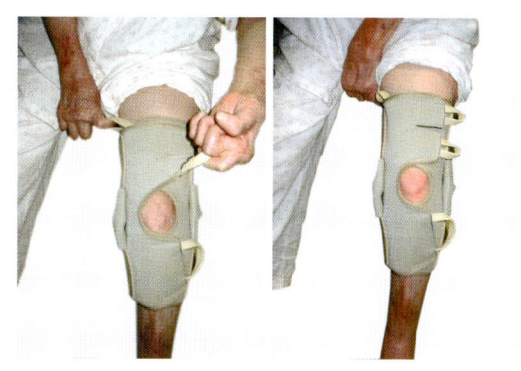

図6 膝関節装具（マジックテープ部にループをとりつけた膝関節サポーター）

4) 歩行補助具と自助具

a) 歩行補助具（杖，歩行器）（図7）

RA患者では手指，手関節，肘などの障害のため，通常の杖では体重を支持することが困難なことがある．このような場合には，肘を屈曲したまま前腕部で体重を支持することの可能なプラットホーム杖が用いられることがある．T字型杖やロフストランド杖もよく用いられるが，握り部分を把持しやすくする工夫が必要なことが多い．

b) 自助具（図8）

身体機能に障害がある人にとって困難な日常生活上の動作を，可能な限り容易に行えるように工

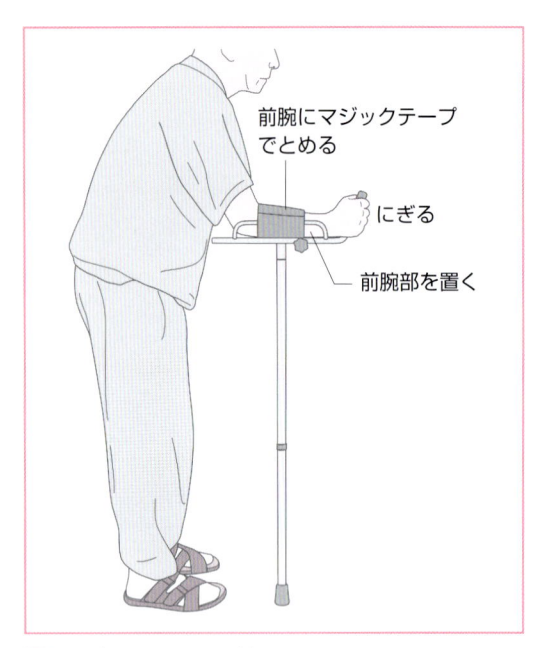

図7 プラットホーム杖

夫された道具のこと．関節保護を目的とするものもある．

　RAの患者の約60％が使用している．
- 缶やペットボトルの蓋をあけるためのオープナー
- ドアノブ回し
- 水道栓回し
- 柄に工夫されたスプーン，フォーク
- 錠剤取り出し器，坐薬挿入器
- ボタンエイド（ボタン掛け補助具）
- 特殊な爪切り
- 離れたところのものに手が届くようにするためのリーチャー
- マジックハンド，トング
- ソックスエイド（靴下履き補助具）

5 アドバンスト・レクチャー

補装具作製に利用できる制度（2015年11月現在）

1）医療保険制度
治療的要素のあるものは医療保険制度の対象となる．一般的には，少なくとも初回の装具作製は医療保険で対応し，以後生活の中で長期にわたって使用するものであれば，障害者福祉制度による補装具費支給で対応することが多い．

2）介護保険制度
- 福祉用具貸与（車椅子，歩行器，杖など）が可能であるが，既製品の中から選択することになる．
- 原則的には，介護保険が適応される場合には障害者福祉制度による補装具費支給は対象外となる．
- RAは介護保険法で「特定疾患」に指定されているため，40〜64歳の第2号被保険者でも，要介護と判定されれば介護保険のサービスを利用することができる．

3）障害者福祉制度（障害者総合支援法－補装具支給制度）
- 通常，障害者福祉制度を利用するには身体障害者手帳の取得が必要であるが，RAは障害者総合支援法による難病に指定されており，車椅子，電動車椅子，歩行器，整形靴については，身体障害者手帳の有無にかかわらず，必要と認められれば補装具支給の対象となる．
- 原則的に医療保険，介護保険などを優先して対応する．
- 支給対象となるのは1種目につき1個であり，入浴用や室内用などに2個目の装具を作製することは原則的には認められない．
- 補装具には耐用年数が定められており，その間は原則として再支給は認められず，修理して対応する．耐用年数：装具1〜3年，杖2〜4年，歩行器5年，車椅子6年．

● 文献
1) 久保俊一ほか編：イラストと写真でわかる実践装具療法―装具の選択と疾患別使用例―，金芳堂，京都，2015
2) 伊藤利之ほか編：義肢装具のチェックポイント，第8版，日本整形外科学会/日本リハビリテーション医学会監修，医学書院，東京，2014

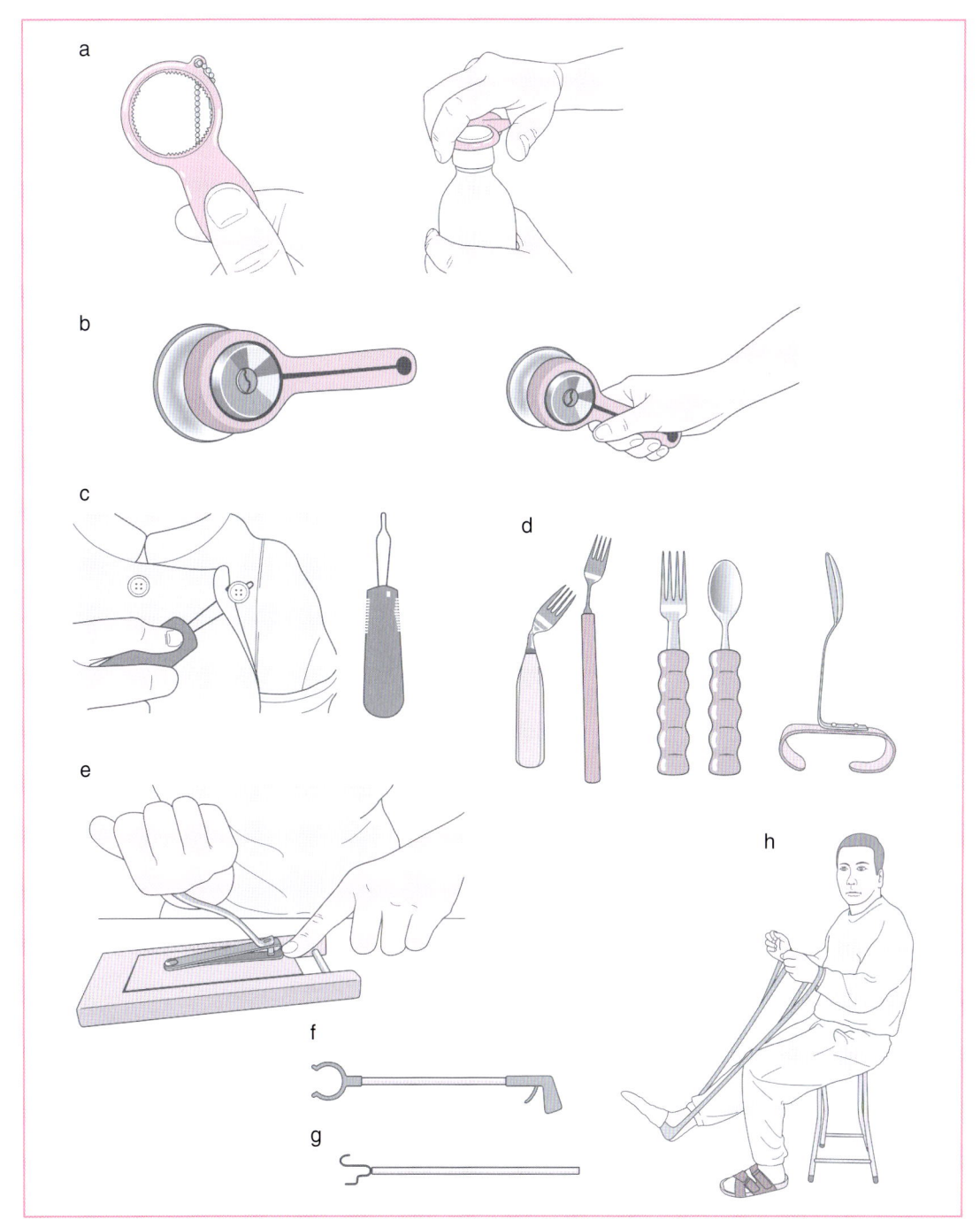

図8 自助具
a ペットボトルオープナー
b ドアノブ回し
c ボタンエイド
d 柄に工夫されたスプーン,フォーク
e 特殊爪切り
f リーチャー
g マジックハンド
h ソックスエイド

3) 日常診療で使用すべき評価法

千田益生（岡山大学病院総合リハビリテーション部）

まとめ

RAにおける評価としては，まず可動域や筋力の評価は必須である．治療効果や経過の判定では，世界的に広く用いられている患者立脚型QOL評価を勧める．患者立脚型QOL評価には，包括的評価と疾患特異的評価がある．包括的評価法では，SF-36，EQ-5Dが代表的であり，疾患特異的評価法は，HAQ（MHAQ）やAIMS2が代表的である．一方，機能的な評価も重要である．下肢の機能評価としてTUGは世界的に広く認められている評価法であり，上肢に関してはDASHやHand20が有名である．それぞれの評価法について概説する．

はじめに

日常診療で使用すべき評価としては，基本的に可動域，筋力は必ず評価する．可動域は日本整形外科学会日本リハビリテーション医学会制定の方法で行う[1]．筋力評価は徒手筋力評価法（manual muscle testing：MMT）で評価することが一般的であるが，定量的に握力，ピンチ力，背筋力，等運動性機器による評価（Cybexなど），用手力量計[2]による評価などを行うことも有効である．

RAについて，治療効果や経過の判定に有効であり，世界的に認められている評価法について記載する．治療効果の判定には，QOL評価を用いることが一般的である．QOLの評価では，患者立脚型QOL評価が広く用いられており，包括的評価と疾患特異的評価がある．包括的評価法では，SF-36，EQ-5Dが代表的である．RAにおける疾患特異的評価法は，HAQ（MHAQ）やAIMS2が代表的である．一方，機能的な評価も重要である．下肢の機能評価として，TUGは世界的に認められている評価法であり，下肢に関する介入では有用である．上肢に関しては，DASHが世界的に認められた評価法である．上肢の機能評価として，Hand20も有効とした報告もあり，それぞれの評価法について概説する．

1 SF-36[3]（図1）

- SF-36は，アメリカで1986年に開始された医療評価研究Medical Outcome Study（MOS）に伴って開発された．健康関連QOLを測定するために開発された尺度であり，科学的で信頼性・妥当性が認められている．現在，170ヵ国語以上に翻訳され，世界中で広く用いられている．

- ある疾患に限定した内容ではなく，健康についての共通した概念により構成されている包括的QOL評価である．疾患の異なる患者間でQOLを比較したり，疾患を持つ患者の健康状態を健常な人の健康状態と比較したりすることもできる．

- 国民標準値が公開されており，比較することで被験者の健康状態を把握することができる．健康状態の評価尺度として世界で最も広く用いられている．

あなたの健康について

このアンケートはあなたがご自分の健康をどのように考えているかをおうかがいするものです。あなたが毎日をどのように感じ、日常の活動をどのくらい自由にできるかを知るうえで参考になります。お手数をおかけしますが、何卒ご協力のほど宜しくお願い申し上げます。

以下のそれぞれの質問について、一番よくあてはまるものに印（☑）をつけてください。

問１　あなたの健康状態は？（一番よくあてはまるものに☑印をつけて下さい）

最高に良い	とても良い	良い	あまり良くない	良くない
☐ 1	☐ 2	☐ 3	☐ 4	☐ 5

問２　１年前と比べて、現在の健康状態はいかがですか。
（一番よくあてはまるものに☑印をつけて下さい）

１年前より、はるかに良い	１年前よりは、やや良い	１年前と、ほぼ同じ	１年前ほど、良くない	１年前より、はるかに悪い
☐ 1	☐ 2	☐ 3	☐ 4	☐ 5

1

問３　以下の質問は、日常よく行われている活動です。あなたは健康上の理由で、こうした活動をすることがむずかしいと感じますか。むずかしいとすればどのくらいですか。
（ア～コまでのそれぞれの質問について、一番よくあてはまるものに☑印をつけて下さい）

	とてもむずかしい	少しむずかしい	ぜんぜんむずかしくない
ア）激しい活動、例えば、一生けんめい走る、重い物を持ち上げる、激しいスポーツをするなど	☐ 1	☐ 2	☐ 3
イ）適度の活動、例えば、家や庭のそうじをする、１～２時間散歩するなど	☐ 1	☐ 2	☐ 3
ウ）少し重い物を持ち上げたり、運んだりする（例えば買い物袋など）	☐ 1	☐ 2	☐ 3
エ）階段を数階上までのぼる	☐ 1	☐ 2	☐ 3
オ）階段を１階上までのぼる	☐ 1	☐ 2	☐ 3
カ）体を前に曲げる、ひざまずく、かがむ	☐ 1	☐ 2	☐ 3
キ）１キロメートル以上歩く	☐ 1	☐ 2	☐ 3
ク）数百メートルくらい歩く	☐ 1	☐ 2	☐ 3
ケ）百メートルくらい歩く	☐ 1	☐ 2	☐ 3
コ）自分でお風呂に入ったり、着がえたりする	☐ 1	☐ 2	☐ 3

2

図1　SF-36（文献3）より引用）

表1 EQ-5D

移動の程度
　私は歩き回るのに問題はない
　私は歩き回るのにいくらか問題がある
　私はベッド（床）に寝たきりである
身の回りの管理
　私は身の回りの管理に問題はない
　私は洗面や着替えを自分でするのにいくらか問題がある
　私は洗面や着替えを自分でできない
ふだんの活動（例：仕事，家事，家族・余暇活動）
　私はふだんの活動を行うのに問題はない
　私はふだんの活動を行うのにいくらか問題がある
　私はふだんの活動を行うことができない
痛み/不快感
　私は痛みや不快感はない
　私は中程度の痛みや不快感がある
　私はひどい痛みや不快感がある
不安/ふさぎ込み
　私は不安でもふさぎ込んでもいない
　私は中程度に不安あるいはふさぎ込んでいる
　私はひどく不安あるいはふさぎ込んでいる

（文献4）より引用）

- 身体機能，日常役割機能（身体），体の痛み，全体的幸福感，活力，社会生活機能，日常生活機能（精神），心の健康の8つの概念からできており，下位尺度と呼ばれる．それぞれの下位尺度は，単独でも用いることができる．
- データをもとに解析を行った結果，身体的健康，精神的健康の2因子が抽出された．身体的健康度には，身体機能，日常役割機能（身体），体の痛み，全体的健康感の4下位尺度の相関が高く，精神的健康度は，心の健康，日常役割機能（精神），社会生活機能，活力の4下位尺度において相関が高かった．
- 対象年齢は16歳以上で，自己記入式，電話聞き取り式，面接式のいずれの方法でも実施可能とされている．SF-36日本語版を使用するには，使用許可を取る必要がある．

2 EuroQol（EQ-5D）[4]（表1）

- 健康水準の変化を評価するための包括的評価法の1つであり，国際的に用いられている．5項目法（5 dimensions：5D）とVASの2部から構成されるが，効用値の算出に用いることができるのは5項目法である．ED-5Dの5項目法では，それぞれの項目について3段階のいずれかを選択する（表1）．
- 例えば，歩き回るのにいくらか問題がある（レベル2），洗面や着替えは自分でできる（レベル1），仕事や家事活動はできない（レベル3），痛みや不快感は中等度（レベル2），ひどく不安に思っている（レベル3）であれば，健康状態は21323となる．
- 5項目法では，3・3・3・3・3＝243通りの健康状態を識別でき，それに意識不明と死を加えた245通りの健康状態をEQ-5Dが表現する．例えば，健康状態「21323」と「21223」では「21223」のほうが良い健康状態であるといえるが，どの程度良いのか不明であるし，「21223」と「22123」はどちらが良いかわからない．
- 多くのデータが集積された結果，ED-5Dの効用値換算表が作成され，245の健康状態のそれぞれについて，死亡を0，完全な健康を1とした間隔尺度上で表された効用値に換算できる．
- QOL尺度のうち，健康状態に対する効用値を算出できるものを「選好に基づく尺度」と呼ぶ．医療技術の経済評価においてQOLの要素を評価に加味する場合には，「選好に基づく尺度」を用いることが必要とのことである．
- EQ-5Dは研究者による利用は無償であるが，開発委員会に利用登録する．

3 HAQ[5]（図2），MHAQ（modified HAQ）（図3）

- 1978年スタンフォード大学のJF Friesらによって開発された．自己記入式の健康関連QOL質問紙で"5Ds"：death, disability, discomfort, drug toxicity, dollar costsの5領域をQOL構成の主要成分としている．
- 最初の論文で機能障害の領域に重点が置かれ，機能障害指数が集中的に論じられているため，

健康評価の質問

関節の痛みや障害のために、日常生活がどの程度、制限されているかをお教えください。
この1週間の日常生活で、それぞれの質問にあてはまるところに1つだけ、○をつけてください。

	なんの困難もなくできる	少し困難だができる	かなり困難だができる	まったくできない
1. 衣類の着脱と身支度（Dressing）				
靴ひもを結び、ボタン掛けも含め自分で身支度ができますか？				
自分で洗髪ができますか？				
2. 起立（Arising）				
椅子（肘かけがなく背もたれが垂直）から立ち上がれますか？				
ベッドまたはふとんからの就寝・起床の動作ができますか？（日常使っている寝具についてお答えください。）				
3. 食事（Eating）				
お箸を使ってごはんを口に運べますか？				
いっぱいの水の入ったコップを口元まで運べますか？				
新しい牛乳の紙パックの口を開けることができますか？				
4. 歩行（Walking）				
戸外の平坦な道を歩けますか？				
階段を5段上がれますか？				

上記1〜4の動作の手助けとなるような器具や自助具を日常的に使っていたら、あてはまるものにいくつでも○をつけてください。

1. 身支度に使う器具（ボタン通し、ジッパーにつけるものなど）　2. 特殊な椅子
3. 特別な器具　自助具　　4. ステッキ　　5. 松葉杖　　6. 歩行器　　7. 車いす

上記1〜4の動作をするのに他人の手助けが必要であれば、あてはまるものにいくつでも○をつけてください。

1. 衣服の着脱と身支度　　2. 起立　　3. 食事　　4. 歩行

この1週間の日常生活で、それぞれの質問にあてはまるところに1つだけ、○をつけてください。

	なんの困難もなくできる	少し困難だができる	かなり困難だができる	まったくできない
5. 衛生（Hygiene）				
体を洗いタオルで拭くことができますか？				
浴槽につかることができますか？				
洋式トイレに座ったり立ったりできますか？				
6. とどく範囲（Reach）				
頭上の棚に2リットル入りのペットボトルがあった場合、それを下に降ろせますか？				
腰を曲げて床にある衣服を拾い上げられますか？				
7. 握力（Grip）				
自動車のドアを開けられますか？				
広口のビンのふたを開けられますか？（すでに一度開けているもの）				
回転式の蛇口を開閉できますか？				
8. 家事や雑用（Activities）				
用事や買い物にでかけることができますか？				
自動車の乗り降りができますか？				
そうじ機をかけたり、庭仕事などの家事ができますか？				

上記5〜8の動作の手助けとなるような器具や自助具を日常的に使っていたら、あてはまるものにいくつでも○をつけてください。

1. 浴槽のいす　　2. 浴槽の手すり　　3. 便座を高くした　　4. トイレ内の手すり
5. 孫の手状の継ぎ手（マジックハンド）　　6. ビンの口を開ける器具

上記1〜4の動作をするのに他人の手助けが必要であれば、あてはまるものにいくつでも○をつけてください。

1. 衛生　　2. とどく範囲　　3. 握力　　4. 家事や雑用

図2 HAQ（文献5）より引用

	何の困難もない(0点)	いくらか困難である(1点)	かなり困難である(2点)	できない(3点)
[1] 衣服着脱, および身支度 靴ひもを結び, ボタン掛けも含め身支度できますか				
[2] 起立 就寝, 起床の動作ができますか				
[3] 食事 いっぱいに水が入っている茶碗やコップを口元まで運べますか				
[4] 歩行 戸外で平坦な地面を歩けますか				
[5] 衛生 身体全体を洗い, タオルで拭くことができますか				
[6] 伸展 腰を曲げ床にある衣類を拾い上げられますか				
[7] 握力 蛇口の開閉ができますか				
[8] 活動 車の乗り降りができますか				

評価法:8つの質問に対する答えの平均点を算出. 3点満点であり, 0点が最も機能障害度は低く, 3点が最も機能障害度が高い.

図3 MHAQ

一般的にHAQといえば機能障害の質問紙と受け取られてきた.

- 本来のHAQは長期のフォローアップを目的としたQOL質問紙であり, 20ページ以上のシートからなり, 記入するのに30分以上を要する. これをfull HAQ, あるいはcomplete HAQと呼び, 機能障害の領域のみを抜粋した短いHAQ(short HAQ)とは区別している.
- full HAQは, 機能障害をはじめ, 医療費, 薬剤, 副作用, 合併症, などの医療分野, および人種, 結婚歴, 家族構成, 職種, 教育歴などの社会的, 人口統計学的分野までカバーする広範で詳細なQOL質問紙である.
- HAQ(short HAQ)は, ADLの8領域(更衣・整髪, 起居動作, 食事, 歩行, 衛生, リーチ, グリップ, 移動)を含んだ20項目の質問からなる(図2)が, これに加えて痛みや重篤度についてのVASを含むものもHAQと呼んでいる.
- HAQ DIは, それぞれの質問に, 何の困難もない0点, いくらか困難である1点, かなり困難である2点, できない3点の4段階で採点し, その平均数値をDIとして機能障害の程度を数値で表したものである. HAQ-DIは数分で記入でき, 簡便で有用であり臨床上広く用いられている.
- MHAQ(図3)はfull HAQをコンパクトにし, 臨床分野で使いやすくする目的で開発された健康関連QOL質問紙で, short HAQのADL20項目を8項目に減らし, 代わりに満足感, こわばり, 包括的(身体)機能, 体の調子, 無力感などの評価指標を加え, 痛み, 胃腸障害, 疲労感, 健康感の4つのVASと合併症, 薬剤の効果と副作用, 教育歴, 結婚歴, 職業などの社会的, 人口統計学的な領域も加えられている.
- MHAQとHAQ間には相関が高く, ADL達成度に関する情報量の損失はほとんどないことがわかっている. MHAQは世界的に最も広く用いられている健康関連QOL質問紙の1つである.
- HAQは, 多彩な症状を示すRA様患者における広範な臨床結果を測定するものとして開発されてきた. つまり, RAをはじめ, osteoarthritis(OA), 若年性RA, ループス, 強皮症, 強直性脊椎炎, 線維筋痛症, 乾癬性関節炎をも含めたものである. またエイズ感染症の患者や通常の高齢者の評価にも適応できる.

4 AIMS(arthritis impact measurement scale)[6](表2)

- 1980年, Meenanらが発表した自己記入式健康関連QOL質問紙である. ADL5指標と社会活

動，痛み，うつ，不安などの9指標から構成されている．
- 記入に20〜30分かかり，計算が複雑であり，社会的活動や精神的領域の指標が鈍感であることなど，臨床的に使いづらいので，1992年MeenanらによりAIMS2質問紙が発表された．
- AIMS2では，AIMSの9指標に3指標を加え，移動能力，歩行能力，手指機能，上肢機能，身の回り動作，家事遂行能力のADL関連6指標と社交，家族友人からの支援，痛み，稼動障害，精神的緊張，気分の6指標の計12指標とした．また各指標に健康満足度，疾患起因性障害度，改善優先度の3セッションを設置し，不必要な質問を削除することによって，最も広範で緻密なリウマチ性疾患特異的健康関連QOL質問紙となった．Questionは81に及び世界的に広く用いられている．
- 著作権法で保護された質問紙である．研究者がアカデミックな目的で使用する場合は自由である．コマーシャルベースでの使用は原著者の許可を得なければならない．

5 TUG(timed up and go test)[7]

- 1993年PodsiadloとRichardsonによって発表された評価法である．1986年にMathiasらによって発表されたTUGを改良したものである．
- 方法は，肘掛け椅子から立ち上がり，3m歩行し，折り返して3m歩行して椅子まで戻り，椅子に腰掛けるまでの時間を測定する．信頼性，再現性は確認されており，Berg Balance Scale，歩行速度，Barthel Indexとの相関が良好であったことも確かめられている．

6 DASH(disabilities of the arm, shoulder, and hand)[8] (表3)

- 1996年Hudakらによって発表された自己記入式質問紙である．30項目からなり，それぞれの項目が5段階評価になっている．30項目に加えて，スポーツ/芸術の4項目，仕事で4項目あり，合計すると38項目である．
- アメリカ整形外科学会（AAOS），アメリカ手の外科学会，アメリカ肩関節・肘関節外科学会などの学会から公式に認定されている．日本語版DASHはAAOSの認可を受けている．オリジナルの著作権はAAOSにあり，日本語版DASHの著作権は日本手の外科学会にあり，改変して使用することは許されない．
- 能力低下（disability）を評価するものであり，機能障害（impairment）や社会的不利（handicap）を評価するものではない．上肢全体の能力低下を評価するものであり，左右や障害部位に関係なく，その動作が可能であったかどうかを記載してもらう．先週1週間にその動作ができたかどうかを質問しているが，その動作を行わなかった場合は，もしその動作を行ったらどの程度できたかを想像して記載してもらう．
- DASHの適応は，18〜65歳の上肢に関する障害がある場合を推奨している

7 Hand20[9] (図4)

- 2010年Suzukiらによって発表された自己記入式質問紙である．上肢の機能に関する20項目からなり，イラストが記載されていることが特徴である．
- DASHの30項目の質問のうち，いくつかは，アメリカ以外の国の文化にそぐわないものがある．また，言葉での質問より，イラストを使うほうが理解しやすいというコンセプトで20項目の質問が作成された．
- DASHの適応年齢は18〜65歳であり，SF-36も75歳以上では完全に答えることが難しい．これらの理由により，短く，簡単に理解できる20の質問とし，20のうち19の質問にイラストが付けられている．
- Hand 20の有効性，信頼性，反応性について，DASHと比較して検討されており使用について問題ないことが確認されている．

表2 AIMS2（Q45まで）

AIMS2指標	No	質問：この一カ月を振り返って，次の質問に答えて下さい	回答形式
S1 移動能	Q1	バスや電車など公共の乗り物を利用するか，車を運転するなどして，ひとりで外出できた．	(1)毎日，(2)ほとんど毎日，(3)何日か，(4)たまに，(5)1日もない
	Q2	一日のうち，少なくとも数時間以上，ひとりで屋外に出る事ができた．	同上
	Q3	ひとりで近所の用足しができた．	同上
	Q4	屋外に出る時，誰かに手助けしてもらわなければならなかった．	同上
	Q5	一日中，ベッドか椅子から離れられなかった．	同上
S2 歩行能	Q6	走ったり，重いものを持ち上げたり，スポーツなどの激しい運動をするのが困難だった．	同上
	Q7	街を400〜500メートル歩いたり，2〜3階の階段を登ったりするのが困難だった．	同上
	Q8	背中を曲げ伸ばししたり，屈み込んだりすることが困難だった．	同上
	Q9	街を40〜50メートル歩いたり，階段を1階登るのが困難だった．	同上
	Q10	誰かに支えてもらうか，杖，松葉，歩行器などを使わなければ歩けなかった．	同上
S3 手指機能	Q11	ペンや鉛筆を使ってらくに書くことができた．	同上
	Q12	シャツやブラウスのボタンをらくにかけたりはずしたりできた．	同上
	Q13	錠の鍵をらくに廻すことができた．	同上
	Q14	紐で蝶結びや結び目を作ることがらくにできた．	同上
	Q15	ジャムや他の食品に入った新しい広口ビンの蓋をらくに開けることができた．	同上
S4 上肢機能	Q16	ナプキンでらくに口を拭くことができた．	同上
	Q17	セーターや丸首シャツのような，頭から被って着る衣類を，らくに着ることができた．	同上
	Q18	髪を梳かしたり，ブラシをかけることが，らくにできた．	同上
	Q19	手で背中の腰あたりを，らくに掻くことができた．	同上
	Q20	頭より高い棚にあるものを，らくに取ることができた．	同上
S5 身の回り	Q21	入浴やシャワーをするのに，手助けが必要だった．	(1)いつも，(2)たびたび，(3)時々，(4)ほとんどない，(5)全くない
	Q22	服や着物を着るのに，手助けが必要だった．	同上
	Q23	トイレで用を足すのに，手助けが必要だった．	同上
	Q24	ベッド（寝床）に入ったり出たりするのに，手助けが必要だった．	同上
S6 家事	Q25	もしスーパーマーケットに行けたとすれば，ひとりで買い物ができた．	同上
	Q26	もし台所設備が揃っていれば，ひとりで自分の食事を作ることができた．	同上
	Q27	もし家事用具が揃っていれば，ひとりで家事をこなすことができた．	同上
	Q28	もし洗濯設備が揃っていれば，自分の洗濯物は，ひとりで洗濯できた．	同上
S7 社交	Q29	友人や親戚の人たちと時間を共にした．	(1)毎日，(2)ほとんど毎日，(3)何日か，(4)たまに，(5)1日もない
	Q30	友人や親戚の人たちが，あなたの自宅を訪ねてくれた．	同上
	Q31	友人や親戚の人たちの家庭を訪問した．	同上
	Q32	親しい友人や親戚の人たちと，電話で話しをした．	同上
	Q33	クラブや同好会，寄り合いなど，付き合いの会合に出席した．	同上
S8 支援	Q34	あなたが助けを必要とする時，力になってくれる家族や友人が，周りにいてくれると感じていた．	(1)いつも，(2)たびたび，(3)時々，(4)ほとんどない，(5)全くない
	Q35	あなたの家族や友人は，あなたの個人的な依頼によく応えてくれると感じていた．	同上
	Q36	あなたの家族や友人は，あなたが困った時，進んで手を貸してくれると感じていた．	同上
	Q37	あなたの家族や友人は，あなたの病気をよく理解してくれていると感じていた．	同上
S9 痛み	Q38	あなたが日頃感じているリウマチの痛みはどの程度ですか？	(1)激烈，(2)中くらい，(3)軽い，(4)非常に軽い，(5)全くない
	Q39	リウマチによる激痛は何日くらいありましたか？	(1)毎日，(2)ほとんど毎日，(3)何日か，(4)たまに，(5)1日もない
	Q40	同時に2関節，またはそれ以上の数の関節が痛む日は何日くらいありましたか？	同上
	Q41	起床後，朝のこわばりが1時間以上続いた日は何日くらいありましたか？	同上
	Q42	痛みのため眠れなかった日は何日くらいありましたか？	同上
S10 仕事	Q43	あなたの主なお仕事は？	(1)有給の仕事，(2)家事，(3)学生，(4)失業中，(5)身体障害者，(6)定年退職者
	Q44	病気のため仕事（勤務，家事，学校）を休まなければならなかった日は何日くらいありましたか？	(1)毎日，(2)ほとんど毎日，(3)何日か，(4)たまに，(5)1日もない
	Q45	病気のため仕事（勤務，家事，学校）の時間を短縮しなければならなかった日は何日くらいありましたか？	同上

（文献6）より引用改変）

表3 DASH（21項目まで）

Disabilities of the Arm, Shoulder and Hand

先週1週間に次にあげる動作ができたかどうか，該当する状態の番号を○で囲んで下さい．

1. きつめのまたは新しいビンのフタを開ける
   　1：全く困難なし　2：やや困難　3：中等度困難　4：かなり困難　5：できなかった
2. 書く　1：全く困難なし　2：やや困難　3：中等度困難　4：かなり困難　5：できなかった
3. カギを回す　1：全く困難なし　2：やや困難　3：中等度困難　4：かなり困難　5：できなかった
4. 食事の支度をする　1：全く困難なし　2：やや困難　3：中等度困難　4：かなり困難　5：できなかった
5. 重いドアを開ける　1：全く困難なし　2：やや困難　3：中等度困難　4：かなり困難　5：できなかった
6. 頭上の棚に物を置く　1：全く困難なし　2：やや困難　3：中等度困難　4：かなり困難　5：できなかった
7. 重労働の家事をする（壁ふきや床掃除など）
   　1：全く困難なし　2：やや困難　3：中等度困難　4：かなり困難　5：できなかった
8. 庭仕事をする　1：全く困難なし　2：やや困難　3：中等度困難　4：かなり困難　5：できなかった
9. ベッドメーキングまたは布団を敷く
   　1：全く困難なし　2：やや困難　3：中等度困難　4：かなり困難　5：できなかった
10. 買い物バッグや書類かばんを持ち運ぶ
    　1：全く困難なし　2：やや困難　3：中等度困難　4：かなり困難　5：できなかった
11. 重いものを運ぶ（5kg以上）　1：全く困難なし　2：やや困難　3：中等度困難　4：かなり困難　5：できなかった
12. 頭上の電球を交換する　1：全く困難なし　2：やや困難　3：中等度困難　4：かなり困難　5：できなかった
13. 洗髪やヘアードライヤーを使用する
14. 背中を洗う　1：全く困難なし　2：やや困難　3：中等度困難　4：かなり困難　5：できなかった
15. 頭から被るセーターを着る　1：全く困難なし　2：やや困難　3：中等度困難　4：かなり困難　5：できなかった
16. 食事でナイフを使う　1：全く困難なし　2：やや困難　3：中等度困難　4：かなり困難　5：できなかった
17. 軽いレクリエーションをする（例：トランプ，編み物，碁，将棋など）
    　1：全く困難なし　2：やや困難　3：中等度困難　4：かなり困難　5：できなかった
18. 肩，腕や手に筋力を必要とするか，それらに衝撃のかかるレクリエーション活動をする
    （ゴルフ・テニス・キャッチボールをする，ハンマーを使うなど）
    　1：全く困難なし　2：やや困難　3：中等度困難　4：かなり困難　5：できなかった
19. 腕を自由に動かすレクリエーション活動をする（フリスビー，バドミントンなど）
    　1：全く困難なし　2：やや困難　3：中等度困難　4：かなり困難　5：できなかった
20. 交通機関の利用が自由にできる（移動の際に）
    　1：全く困難なし　2：やや困難　3：中等度困難　4：かなり困難　5：できなかった
21. 性生活をする　1：全く困難なし　2：やや困難　3：中等度困難　4：かなり困難　5：できなかった

（文献8）より引用改変）

● 文献

1) 千野直一編：現代リハビリテーション医学，金原出版，東京，609-618, 2009
2) 千田益生：下肢筋力の経年変化−用手力量計による測定−．リハ医学 24：85-91, 1987
3) 福原俊一ほか：健康プロファイル型尺度（SF-36 を中心に）．臨床のための QOL 評価ハンドブック，池上直己ほか編，医学書院，東京，2001
4) 日本語版 EuroQol 開発委員会：日本語版 EuroQol の開発．医療と社会 8：109-123, 1998
5) Fries JF, et al：Measurement of patient outcome in arthritis. Arthritis Rheum 23：137-145, 1980
6) Meenan RF, et al：Measuring health status in arthritis. The arthritis impact measurement scales. Arthritis Rheum 23：146-152, 1980

	動作内容	評価（数字に○をつけてください）
1	両手で洗顔する	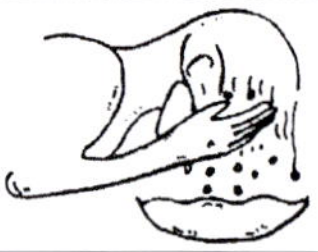 全く問題ない 0 1 2 3 4 5 6 7 8 9 10 全くできない
2	両手の爪を切る（爪きりを使って）	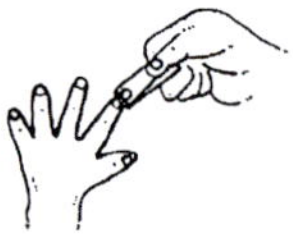 全く問題ない 0 1 2 3 4 5 6 7 8 9 10 全くできない
3	両手でのシャツのボタンのかけはずし	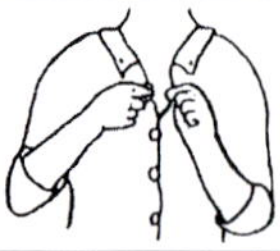 全く問題ない 0 1 2 3 4 5 6 7 8 9 10 全くできない
4	わるいほうの手でコインを拾う	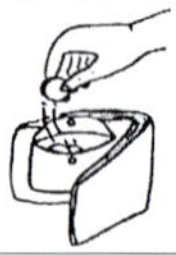 全く問題ない 0 1 2 3 4 5 6 7 8 9 10 全くできない
5	わるいほうの手で蛇口をひねる	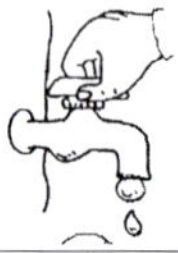 全く問題ない 0 1 2 3 4 5 6 7 8 9 10 全くできない
6	両手を使って牛乳パックを開ける	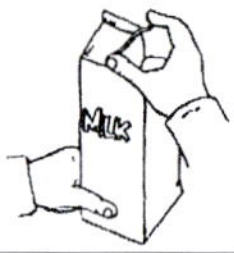 全く問題ない 0 1 2 3 4 5 6 7 8 9 10 全くできない
7	ペットボトルのフタを開ける	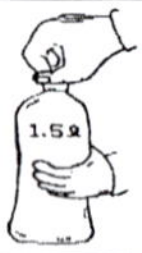 全く問題ない 0 1 2 3 4 5 6 7 8 9 10 全くできない
8	タオルをかたく絞る	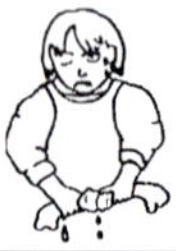 全く問題ない 0 1 2 3 4 5 6 7 8 9 10 全くできない
9	包丁でリンゴの皮をむく	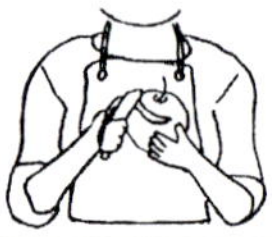 全く問題ない 0 1 2 3 4 5 6 7 8 9 10 全くできない
10	わるいほうの手で円形のドアノブを回し，重いドアを開ける	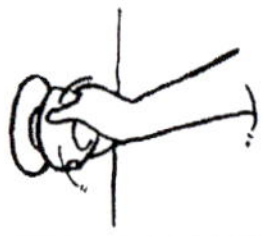 全く問題ない 0 1 2 3 4 5 6 7 8 9 10 全くできない

図4 Hand20（問10まで）（文献9）より引用改変）

7) Podsiadlo D, et al : The timed "Up & Go" : A test of basic functional mobility for frail elderly persons. J Am Geriatr Soc 39 : 142-148, 1991
8) Hudak PL, et al : Development of an upper extremity outcome measure : the DASH(disabilities of the arm, shoulder and hand. The Upper Extremity Collaborative Group(UECG). Am J Ind Med 29 : 602-608, 1996
9) Suzuki M, et al : Development and validation of an illustrated questionnaire to evaluate disabilities of upper limb. J Bone Joint Surg Br 92-B : 963-969, 2010

索 引

欧文索引

A

ACPA　3, **15**, **31**, **61**, 92
ACR/EULARの新分類基準　**8**, 20, 70
ACRコアセット　84, **86**, **88**
ADL　**199**, **200**, **201**, 205, 216
anterior atlantodental interval（AADI）　**56**, **57**, 192, 194
atlantoaxial subluxation（AAS）　**55**, 193

B

β-D-グルカン　82, **102**, **103**, 106, 107, 127
Bモード　**71**, **72**, 73, 74
bare area　63
bDMARD　106, 107, **120**

C

CDAI　**84**, **85**, 88, 89, **98**
COX　**153**, 154, **155**, 156, 157
csDMARD　**110**, **111**, **112**, **113**, 114

D

DAS　25, 75, **84**, **85**, **86**, 88, 89, 98
Drehmann徴候　46
dual-energy CT（DECT）　78

E

erosive OA　62, 63
EULAR改善基準　**98**, 100

F

FAIRテスト　46, 47
FRAX　141

G

Gottron徴候　18, 21, 23, **24**

H

HAQ　84, 86, **87**, 88, 212, **214**, **215**, 216
high-resolution peripheral quantitative CT（HR-pQCT）　77

I

IL-6　3, 88, 116, **121**, **122**, 123
intrinsic tightness test　41

J

JAK　**116**, 117

K

KL-6　105, 107, 109, 127

L

Lachmanテスト　51
Larsen grade　62, **63**, 65

M

McMurray手技　51
MMP-3　**3**, 29, 30, **61**, 103
MTX　5, **105**, 112, **113**, **114**, 126, 127, 132, 134

N

Neerの手技　39
non-responder　112
NSAID　115, 130, **153**, **154**, **155**, **156**, **157**

O

OA　11, 22, 45, 51, 75, 176, 183, 186
Oberテスト　46

P

Patrickテスト　46, 47
PDモード　72, **73**, 74, 75
PG　115, **153**, 156
piano key sign　40
Pivot-shiftテスト　51
posterior atlantodental interval(PADI)　57
PSL　**114**, **115**, 130, 134, 135

Q

QOL　96, 97, 148, **212**, 214, 216

R

RANKL　**3**, **4**, 140, 143
rapid radiographic progression　64, **92**
Raynaud現象　17, 20, 21, 23, **24**

responder　112
RF　3, 8, 9, 10, 11, 14, 20, 21, 22, 30, **61**

S

Scarpa三角　46
SDAI　**84**, **85**, 89, **98**, 99, 102, 103
SF-36　100, 103, **148**, **212**, **213**
Sjögren症候群　11, 14, **16**, 20, 23, 29, 30
SLE　11, 14, **15**, **16**, 20, 21, 23, 29, 30
space available for spinal cord(SAC)　57
Steinbrockerの病期分類　62, 63
subaxial subluxation(SS)　55

T

T2T　**12**, **90**, 91, 92, 96, **97**, 199
TNF　3, 102, 104, 116, 117, **121**, 122, 123, **130**
toe opening sign　53
total Sharp score(TSS)　62, 63, **64**, **65**, 88, 100
Trendelenburg跛行　45
T-SPOT　82, 105

V

VAS　**85**, 88, 100, **147**, 214
vertical subluxation(VS)　55

W

window of opportunity　5, **6**, 8

Y

Yergasonテスト　39

和文索引

あ

アミロイドーシス　2, 61, 126, 128

い

インターフェロン　114
インターフェロン遊離試験　82, 105, 113

え

エスケープ現象　112, 114

か

開帳(張)足　25, 52
外反扁平足　52, 189, 207
外反母趾　25, 52, 53, 207, 208
外反母趾装具　205, 209
鉤爪変形　190
滑膜炎　3
　　MRIによる評価　68, 69, 70
　　エコーによる評価　73, 74, 75
　　手術後滑膜炎　191
滑膜切除術
　　肩関節　160, 161
　　手関節　166, 168
　　手指　172
　　足部　187, 188
　　膝関節　182
　　肘関節　163
肝炎　102, 103, 104, **105**, **106**, 107, 114, 128
寛解基準　**75**, **89**, 98
寛骨臼形成不全　44
寛骨臼底突出　176, 180
環軸椎亜脱臼　55, 59, 206
間質性肺炎　23, **82**, 102, 112, **114**, 117, 126
関節液検査　111
関節温存手術　187, 188, **190**, **191**
関節可動域　162, 163, **203**

関節形成術
　　肩関節　160, 161
　　手関節　165, 168
　　手指　175
関節固定術
　　肩関節　160, 161
　　手関節　165, 166, 167, 168, 169
　　手指　172, 174
　　足部　188
関節腫脹　8, 9, 24
関節水腫　69
関節穿刺　29, 136
関節破壊
　　MRI画像　70
　　進行様式　5
　　単純X線画像　62, 63
　　による機能障害　98
　　評価　100
関節裂隙狭小　100
完全寛解　5, 6
乾癬性関節炎　11, **18**, 21, **22**, 40, 41, 63, 216

き

強直性脊椎炎　11, 216
強皮症　**17**, 22, 23, 30

く

クオンティフェロン　25, 28, 29, 82, 105, 127

け

結核　29, 82, 102, 103, 104, **105**, 113, 114, 122, 127
血清反応陰性脊椎関節炎　11, 22, 51

こ

抗ガラクトース欠損IgG抗体　61
後方環椎歯突起間距離　57

骨髄浮腫　**68**, **69**, 70, 76
骨性強直　64, 65
骨粗鬆症　192, 193
　　ステロイド副作用　114, 115
　　治療薬　142, 143, 144
　　評価　140
骨破壊　4, 18, 62
骨びらん　**62**, 63, 65, 68, 69, 70, 76, 77, 100

し

軸椎下亜脱臼　55
膝蓋跳動　49
疾患活動性　12, 80, **84**, 90, **99**, 103
疾患活動性評価　98
尺側偏位　38, **42**, **174**, **175**, 205, 207, 208
人工関節　170, 187, 203
人工関節置換術
　　肩関節　160
　　手指　173
　　足部　188
　　膝関節　182

す

垂直亜脱臼　55
スクイージングテスト　53
ステロイド　7, 110
　　副作用　115
ステロイドカバー　135
ステロイド関節腔内注射　161
ステロイド性骨粗鬆症　141
スワンネック変形　38, **41**, 42, **173**, 174, **207**, 208

せ

生物学的製剤　**120**, 131 132, 133
脊髄余裕空間　57
脊椎関節炎　20, 21, **80**, 81
線維筋痛症　11, 37, 216
仙腸関節炎　45, 197
前方環椎歯突起間距離　57

た

大腿骨頭壊死症　45

つ

槌趾　52, 190, 207
ツベルクリン反応　29, 105, 127

て

デノスマブ　140, **143**, 200
テリパラチド　140, 141, **143**, 144

な

軟骨破壊　3

に

二次無効　121
ニューモシスチス　127
ニューモシスチス肺炎　**83**, 104, 109, 117, 127
妊娠　3, 102, 115, 120, **123**, 124, 129, **130**

は

パワードプラ　**71**, 136

ひ

B型肝炎　117, 127
非結核性抗酸菌症　**82**, 83, 123, 125, 127
ビスホスホネート　140, **143**, 144, 145, 200
皮膚筋炎　21, 23, 30

ふ

プレドニゾロン　128

へ

ヘリオトロープ疹　18, 21, 24, 30
胼胝　25, 53, 189, 190, 208
扁平三角状変形　52, 190, 207, 208

ほ

ボタン穴変形　38, 41, 42, 173, 174, 207, 208

む

ムチランス変形　42, 64, 166, 173

め

メトトレキサート　101

り

リウマチ性多発筋痛症　11, 20, 22, 39
リウマトイド結節　2, 9, 22, 24, 126
臨床的寛解　75, 91, **96**, 120

● 責任編者略歴

久保俊一

1978年	京都府立医科大学卒業
1983年	京都府立医科大学大学院修了
1983年	米国ハーバード大学留学
1990年	京都府立医科大学整形外科講師
1993年	仏国サンテチエンヌ大学留学
2002年	京都府立医科大学整形外科学教授
2003年	厚生労働省特発性大腿骨頭壊死症研究班主任研究者（班長）
2010年	日本股関節学会理事長
2012年	日本整形外科学会学術総会会長
2013年	日本リウマチ学会理事
2014年	京都府立医科大学リハビリテーション医学教授（兼任）
2015年	京都府立医科大学副学長（兼任）

● 編者略歴

西田圭一郎

1991年	岡山大学医学部卒業
1995年	岡山大学大学院医学研究科修了
1996年	岡山大学医学部附属病院整形外科医員 岡山大学医学部解剖学第二教室助手 英国スコットランド・エジンバラ大学留学
1997年	岡山大学医学部附属病院整形外科助手
2004年	岡山大学医歯薬学総合研究科人体構成学分野助教授
2007年	岡山大学医歯薬学総合研究科人体構成学分野准教授
2009年	日本リウマチ学会理事
2011年	岡山大学病院運動器疼痛性疾患治療研究センター長（併任）
2015年	東京医科大学未来医学研究寄附講座客員教授

小田　良

1997年	高知医科大学卒業
2003年	京都府立医科大学大学院修了
2009年	京都府立医科大学整形外科助教
2009年	米国メイヨークリニックおよびマサチューセッツ総合病院留学
2014年	京都府立医科大学整形外科講師

検印省略

知っておくべき！
整形外科医の関節リウマチ診療ABC

定価（本体8,000円＋税）

2016年4月9日　第1版　第1刷発行

責任編集	久保　俊一（くぼ　としかず）
編　　集	西田圭一郎（にしだ　けいいちろう）・小田　良（おだ　りょう）
発行者	浅井　麻紀
発行所	株式会社 文光堂
	〒113-0033　東京都文京区本郷7-2-7
	TEL（03）3813-5478（営業）
	（03）3813-5411（編集）

©久保俊一・西田圭一郎・小田　良, 2016　　　　印刷・製本：公和図書

乱丁, 落丁の際はお取り替えいたします.

ISBN978-4-8306-2735-4　　　　　　　　　　　Printed in Japan

- 本書の複製権，翻訳権・翻案権，上映権，譲渡権，公衆送信権（送信可能化権を含む），二次的著作物の利用に関する原著作者の権利は，株式会社文光堂が保有します．
- 本書を無断で複製する行為（コピー，スキャン，デジタルデータ化など）は，私的使用のための複製など著作権法上の限られた例外を除き禁じられています．大学，病院，企業などにおいて，業務上使用する目的で上記の行為を行うことは，使用範囲が内部に限られるものであっても私的使用には該当せず，違法です．また私的使用に該当する場合であっても，代行業者等の第三者に依頼して上記の行為を行うことは違法となります．
- JCOPY〈出版者著作権管理機構　委託出版物〉
本書を複製される場合は，そのつど事前に出版者著作権管理機構（電話 03-3513-6969，FAX 03-3513-6979，e-mail：info@jcopy.or.jp）の許諾を得てください．